腸道菌研究醫師、4+2R代謝飲食法創始人 王姿允——著

腸胃營養學 全書

融合實證、臨床與研究，改善腸道機能、降低疾病風險最重要的保健指南

NUTRITION FOR YOUR INTESTINES AND STOMACH

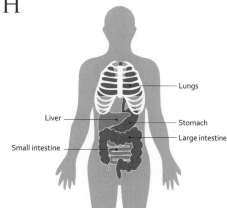

Lungs

Liver

Stomach

Large intestine

Small intestine

U0002736

目錄

第一部 ● 認識胃腸道與疾病的關係

第一章 ● 胃腸道與微菌相——微生物與牠們的棲息地

第二章 ● 疾病的形成：從生態系破壞與失衡的觀點來看

第二部 ● 食物營養如何經腸道影響健康

第三章 ● 巨量營養素與微菌的互動

第四章 ● 精準營養的時代來臨

第三部 ● 以腸軸爲中心的飲食策略跟營養補充

腸道微菌相失衡是許多疾病的多重要素之一

—— 高醫健康管理中心　吳冠達主治醫師

　　我是消化內科專科醫師，執行內科臨床醫療業務九年餘，後來轉任健檢中心執業十三年餘。日常工作是幫助受檢者發現問題、解釋問題，再針對個別的問題，尋找該領域的專家解決。

　　日常執行內視鏡檢查，我總帶著探險的心情，手持內視鏡轉盤，在助手小心翼翼的幫助下，一吋吋地檢查受檢者的消化道。一旦遇到鏡頭被腸液黏住、看不清楚時，就按鏡頭沖洗鍵清洗鏡頭。往往會有一少部份的人，他們的腸黏液太稠，濃稠程度像雨天黏在擋風玻璃上的油膜。遇到這種情況往往無法在腸道內沖洗乾淨，須把整支內視鏡管拔出來擦拭鏡頭，擦乾淨後再重新進行大腸鏡檢查。

　　這類腸液濃稠的受檢者，常在檢查時發現大腸長息肉，須進行切片移除或逐行切除；甚至有些人的血液生化檢查，會發現高血脂症。受檢者確實事前清腸準備得很乾淨，然而平日不經意地攝取過多的飽和脂肪或高碳水食物，導致腸道微菌相失衡（gut dysbiosis），不只有總膽固醇偏高與低

密度脂蛋白膽固醇（LDL-C）偏高，少數人還有尿酸偏高、甚至血糖偏高的問題。

2014 年知名營養學期刊一篇綜論，回顧西方飲食對免疫力的影響，提到攝取過量飽和脂肪、精緻糖與鹽的飲食，容易導致腸道菌失衡。不喜歡攝取富含膳食纖維食物的人，養不出多樣性的腸道菌。到了 2020 年，代謝異常的脂肪肝（MAFLD）一詞，已在消化系專家間形成共識，並發表在國際知名期刊 – Gastroenterology。

腸道微菌群的重要性，和年齡、性別、種族、代謝狀態、飲食習慣、荷爾蒙狀態、遺傳傾向和表觀遺傳因素、酒精攝取量一樣，已成為影響脂肪肝病程的多重要素之一。各種要素對個體，還有個體與個體間，都有不同的影響產生，再加以時間推移，就表現出琳瑯滿目的疾病與五花八門的病程。

換言之，除了遺傳基因以外，攝取過量的水果、甜點、含糖飲料、速食、台式麵包、奶油起司蛋糕、紅肉，宵夜吃炸物、喝酒、熬夜、不運動等行為，都會影響腸道菌的多樣性表現。進而導致代謝異常脂肪肝（MAFLD）與心血管疾病（CVDs）。有人以為使用植物來源的油脂，就不容易攝取過多飽和脂肪，這觀念不全然正確。椰子油、棕櫚油雖然來源都是植物，其實也都是飽和脂肪。

我過去擔任住院醫師，值心臟科加護病房（CCU）時，發現多數急

性心肌梗塞，或需要接受心導管檢查的冠心症患者，他們除了三高、家族史、吸煙史以外，多數都還有中度以上的脂肪肝，有些人甚至在後續的追蹤過程發現大腸長息肉。但這是廿年多前的故事，當時我還沒有辦法把腸道微菌失衡（dysbiosis）跟血管性疾病聯想在一起。

這本探討「腸胃道營養學」的專書，把飲食與腸道好菌的培養方式，有系統的統整起來。相信對大家改善腸道微菌叢、腸漏症，乃至腸息肉與降低血脂肪等，皆有一定的助益。

維持腸軸完整性，打造健康快樂的人生

—— 台灣健康營養教育推廣協會理事長　林雅恩營養師

　　營養與腸胃道之間存在著密切的關係，它們相互影響，共同維護著人體的整體健康。腸胃道是身體吸收各種營養素的主要場所，它承擔著將食物消化、分解並吸收其中養分的重要任務。當我們攝取食物時，腸胃道中的消化酶會將食物中的巨量營養素（例如蛋白質、碳水化合物和脂肪），分解成更小的分子（例如氨基酸、葡萄糖、及脂肪酸等），以便於吸收。因此腸胃道的健康狀態直接影響著我們營養的吸收和利用。

　　另一方面，營養的攝取也同時影響著腸胃道的健康。合理均衡的飲食可以為腸胃道提供足夠的營養素和能量，促進消化系統的正常運作。例如，適當膳食纖維的攝取有助於預防便祕，膳食中的益生菌及益生質可以促進腸道微生物的平衡，而過量的脂肪、糖分、或不當的食品添加物，則可能導致胃腸道不適和消化問題。

　　身為現代社會的一份子，時常被生活的繁忙與各種壓力所淹沒，而對於健康的關注也變得前所未有的重要，尤其是近年來針對營養與腸胃道健

康關係的研究蓬勃，《腸胃營養學全書》這本書的問世，不僅提供了一個深入了解腸胃道健康的契機，更為我們揭示了腸胃道健康與營養飲食的密切關係。良好的營養攝取搭配健康的腸胃道，兩者雙管齊下有助於提高免疫力，預防疾病的發生，並維持身體的正常功能。相反地，偏頗的飲食選擇或慢性的腸胃道問題，可能導致營養吸收不良、免疫力下降、慢性疾病的風險增加等健康問題。因此，學習如何保持良好的飲食攝取、注意腸胃道保健，是維護整體健康必備的知識基礎。

　　本書從探索腸胃道的奧祕世界開始，介紹這個由器官和組織組成的複雜系統，不僅在消化食物方面發揮著關鍵作用，還對免疫系統和整體健康有著不可或缺的支撐作用。腸胃道中微小而複雜的生態系統，也在身體內部扮演著重要的角色，並且與健康密切相關。作者姿允醫師透過淺顯易懂的撰寫方式，以白話文探討醫學界對腸胃道微生物的深入研究，並解釋身體內菌叢樣貌和健康的關係。同時透過生態系破壞與失衡的角度來看疾病形成的都哈理論及腸漏症概念，了解疾病可能的形成機制，對於預防和治療疾病皆具有重要的指導意義。

　　食物營養如何影響腸胃道健康是本書的重頭戲，我介紹各種營養素與微生菌的互動，包括短鏈脂肪酸到蛋白質、脂肪、碳水化合物等不同營養素進行了深入分析，並細緻探討紹學術文獻上飲食如何透過各種營養素，對腸道菌叢產生一連串的生化鏈結來影響健康。透過這些知識，我們更能有效地調整自己的飲食結構，除了保持腸胃道健康，更幫助全身機能的運

轉。本書也探討了如何以腸胃道為中心的飲食策略和營養補充建議，更針對不同族群，從食物不耐者、運動員到高齡者，都根據最新的科學實證等級，有相對應的建議。

《腸胃營養學全書》提供了一個全面深入了解營養飲食與腸胃道健康的機會。透過了解腸胃道的解剖結構和腸道內微生物功能、疾病的形成機制、食物營養與腸道健康的關聯性，以及維持腸軸完整性為基礎的飲食策略和實證營養補充建議，我們可以更好地保護自己和家人。因此，我誠摯地推薦這本書給所有關心自己健康的人，學習從飲食調整為我們帶來更健康、快樂的人生。

補上營養跟疾病之間最重要的拼圖：腸道微生物

在 2021 年底我收到了商周出版資深編輯羽芩寄給我的一封信，提到想要邀請我執筆關於他們出版社 2017 年以來一系列由醫師撰寫，關於不同器官「營養學」的書籍，因為她知道我不只是家庭醫學專科醫師，也是深耕飲食多年，兼熱愛鑽研並分享腸道菌相關研究的醫師，相信我可以給讀者關於營養學更耳目一新的詮釋。而我對這本書的期許，也是賦予它跟過去單純的「飲食營養—疾病」相關書籍可能遺漏的，但也是最關鍵的拼圖——腸道微生物的角色，讓「飲食營養—腸道微菌—疾病」的關係鏈，提供民眾對於疾病預防及治療更為嶄新的視角跟切入點。

2018 年我創立了以腸道菌相健康為宗旨的「4 + 2R 代謝飲食法」，在 2021 年跟 2024 年初分別出了兩本關於腸道菌跟肥胖和減重飲食相關的書籍，這當中我跟周圍親友還有近萬名門診患者也是不斷在實踐著「對腸道菌相有益的飲食」，許多人不見得是肥胖的問題，而是因為多年難解的腸胃道症狀就診，大多數都因症狀已藥石罔顧，或是藥物的副作用不適，來尋求「非藥物的治療方式」，都訝異於原來「飲食跟營養」（更精確的說，是腸道微生物）的影響之大，是有可能超越藥物的。

一般人的既有刻板印象，都是飲食跟生活型態改造無效後，下一步才是藥物，但由於台灣的醫療具有極佳的便利性，藥物取得相對國外容易，故藥物往往是快速治標的優先選項，常此以往反而忽略了「治本」的重要性。更甚者，因為藥物濫用而造成更差的腸胃道生態系（例如制酸劑跟緩瀉劑的過度使用），衍伸出更為難治的疾病。根據衛福部中央健保署 108 年度藥品使用量分析，國人排名前十大用藥，與便祕相關用藥占了兩大項，年用量高達 4.6 億顆；我在學生跟住院醫師時代，曾因錯誤的減重方式跟過度使用緩瀉劑跟刺激性產品，而造成頑固性便祕，嚴重程度是連大腸鏡檢查前用來清腸用的瀉劑都不見動靜，但這樣的我在用飲食跟益生元（益生菌的食物）調整後，終於可以有正常的排便頻率跟型態，而且完全不用依靠任何藥物及外力，另外困擾多年的脹氣也不藥而癒。我的母親也是在我有記憶以來就因胃食道逆流所苦，氫離子幫浦阻斷劑等胃藥的使用長達數十年，也在經過飲食調整跟益生菌的輔助使用後，已脫離多年的慢性處方箋，我也用這樣的飲食觀念，幫助許多因胃疾所苦的患者，降低或停止了原本胃藥的使用。

另外我在門診也觀察到，許多偏瘦的人同時有脂肪肝跟高膽固醇的問題，而脂肪肝跟肌少症一樣，目前是沒有任何藥物能夠有效治療。在我鑽研腸道菌跟健康相關的過程，發現腸肝軸、腸肌軸等路徑，都顯示許多疾病之所以無法有單一藥物治療，可能跟複雜的飲食和腸道微菌叢之間的互動有關，必須從飲食跟運動等能夠重塑腸道菌叢的生活型態著手，才能逆轉這些慢性發炎相關疾病，而這也是預防醫學三段五級當中第一段的「健

康促進＋特殊保護」，希冀許多還在病症初期輕度者，或是已經開始治療者，可以有更好的飲食方針作為輔助。

因此這本書除了認識腸道微生物們的「家」（腸胃基本解剖學與生理學），更帶領讀者深入牠們的世界，來認識我們身上這些休戚與共的命運共同生物，讓大家了解牠們是怎麼運用我們的營養素、產生什麼樣的代謝產物。除了腸胃道健康與營養之間的關係，這本書也涵蓋了跟腸道和其他器官（皮膚、肝臟、大腦、肌肉），還有針對不同族群（高齡者、孕婦、運動員）的腸道菌差異，而有不同的營養建議。《腸胃營養學全書》是一本以腸胃道為中心而由延伸至全身健康與營養知識的綜合性指南，介紹腸胃道相關疾病的預防與管理，以及提供腸胃道健康的飲食建議和營養補充品的選擇等內容。希望這本書可以讓大家用全新的腸道菌視野，來檢視自己的日常飲食跟症狀的關係，除了改善腸胃道健康，也進而提升整體的健康水平，降低慢性病機率，延緩老化以及失能，達到「腸道不老，人不老」的最終目的。

第 一 部

認識胃腸道與
疾病的關係

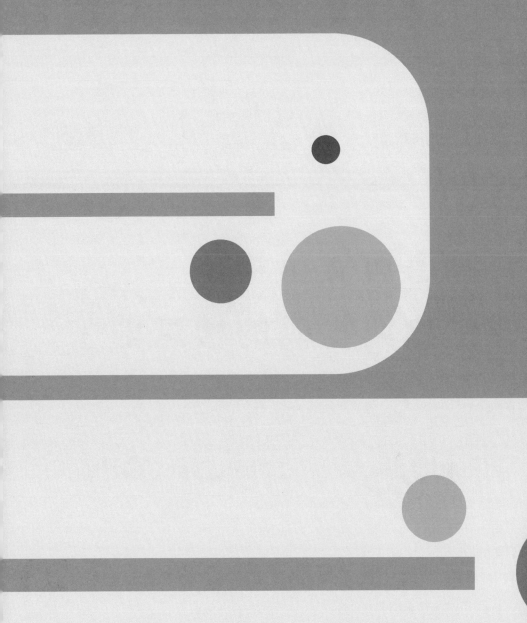

第一章

胃腸道與微菌相——
微生物與牠們的棲息地

一、
胃腸道解剖結構與功能

對於腸道，我常形容跟皮膚一樣都是人體的守門員，只是互為表裡，皮膚抵禦外侮，腸道平定內亂，並非過去所想的單純「分解吸收」這麼簡單。其中還包含了神經內分泌的細胞，還有免疫細胞。更是除了肝臟跟腎臟以外，能夠「糖質新生」（gluconeogenesis）的第三個器官，參予許多跟生存攸關的功能和訊號製造。

我們的消化道（Alimentary Canal or digestive tract）從口咽、食道、胃、小腸、大腸到肛門，所有的外來物質都必須通過這個全長近約 9 公尺的管子。這當中發生的所有事件跟生化作用，都跟人體的健康緊密相連，整個過程從攝食（ingestion）、推動（propulsion）、機械性消化（mechanical digestion）、化學性消化（chemical digestion）、吸收（absorption）到排便（defecation）而終結。消化道又稱胃腸道（Gastrointestinal tract, GI tract），故本書的重點將著重在胃與腸的部分。[1] 由於解剖學是很枯燥又死板的東西，但實際上的腸胃道並非如此，所以我希望各位讀者將自己先縮小成如細胞般的微米（μm）大小，跟我一起進入這個消化系星球探險吧！

首先，想像我們的人體是顆美麗的星球，擁有多樣化的自然生態系，不同的地理氣候就會有不同的生物存活。以最外層的皮膚來說，每兩平方

公尺就有如非洲大陸風景區或美國大峽谷一樣，是豐富的生態系縮小版。在油脂分泌旺盛的臉部跟背部好比巴拿馬的熱帶雨林，如平原般乾燥低溫的手肘折縫就像月世界的岩石一般。而我們跟著食物一起從高低不平，充滿鹼性黏液的口腔洞穴進入，如鐘乳石般的牙齒會負責咀嚼、磨碎、混和食物成團塊。這裡的唾液可以初步分解澱粉類食物，並且幫忙維持口腔的鹼性環境。這裡的微菌居民大約 760 種[2]，其中的幾十種常在菌構成了大部分的口腔微生物居民，分布在牙面、牙齦、非角化上皮的頰黏膜和喉嚨、角化上皮的硬顎，以及特化上皮的扁桃體和舌背。即使在一個口腔位置，不同的環境條件也會產生不同的微生物，例如：牙冠上的氧氣豐富，但牙齦溝中的牙面處於缺氧環境中。而物種最豐富的就是有許多乳頭（Papillae）的舌背表面，這些都增加了微生物的多樣性，從而造成個體微生物的差異。因此口腔提供了一個結構複雜的環境[2]，益菌可以幫助分解食物的養分利於吸收，但壞菌有可能伺機而動造成口腔疾病。這當中唾液占了重要的角色，唾液的沖刷和裡面的溶菌酶可以減少微生物數量，抵制過度增生。另外，唾液中的黏蛋白和某些營養物質，如乳酸、碳酸氫鹽、硝酸鹽和維生素也會影響口腔酸鹼值（PH 值介於 6.35 ～ 6.85）和微生物的定植。口腔細菌之間的協同作用就像自然界的食物網，一種細菌產生一種代謝產物（如乳酸），作為其他乳酸消耗菌的重要營養，環環相扣而形成獨特的生態系。而唾液內的氯化物能活化唾液澱粉酶，使多醣類食物分解成雙醣類，這也是消化道最先分解的營養物。

接下來，食物團塊會經食道傳送到胃部，需要注意的是，這是一個在組織學上很重要的分水嶺，整個消化道由內而外可分為黏膜層（Mucosa）、

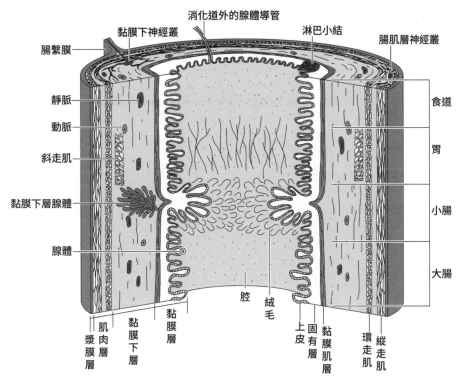

消化道外的腺體導管

黏膜下神經叢　　　　　　　　淋巴小結

腸繫膜　　　　　　　　　　　　　　　　　腸肌層神經叢

靜脈

動脈

斜走肌

黏膜下層腺體

腺體

食道

胃

小腸

大腸

腔　絨毛

肌肉漿膜層　　黏膜下層　　黏膜層　　　　　上皮　固有層　黏膜肌層　　環走肌　縱走肌

| 圖一 | 消化道解剖圖

黏膜下層（Submucosa）、肌肉層（Muscularis）與漿膜層（Serosa）等四層。

　　黏膜層由內襯上皮、固有層和黏膜肌層組成。[1]消化道的內襯上皮分成兩種，這兩種不同的上皮結構有非常重要的病生理意義，一個是主「保護」的複層鱗狀上皮（口咽、食道、肛管下半部），一個是主「分泌」的單層柱狀上皮（胃、小腸、大腸、肛管上半段）。腸胃道的上皮細胞是全身更新速度最快的，尤其是腸道為了要對抗來自胃的酸性腐蝕，還有

營養的吸收效率，約 2 ～ 3 天就會更新一次，而胃黏膜的上皮細胞約 7 天一次。固有層含有血管、淋巴、腺體，而黏膜肌層在胃是縱走的皺襞，小腸則是環狀皺襞，這跟腸道需要增加吸收面積有關。

　　黏膜層後再來是黏膜下層（Submucosa），是由疏鬆的結締組織所構成，擁有比固有層更豐富的血管、淋巴管，另外還有神經組織。這些神經組織稱為黏膜下神經叢（Submucosal plexus）或梅氏神經叢（Meissner's plexus），屬於「自主神經纖維」，主要功能為調控腸胃道黏膜的分泌。在肌肉層（Muscularis）裡面也有自主神經纖維，叫做腸肌神經叢，又稱歐氏神經叢（Auerbach's plexus）。歐氏神經叢負責肌肉的收縮跟產生蠕動，與消化道的活動有關。除了口、咽、食道上段是骨骼肌，為了能產生隨意性的吞嚥動作外，其餘消化道均為平滑肌，肌肉的走向從胃部是「內斜中環外縱」，到腸道變得更狹窄成為「內環外縱」。最後覆蓋在腹腔內大部分消化道最外層的漿膜層（Serosa），即為臟層腹膜（visceral peritoneum），腹膜可分泌漿液，減少消化道之間的摩擦力。

　　了解消化道的層次後，我們來看看這些棲息地跟居民的關係。胃自成一個特殊的生態系，從上到下可區分為賁門部、胃底、胃體及幽門部等四部分。內側緣凹陷的胃小彎（Lesser curvature of stomach），跟外側緣凸出的胃大彎（Greater curvature of stomach），這個解剖構造會跟左側臥可以緩解胃食道逆流的發生有關。另外，在胃的黏膜層有不同的上皮，可以分泌不同功能的液體，例如：柱狀細胞可以分泌保護胃壁的黏液、壁細胞可分泌鹽酸和內在因子，幫助活化蛋白酶跟幫助維生素 B12 的吸收，也和鐵、鈣、鎂這些礦物質的吸收有關。這也就是為何做過切胃手術的患者，常常

會有營養不良的情況。

其他像黏液頸細胞可以分泌中和胃酸的鹼性液體（HCO_{3-}），主細胞能分泌消化蛋白質食物的蛋白酶，嗜鉻細胞可以分泌胃泌素、血清胺、內生嗎啡、升糖素、組織胺等等多種激素。除了調控主細胞跟壁細胞以外，還有控制胃壁的蠕動及幽門部末端括約肌（Pyloric sphincter）的放鬆，促進胃排空。所以當胃黏膜被酒精或藥物破壞的時候，連帶上述的腺體就會受到影響，造成症狀或疾病。

要談論之後的營養，就要先了解胃的消化作用。一個是「機械性消化」（Mechanical digestion），發生在食物進入胃之後，每 15 ～ 20 秒會出現一次溫和的波動性收縮，稱為混合波，還有每 20 秒出現一次的強烈蠕動波。另一個是「化學性消化」（Chemical digestion），就是上述胃蛋白酶（Pepsin）在酸性環境中激活後，將蛋白質分解成胜肽類（Peptides），因此胃是蛋白質消化的第一站。而胃雖然也有脂肪酶，但是在胃中的作用不大。嬰兒的胃則是多了凝乳酶（Rennin）與鈣質作用，可使牛奶中的可溶性酪蛋白原變成不溶性酪蛋白（Casein）的凝乳，來增加乳汁在胃的滯留時間。

有鑑於胃的強酸特性（pH 值為 0.8 ～ 3.5），每天產生 2 ～ 3 公升的胃酸，具有很強的殺菌功能。加上唾液和食物中所含的硝酸鹽，會被口腔中的乳酸桿菌轉化為亞硝酸鹽，進入胃變成一氧化氮，也是一種強抗微生製劑。所以過去的科學家都認為，胃是不適合細菌生長的無菌器官。但是就像酸沼內仍有苔蘚生存，低氧又極度酸性的胃仍有特殊的微菌可以存活，例如：惡名昭彰的致病菌——幽門螺桿菌（H. pylori），還有一些耐

酸性的菌株，例如：鏈球菌（Streptococcus）、奈瑟菌（Neisseria）和乳酸桿菌（Lactobacillus），跟口腔的微菌有 65% 的重疊性，大概至少有 5 種不同的微菌屬（genus）。這些胃的微生物群組成是動態的，受飲食習慣、藥物使用（氫離子幫浦抑制劑、抗生素）、胃黏膜炎症、幽門螺旋桿菌的定植數等因素影響，例如：制酸劑的使用，會讓胃的 pH 值上升而造成細菌的過度生長；青黴素治療會減少乳酸桿菌的數量，並促進胃上皮的酵母菌定植；胃部的環境改變與微生物組成的互動，和胃部的疾病發生與預後息息相關。

　　接下來，經過胃到達小腸跟大腸，等於從山地開始進入平地，從鄉村進入營養跟資源最發達繁榮的都市。有全身最多的居民生存在這個地方，掌握著人體的健康——就跟那些開發中或已開發國際都市的進步跟破壞，掌握著地球的命運興衰。小腸上皮細胞 3～5 天汰換一次，確保遇到疾病或受傷時可以快速修復。小腸由幽門括約肌延伸至大腸的起始部分，終止於迴盲括約肌（Ileocecal sphincter），或稱迴盲瓣（Ileocecal valve）。蜿蜒的小腸是消化道中最長的一段（約 6 公尺），主要負責食物的消化與吸收。依次為十二指腸（25 公分）、空腸（2.5 公尺）及迴腸（3.6 公尺）等三部分。小腸的黏膜上皮為單層柱狀上皮，並具有可分泌黏液的杯狀細胞，特化的「環形皺襞」、小腸的絨毛及微絨毛，都可以倍增消化跟吸收的表面積，從而提高吸收營養物質的效率。所以任何會破壞小腸絨毛或導致萎縮的狀況（例如：長期禁食）都會導致日後的營養吸收不良。不管是小腸或大腸都有機械性跟化學性兩種消化食物的方式，小腸的機械性消化分成「分節運動」跟「蠕動」。前者是在小腸食糜從胃進入到小腸的擴張刺激

所引發，為小腸的主要運動方式，可以促使食糜與消化液充分混合，並與黏膜接觸以利養分的吸收，但沒有將內容物沿腸管推進的功能。後者則由腸道擴張所引起，可將食糜以每分鐘 1 公分的速度往大腸方向推送。

小腸的化學性消化，是當食糜造成局部反射時，有賴絨毛基底分泌小腸液的小腸腺（Intestinal gland 或稱利氏隱窩），裡面包含的消化酶（酵素）有：（1）雙糖酶（麥芽糖酶、蔗糖酶與乳糖酶）、（2）胜肽酶、（3）磷酸酶，可以把雙糖分解成單糖，把蛋白質分解成胺基酸，把核酸分解成五碳糖跟鹼基。而胰臟分泌的胰液含有可以消化脂肪的酶，也會來到小腸幫忙一起分解脂肪，再由乳糜管來負責吸收被分解後的脂肪酸、單酸甘油脂及脂溶性維生素。因此我們從食物獲得的營養 90％都是由小腸吸收，尤以「空腸」最多，剩下 10％則由胃跟大腸吸收部分（所以請注意！大腸並非只會吸收水分喔）。

大腸起始於迴盲瓣，終止於肛門，長約 1.5 公尺，可分成盲腸（cecum）、結腸（colon）、直腸（rectum）及末端 2～3 公分處的肛管（anal canal）等部分。在進入大腸之處的迴盲括約肌（或稱迴盲瓣）有黏膜皺襞可防止糞便倒流至迴腸。迴盲瓣以下的大腸為長約 6 公分的盲腸，其後下方附著有一捲曲的管子，就是闌尾（vermiform appendix）或蚓突，跟免疫相關。

盲腸後面是結腸，它是大腸的主要部分，分為升結腸、橫結腸、降結腸和乙狀結腸等四個部分。在結腸中，食物進一步消化，大腸壁的黏膜不具絨毛、不含環狀皺襞，上皮由主要吸收水分的單層柱狀上皮細胞與眾多

分泌黏液的杯狀細胞構成，也是我們的微生物居住最密集的地方。因此在黏膜層散布許多淋巴小結，這些都跟腸道免疫有很高的關係。大腸的外觀看起來像一個一個的袋子，是因為內層的環走肌在結腸收縮時即形成結腸袋（haustra）。在肛管周圍則構成肛門內括約肌，外層的縱走肌則特化成三條結腸帶（taeniae coli），最後匯集在闌尾。在最外層的漿膜層可看到，臟層腹膜在包覆大腸時會形成填滿脂肪的腸脂垂（epiploic appendage），一條條的附著在結腸帶上。

大腸的機械性消化（Mechanical digestion）包括：（1）胃迴腸反射（Gastroileal reflex）、（2）腸袋攪動（Haustral churning）、（3）蠕動（Peristalsis）、（4）團塊蠕動（Mass peristalsis），以上作用主要是將食物攪拌和推進，讓食物殘渣進一步分散，水分得以進一步被吸收，而糞便也可進一步凝聚形成成熟的糞便排出。大腸內部肌肉層的收縮和放鬆產生的蠕動，還有助於形成細胞內液體（intracellular fluid）和腸內液體（intraluminal fluid）之間的差異壓力，使得水分得以進一步被吸收。

大腸不分泌消化酶，所以在大腸會發生的消化作用不是靠酶的作用，而是微菌的作用。消化的東西包括碳水化合物、蛋白質、膽紅素，食物殘渣中的纖維素等纖維質也能夠被大腸內的微菌分解，產生有益的營養素和短鏈脂肪酸等物質，這些在後面的章節會再進一步解說。大多數的水分是在小腸吸收，但大腸之吸收作用對維持身體水分的平衡也是十分重要，在盲腸與升結腸處吸收作用最大，大腸也吸收鈉與氯等電解質以及一些維生素。結腸後面是直腸，大部分的水分已經被吸收，糞便的成分有水、無機鹽、脫落的上皮細胞、細菌、細菌分解後之產物及未消化的食物。當團塊

運動把糞便從乙狀結腸推進直腸後，直腸壁上的感覺神經就會受到腸道壁被撐開的牽張而被活化，傳回到薦椎脊隨發出命令。再由骨盆神經的副交感運動神經纖維傳回到降直腸、乙狀結腸、直腸跟肛門，加強腸道收縮，讓糞便得以從肛門被排出體外。

　　以上，是否覺得跟食物一起進入身體，經過了漫長的旅程？知道了消化道這個星球的環境後，接下來讓我們好好了解一下，住在裡面的居民吧！

二、
跟人類共存共榮的腸道微生物

　　在講腸道菌的形成前，我們先來回顧一下人類過去一百年來對微生物的研究跟了解。過去都是著重在研發藥物來「殺死」我們身上的微生物，將之一律視為「病原體」。整個 19 世紀自 1928 年，蘇格蘭生物學家佛萊明發現青黴素，從此開創了抗生素的領域。

　　隨著抗微生物製劑跟藥物越來越多，人們發現新興的疾病不減反增，感染性疾病下降了，但自體免疫、代謝疾病跟癌症卻越來越多。我們延長了臥床的時間跟年紀，卻沒有延長「健康餘命」，人們並沒有隨著醫療科技而讓健康更甚以往。

　　於是人們開始回頭看看過去錯過了什麼，隨著 1958 年，一項使用糞便灌腸成功治療抗生素造成的偽膜性結腸炎研究，讓人類察覺我們身上正悄悄進行的生態浩劫。這些隨著糞便移植一起重回腸道的微生物們，暗示了微生物生態系跟人類健康的關係。

　　接下來的這 60 年，人類的研究轉向如何「求助」微生物們，來拯救人類的問題跟疾病。微生物開始由黑轉白成為「是日救星」，為人類抗生素的濫用、飲食不當跟環境破壞造成的菌相失衡尋找解方。1990 年到 2000 年，有賴克隆生物技術（Cloning biologics）的發展，人類可以依賴基

因重組技術，將有興趣的片段基因擷取下來，連接到載體上，構成新的重組 DNA。然後再經由轉殖到不同的生物系統中，進行大量的表達、擴增來研究這段基因的功能和角色，例如：著名的「桃莉羊」就是利用細胞核的移植技術，將哺乳動物的體細胞成功培育出完整生命體的複製羊，讓人類對微生物的片段基因可以做出什麼樣的運用充滿想像。

而關於「飲食」如何影響這些體內的微生物，2006 年開始出現大量研究，強調飲食對腸道菌群和人類宿主代謝及健康的關鍵影響，以及我們如何利用這些相互作用的知識，來開發營養為導向的治療方法。

2007 年研究腸道菌功能的代謝體學、蛋白質體學跟轉錄技術蓬勃發展，讓我們更了解它們的功能。全世界最大的醫學研究重鎮美國國家衛生研究院（NIH），於同年發起研究「人類微菌計畫」（Human Microbiome Project, HMP），希望引領全球人類的微菌研究。

2010 年開始的近 10 年，是基因分析技術大躍進的時代，電腦軟體跟生物科技的進步，讓我們能夠對於大量微生物組的基因數據定量定序跟分析，次世代定序技術（Next Generation Sequencing, NGS）、DNA 層級的 Metagenomics（宏觀基因體學或環境微生物菌相分析）與 RNA 級的 Metatranscriptomics（還可以看環境中的 RNA 病毒），都讓我們更深入研究更微觀的生態系。

2012 年腸腦軸研究將腸道菌與飲食和精神疾病串聯起來，食物的微巨量營養素跟憂鬱、躁鬱，甚至是失智症都有緊密連結。

2013 年到 2019 年是免疫學及腫瘤治療跟腸道菌相關研究的爆炸期，腸道菌及其代謝產物「短鏈脂肪酸」（microbiota-derived short-chain fatty acids）參與了免疫 T 細胞的作用和分化，所有自體免疫相關疾病，包括第一型糖尿病、重症肌無力等等，過去不明原因的抗體攻擊自身的疾病，也都發現不同於健康人的菌相失衡。而同一時段癌症治療的效果差異也被發現，跟腸道菌有密切關聯，同時帶給我們自體免疫疾病跟癌症治療的新契機。

2018 年至 2019 這兩年，我們從胎兒時期開始探究腸道菌最初形成的因素，注意到了細菌以外的真菌跟病毒這些未知但關鍵的角色，我們擴及其他器官，除了大腸跟腦，其他如皮膚、心臟、腎臟、肝臟胰臟、小腸的疾病，都跟微菌及其代謝產物有關。非侵入性腸道微生物組數據分析，開始被用作開發量身定制的診斷和監測腸道相關狀況的工具，讓我們更加了解腸道微生物在飲食及運動、藥物干預後的判讀。

回顧過去十年，感謝科學之神讓人類跟我們身上最親密的微生物們化敵為友，賜給我們更進步的研究工具跟新觀點。2020 年開始，是「微菌藥物」（Microbiota drugs）重點發展的起始，例如：糞便微菌移植（fecal microbiota transplantation, FMT）。目前最有證據且臨床實驗證實有效的適應症，是符合復發性或嚴重性困難梭狀芽孢桿菌（Clostridioides difficile infection, CDI）感染診斷之病人，經標準治療無效後即可考慮。回顧 2022 年底在腸道微菌治療的重大突破，就是在 2022 年 11 月 30 日美國 FDA 核准史上第一款糞便微菌治療產品，用來預防 18 歲以上復發性困難梭狀芽孢桿菌感染（CDI）患者，在接受抗生素治療後出現 CDI 的復發，也是史上第一款預防復發的藥物。

反復性的困難梭狀桿菌感染，造成患者的身心折磨，也是醫療體系的巨大負擔。過去的治療選擇有限，但現在透過從健康捐贈者的糞便中保留有益的菌叢，剔除掉可能的致病菌和過敏源後，再從直腸給藥。研究發現給予藥 8 週後，可以預防腹瀉成功率達到 70.6%，遠大於安慰劑的 57.5%，而且沒有不良反應。

自從新冠肺炎（COVID-19）在 2020 年造成全球性的災難，越來越多腸道免疫相關的研究出現。極具權威的期刊《Gut》分享了兩個病例報告（case report），一個是衰弱且有多重共病症（frailty/comorbidities）的 80 歲肺炎住院患者，一個是有潰瘍性結腸炎（ulcerative colitis）正在服用免疫抑制藥物（Immunosuppressants）的 19 歲男子。這兩人都是屬於得到新冠肺炎，有高風險會重症及死亡的族群。但是兩人都碰巧在不知道自己被感染的情況下，因嚴重的困難梭菌（Clostridium difficile）感染，而接受了「糞便移植」療程。後來 COVID-19 的感染症狀出現後非常輕微，並且在幾天內就消失。

科學家跟醫師們比對所有其中介入的其他治療，都無法解釋為何這兩人的新冠症狀如此輕微，研判 FMT 除了治療了 CDI，也同時藉由矯正了失衡的菌相，透過腸道菌相—免疫反應的聯動（microbiome-immune interactions），減緩了病毒所造成的免疫激活跟一連串的破壞。COVID-19 跟微菌研究的進展，包括菌相異常的人無法對疫苗有正常反應，也比較容易有長新冠（Long-COVID）等等，這些發現讓微菌在新冠治療及預防的角色越來越被重視。

我很確定，人類在接下來的 100 年，都會朝向以「腸道微生物為導向」的精準化醫療。搭配個人化的腸道基因分析，來預測、診斷及治療疾病，我稱之為「反璞歸真」的階段。人類本來就跟一草一木一樣是地球的有機體一部分，跟身上的微生物共存共榮方能永續經營，知己知彼才能在變幻莫測的地球生態環境中百戰百勝，健康的生存下去。

之前 2019 年《Physician's First Watch》整理出最火紅的全球 10 篇研究，就可以發現每一篇關於人類健康的研究機轉，都脫離不了跟腸道菌的關係。我們的飲食、藥物、環境對健康的影響，一直都是人類加上微菌叢基因這兩個宇宙跟外來因子交互作用的結果。

在闡述腸道營養學之前，我們要先了解腸道微菌叢，就是因為人體的細胞有 9 成都是來自微菌的細胞，更有高達 9 成 9 的基因是來自微菌。而且物種（Species）和數量（Number）占最多的，就是從口腔、胃、小腸（十二指腸、空腸、迴腸）到結腸的整個消化系統管路，越往末端越豐富。若我們停留在人體器官的層次去看待營養素跟腸道的關係，無疑是以管窺天，遺漏重要的分子生物學的訊息。

腸道菌相和人體健康的關聯（Gut microbiome and human health）

跟我們人體共生的腸道微生物高達數十兆到百兆，每個人的腸道菌都跟指紋一樣獨一無二。《Nature》期刊[3]發現微生物體的遺傳性只有1.9％，顯示性別、年齡、飲食（尤其是營養部分）、藥物、運動及環境因素（例如：空氣汙染）影響甚鉅。目前研究腸道微菌跟許多「非傳染性慢性疾病」（Non-communicable disease, NCDs）有關，例如：糖尿病、肥

胖、異位性皮膚炎、氣喘、阿茲海默症（Alzheimer's disease）、巴金森氏症（Parkinson's disease）、類自閉症後群（Autism spectrum disorder, ASD）、憂鬱疾患（Depression）以及多發性硬化症（Multiple sclerosis, MS）。

目前對於所謂「健康的腸道菌相」雖未有明確定義，但過去研究共識[4]就是擁有較高的腸道微生物生態多樣性（A high taxa diversity, high microbial gene richness and stable microbiome functional），跟基因豐富度，代表有更完整的功能和對環境的較高度適應性，例如：富含可以產生短鏈脂肪酸（Short-chain fatty acids, SCFAs）的菌屬、可以呈現適當的內毒素（Lipopolysaccharides, LPS）讓腸道免疫維持功能、合成一些需要的胺基酸和維生素。

因此當身體的腸道菌多樣性因為外來環境因素而下降，喪失某些菌群，食物進來就沒有相對應可以利用這些營養的微生物，因此就無法產生其代謝產物，進而導致人體的代謝或免疫功能無法正常發揮。例如：比較肥胖的人被發現對疫苗的抗體產生反應較差，是因為受到樹突細胞影響而活化的 CD8 ＋ T 細胞（Activated CD8 + T cells），要經由特定腸道微菌代謝產物，短鏈脂肪酸的激活之後才會順利轉為記憶性 T 細胞（long-lived memory cells）。但肥胖的人呈現腸道菌失衡（dysbiosis）的比例高，所以缺乏許多產生短鏈脂肪酸的好菌[5]。

人體腸道菌相是怎麼形成的？

那麼我們現在的腸道菌叢是如何形成的呢？以前人們都以為羊水跟子宮環境應該是無菌的，但是在動物研究給予懷孕小鼠口服有生物標記的菌

株後居然發現，小鼠的羊水中也能驗到這些標記菌株。雖然不確定詳細途徑，但暗示了母親的飲食所改變的自身腸道微菌，以垂直的方式傳給胎兒。在近年的研究顯示[6]，發現妊娠第二期（2nd trimester）當中的人類胎兒組織顯示有活菌的菌株，可誘導記憶性 T 細胞的活性，開始了生命早期腸道免疫的建立。孕婦的羊水、胎盤、臍帶幾乎都可以驗得出細菌的DNA，而且在剛出生寶寶的胎便中，也能驗出複雜的微菌叢，所以影響出生胎兒微菌叢形成的最初因素，包括母親在孕期的飲食、早產還是足月兒、生產方式（剖腹產或是自然產），出生後是給予母乳還是配方奶，包括皮膚的接觸也會傳遞微菌，所以母親是親餵還是瓶餵也有影響。

　　產後 4 天的新生兒糞便中檢測到 111 個微菌物種中，91％跟母親屬於同一菌株，故母親懷孕期間自身的菌相深深影響胎兒的基礎菌相。大概在 9 個月以前的寶寶，還是以放線菌門（Actinobacteria）為主，厚壁菌門（Firmicutes）或是擬桿菌門（Bacteriodetes）為輔。在 9 至 18 個月後，腸道菌的多樣性開始上升，並且增加許多有益的「產丁酸菌」（Butyrate producing bacteria），前兩大菌門變成厚壁菌門（Firmicutes）跟擬桿菌門（Bacteriodetes）為主宰。接下來從 18 個月到 3 歲，人類的腸道菌走向穩定，多樣性繼續增加，而接下來會被飲食的內容影響甚鉅的就是普雷沃氏菌屬（Prevotella）跟厚壁菌門（Firmicutes）[7]。嬰兒腸道微生物組經歷了最後的重大轉變，轉變為更穩定的微生物相，母乳或配方奶的影響停止，固體飲食持續影響著菌相。

　　過去研究發現給予孕期益生菌的效果並不顯著，飲食跟生活型態才會真正影響「表觀遺傳學」（Epigenetics），例如：父母的飲食可能影響

胎兒 DNA 的甲基化（一種負面的遺傳修飾），而且抗生素等外來因子對三歲前的腸道菌破壞力也是遠超過成年的影響。所以這時期的菌相可說是「可塑性高」（flexibility）、「脆弱且易感受性高」（vulnerable and susceptible），短期飲食介入就可能影響深遠。反觀成年後的菌相要改變，往往要花更長時間的飲食改變。因此就「疾病預防」的觀點而言，從孕期到三歲的母親跟嬰兒的營養介入至關重要，如何早期給予有助菌相平衡發展的營養素，以及避免會破壞菌相的食物，才能降低未來各種慢性疾病和免疫相關疾病的發生率。

本章參考資料

1   Hartenstein, V., and P. Martinez. "Structure, development and evolution of the digestive system." *Cell and tissue research 377.3* （2019）: 289-292.

2   Kaan, A. M., Dono Kahharova, and Egija Zaura. "Acquisition and establishment of the oral microbiota." *Periodontology 2000* 86.1 （2021）: 123-141.

3   Rothschild, Daphna, et al. "Environment dominates over host genetics in shaping human gut microbiota." *Nature* 555.7695 （2018）: 210-215.

4   Fan, Yong, and Oluf Pedersen. "Gut microbiota in human metabolic health and disease." *Nature Reviews Microbiology* 19.1 （2021）: 55-71.

5   Bachem, Annabell, et al. "Microbiota-derived short-chain fatty acids promote the memory potential of antigen-activated CD8+ T cells." *Immunity* 51.2 （2019）: 285-297.

6   Mishra, Archita, et al. "Microbial exposure during early human development primes fetal immune cells." *Cell* 184.13 （2021）: 3394-3409.

7   Voreades, Noah, Anne Kozil, and Tiffany L. Weir. "Diet and the development of the human intestinal microbiome." Frontiers in Microbiology 5 （2014）: 494.

第 二 章

疾病的形成：
從生態系破壞與失衡的
觀點來看

一、

「都哈理論」

　　前篇談到腸道微菌叢形成最初的影響因子，而生命早期微生物組成跟未來疾病的形成，就要從「都哈理論」（Developmental Origins of Health and Disease, DOHaD）[1]的角度來看，「都哈理論」即「健康與疾病的發育起源」，從希波克拉底的時代開始有雛形，認為人類在早期發育過程中（包括胎兒、嬰兒、兒童時期）經歷的不利因素（營養不良／過剩、環境賀爾蒙暴露、子宮胎盤功能不良、母親的精神壓力等），都會使組織器官在結構和功能上發生永久性或程序性的改變。這些改變增加了成年期罹患肥胖、糖尿病、代謝症候群、心血管疾病、發炎性大腸疾病、精神行為異常、哮喘、過敏、腫瘤、骨質疏鬆、非酒精性脂肪肝、神經疾病等「慢性非傳染性疾病」（Non-communicable disease, NCDs）的機率，而且這樣的基因變化會影響世世代代。在近年來大量流行病學研究後，成為許多國內外學者重視的最前線研究領域，發現這些模糊的早期影響因子的綜合結果，似乎可以由具體的「微菌相」（Microbiome）的表現來一窺究竟。

　　舉例來說，讓臺灣的父母最頭痛的就是兒童的「異位性過敏體質」（Allergy and atopy），臺灣過敏兒的盛行率一直在攀升。一個臺北市小學生的觀察研究發現，診斷出過敏性鼻炎的大概有將近一半，有一成的異位

性皮膚炎，跟兩成的氣喘。動物實驗發現在幼鼠身上使用抗生素會改變腸道菌生態，而導致食物過敏的基因增強表現[2]。在一個重要的人類兒童系列研究「CHILD」中發現[3]，在幼兒成長至第三個月和一年時糞便的腸桿菌科／擬桿菌科（Enterobacteriaceae/Bacteroidaceae）的比例，會跟一歲後對食物過敏原的敏感性增加有關。另一個「KOALA」系列研究，發現一個月大時糞便的大腸桿菌（*Escherichia coli*）含量越多的嬰兒，在兩歲時被診斷溼疹的機率越高，而驗出困難梭狀桿菌（*C. difficile*）的糞便定植量則與溼疹跟過敏反應的診斷有關。而許多研究也一再驗證，在三個月大的嬰兒糞便中發現腸道菌群失調（gut dysbiosis）加上糞便的短鏈脂肪酸（Short-chain fatty acid, SCFA），尤其是丁酸（butyrate）的水平降低，跟一歲時被診斷異位性體質有關，丁酸（butyrate）是很多益菌的代謝產物，滋養著腸道跟傳遞身體重要信息。研究也證明若幼兒的糞便中丁酸鹽含量越高，長大後罹患食物過敏和過敏性鼻炎的風險越低。

在生命早期的 1000 天決定一生，這樣的宗旨，也是 DOHaD（developmental origins of Health and Diseases）的核心理論，而事實上從孕期開始到出生 2 歲之前的腸道菌相建立，的確影響了一輩子的慢性病的發生。舉一個盛行率最高的慢性疾病——肥胖來說，研究表明孩童 2 歲的腸道菌相組成可解釋一半以上兒童未來 BMI 的成因。這些易肥胖的源頭，包括：

（1）孕婦有過重或肥胖的 BMI、在懷孕過程增重太快、孕期肥胖。

（2）剖腹產（發現六個月時比自然產的寶寶有更少的雙歧桿菌、更多的鏈球菌，跟寶寶一歲半時的脂肪過度增加有關）。

（3）生命早期的抗生素使用（發現有使用過抗生素的寶寶在 1 到 2 歲半比沒有使用的對照組寶寶有更高的體重、BMI 跟過重及肥胖的診斷）。

（4）孕婦吃高糖高脂肪飲食，需特別注意的是，孕婦吃高脂肪飲食對新生兒的腸道菌影響，是「獨立危險因子」而跟孕婦的 BMI 無關，也就是說，不是孕婦體重標準就可以隨便亂吃，就算沒變胖，高脂肪高糖食物吃下去的傷害就一連串形成，包括過多的脂肪跟糖分經由胎盤影響胎兒，造成胎兒的氧化壓力增加，導致基因改寫成未來易胖體質的程式（metabolic programming）（所以我在臨床上常常強調很多次，高脂肪食物的傷害跟有沒有變胖無關，就算吃不胖的體質也不代表對高脂食物的傷害免疫，體重正常的孕媽咪也是要避免高脂飲食）。

（5）懷孕跟坐月子期間孕婦的壓力。

　　這也就是為何，2020 年《Advances in Nutrition》[4] 提出的青少年跟兒童肥胖預防的指引，都是針對生命初始的 1000 天提出建議，包括避免懷孕前中後的肥胖跟體重快速增加、避免懷孕微量營養素缺乏（葉酸、B12、鐵質、鈣質）、避免幼兒 6 個月內體重快速增加、避免出生時體重大於 4kg、鼓勵哺餵母乳 4 個月以及鼓勵自然產、2 歲前避免抗生素使用（尤其是 Macrolides 類影響多樣性較大）等等。

　　以上舉例皆說明，早在生命的 1 到 3 個月的腸道生態系失調，都可能暗示著未來疾病的產生。而我們可以從代謝產物的數據來做為參考的重要依據，例如：丁酸鹽是一群「產丁酸菌」（Butyrate-producing bacteria, BPB），在分解膳食纖維之後的產物。而丁酸鹽會抑制結腸上皮細胞產生

硝酸鹽的基因，使某些兼性厭氧的致病菌無氧氣可使用而被抑制，進而促進腸道的平衡，若體內的丁酸鹽下降，就暗示因某些外來因素造成這些好菌的數量下降，且致病菌也跟著上升，從而導致慢性疾病的產生。

　　總之，由都哈理論到微菌叢的變化，都強調了疾病的形成從孕期子宮內就開始，暗示積極孕期及生命早期營養介入的重要性。在本書提到的諸多慢性非感染性疾病，都是希望藉由營養干預，以期能達到對疾病的初級預防或是高風險族群的次級預防效果。

二、
不健康的腸道——腸漏症
(Leaky gut syndrome)

　　要講到外來食物造成微生物的失衡，就不能不提到「微生物棲息地的環境破壞」，也就是俗稱的「腸漏症」。顧名思義就是本來應該緊密連結、發揮完整吸收，及屏障功能的腸道黏膜層跟上皮細胞。當身體遭遇到外來的「壓力」刺激使腸道屏障有損傷，讓腸道的通透性（permeability）增加，導致有害物質及致病菌進入血液循環系統，引起炎症反應和免疫系統異常反應。當然也可能影響我們對營養物質的吸收，因此「腸漏」其實是一個反映腸道通透性的簡單術語，最早在 1970 年代的科學文獻被提出。

　　這幾年大家對「腸漏症」的興趣逐漸提高可能有幾個原因。首先，人們在治療腸胃道症狀遇到了瓶頸（腸胃疼痛、腹瀉和腹脹等），很多人對於藥物的治療效果不佳，而嚴重的影響了生活品質，因此更迫切的需要尋找其他病因，例如：腸道屏障的功能完整性。其次，科學文獻已經確立了從肥胖到自閉症等不同狀態的「微菌生態系失衡」（dysbiosis），儘管和腸道屏障的關係還需要更多研究證實。第三，雖然科學家使用了許多不同的方法記錄了腸躁症，或食物過敏等疾病中人體腸道屏障功能的改變。然而，目前還沒有可以診斷腸道屏障功能的黃金標準。最後，人們普遍認為屏障是由單層上皮細胞組成，上皮層的破壞切斷了細胞間的連結，導致通透性增加，因而進入各種有毒化學物質，並指向為各種疾病（如

食物耐受不良）的主要原因之一，包括困難治療且原因不明的纖維肌痛（fibromyalgia）、慢性疲勞綜合症（chronic fatigue syndrome）和自閉症，但還需要更多大型研究的數據支持。

「腸道屏障」是一個動態的概念，與各種外界刺激相互作用並做出反應，由多個元素組成。在腸道屏障的腔內，共生的微菌會透過產生抗菌物質來抑制病原體的定植。屏障的另一個元素是由未攪拌的水層、糖蛋白和糖脂質及黏液層組成，它們通過分泌免疫球蛋白 A（IgA）提供物理性的屏障阻止細菌黏附。上皮層中的潘氏細胞在隱窩中數量最多，當暴露於革蘭氏陽性和陰性細菌或細菌產物（如脂多糖）時，也會產生大量的防禦用的抗菌物質。腸道的黏液層分泌的胜肽具有抗菌功能（例如：防禦素、溶菌酶），結腸中的黏液層又比小腸中的黏液層更厚，可能達到 800 微米以上的深度，不比整個小腸絨毛的高度（範圍 500 ～ 1600 微米）低多少。

在腸道上皮細胞的頂端到基底的結構，有三組細胞間連接（intercellular junctions）：緊密連接（tight junction）ZO 蛋白（zonula occludens , ZO）、黏附連接（adherens junction）和橋粒（desmosome）。乍看之下很像把腸道細胞跟細胞之間「用針線縫在一起」的感覺，它們共同支援緻密的微絨毛刷邊界，並調節上皮屏障功能和細胞間轉運，所以有些研究會用這些蛋白結構在血清的水平，來判斷有無腸道屏障受損的問題。

腸漏症的表現從輕微的腸胃道症狀（腹脹、痙攣、腹瀉），到全身症狀（疲勞、肌肉疼痛、頭痛），乃至自體免疫疾病的產生。目前在病理上確認有發生腸道屏障功能異常的疾病，包括發炎性腸道疾病

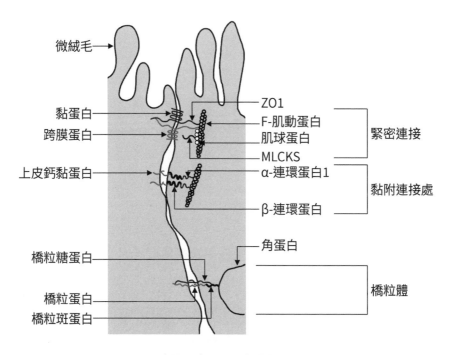

微絨毛

黏蛋白

跨膜蛋白

上皮鈣黏蛋白

橋粒糖蛋白

橋粒蛋白

橋粒斑蛋白

ZO1
F-肌動蛋白
肌球蛋白
MLCKS

α-連環蛋白1

β-連環蛋白

角蛋白

緊密連接

黏附連接處

橋粒體

| 圖二 | 腸道上皮構造

（Inflammatory bowel disease, IBD）、乳糜瀉（celiac disease）和麩質過敏（gluten sensitivity）、腸道感染疾病、人類免疫缺乏病毒感染和後天免疫缺乏症候群（愛滋病毒／愛滋病）、腸躁症（Irritable bowel syndrome）。和腸漏可能有關的非腸胃性疾病，包括哮喘、自閉症、帕金森氏症、多發性硬化症、溼疹、牛皮癬、嗜酸性粒細胞性食管炎、惡性營養不良、纖維肌痛、憂鬱症、慢性疲勞綜合征、多器官衰竭綜合征（休克、燒傷、創傷）、非酒精性脂肪性肝病（NAFLD）、酒精性肝硬化、肥胖、代謝症候群、胰臟炎和類風溼性關節炎。

非胃腸道疾病中出現腸漏現象的概念，得到了「壓力」（stress）相關疾病中腸道黏膜屏障功能障礙的證據，以及腸道屏障對非藥物治療的反應、疾病狀態與腸道通透性和微生物組成改變之間的關聯。這些研究發現壓力狀態下也會造成腸道屏障短暫「滲漏」的狀態，以及通過飲食、非藥物干預，可使腸道通透性恢復正常的發現。

目前列舉所有腸漏症可能的成因和假說：[5]

❶ 腸道炎症或腸道潰瘍性疾病：

長期的腸道炎症可以損壞腸道黏膜屏障，導致腸道內細菌和毒素進入血液循環系統，引起炎症反應和免疫系統異常反應。

❷ 腸道微生物失調：

腸道微生物群落是一個複雜的生態系統，它對維持腸道健康和免疫系統平衡非常重要，腸道微生物失調可能導致腸道屏障功能受損，文獻中有幾個例子證明了細菌及其產物對腸道屏障結構或功能的不同影響。例如：動物實驗發現雙歧桿菌（Bifidobacteria）增強壞死性小腸結腸炎小鼠的腸道屏障功能；布拉氏酵母菌（Saccharomyces boulardii）對不同病理中改變的腸道微生物群，和上皮屏障缺陷具有有益作用。不同菌株的大腸桿菌對屏障可能具有相反的作用，有些增加通透性（E. coli strain C25）有些則是改善（E. coli Nissle 1917）。至於微菌的代謝產物，如細菌毒素、次級膽酸（secondary bile acids）和短鏈脂肪酸可對抗病菌或增強屏障功能。

❸ 飲食習慣：

高脂肪、高糖、高鹽、低纖維的飲食習慣，可以導致腸道微生物失調和腸道炎症，進而損壞腸道屏障功能。食品添加劑中的乳化劑（emulsifier）

會和腸道管腔表面的多層內源性黏液相互作用，並可能損害黏液層，使微生物無法與腸道上皮細胞接觸。許多用於食品的合成界面活性劑（陰離子、陽離子或非離子）已被證實會增加腸道的通透性，其中一些也被證明會抑制糖蛋白，或具有溶解黏液的活性，例如：兩種乳化劑羧甲基纖維素鈉（carboxymethyl cellulose, CMC）和聚山梨醇酯（polysorbate）。

❹ 藥物及酒精的使用：

長期、大量的使用某些藥物（抗凝血劑，例如：阿司匹林、非類固醇消炎藥 NSAIDs、抗生素、化療藥物等）或喝酒，可能破壞腸道微生物群落平衡，導致腸道屏障功能受損，進而引起腸漏症。

❺ 環境因素：

如慢性壓力、環境汙染、放射線等，也可能對腸道屏障功能造成損傷。

❻ 暫時性的腸道滲透性增加：

妊娠、極限耐力運動（過去研究發現，馬拉松運動員伴有糞便潛血或血性腹瀉）。

儘管上皮屏障的超微結構和功能已被我們徹底了解，但屏障其他成分的作用和相互作用仍有許多不清楚之處。目前的臨床研究是用兩種口服無法代謝的糖－乳果糖（lactulose）／甘露醇（mannitol）測試水在尿中的排泄比率（lactulose-mannitol excretion ratio, LMA），來評估腸道的通透性，藉以判斷治療的成效，LMA 數值越高表示腸道滲透性越高。目前還沒有經過驗證的藥物治療方式，僅提供人體研究文獻中關於修復腸道屏障的非藥物治療，望臨床醫生意識到胃腸道疾病中屏障功能障礙的可能性，以及作為未來標靶治療的潛力。

腸漏症狀的非藥物治療方式文獻 [6-11]:

治療方式	相關研究內容
麩醯胺酸補充劑 （Glutamine） 口服或經腸道給予	針對腸道感染後有腹瀉症狀的腸躁症受試者，分成介入組（54 名）跟對照組（52 名），介入組一天三次，每次 5g 的口服 Glutamine 補充劑，一共 8 週後，可以看到介入組的排便頻率、腸道通透性皆有顯著改善（LMA 下降），介入組的「高腸道通透性現象」正常化，但對照組未恢復正常。
半乳寡糖 （Galacto-oligo-saccharides）	在肥胖受試者身上給予青春雙歧桿菌（B. adolescentis IVS-1）、以及半乳寡糖做爲益生元，可看到結腸通透性改善，但無協同作用。
菊苣纖維 （Inulin）	在 20 名健康年輕受試者中，完成了一項隨機雙盲交叉研究，包括 2 週的磨合期和兩個 5 週的研究期（11%富含菊苣纖維的麵食，或沒有含纖維的對照麵食）。介入組的 LMA 明顯低於其他對照組。其機轉跟腸道上皮的黏連蛋白（zonulin）在血清中顯著降低，這證明益生元可用於預防胃腸道疾病和代謝紊亂。
洋車前子 （Psyllium）	有 103 名在初級或三級醫療機構就診有腸躁症的兒童（平均年齡 13±3 歲），進行了一項隨機雙盲試驗。隨機分配到給予洋車前子（37 名）或安慰劑（麥芽糖糊精，47 名），持續 6 週。結果發現介入組兒童疼痛發作的平均次數，比安慰劑組兒童有顯著意義的減少。雖無改變腸道滲透性及腸道微生物組成，但有助於緩減腹瀉症狀。

治療方式	相關研究內容
膳食纖維 (Dietary fiber)	非酒精性脂肪肝的肥胖患者，在接受飲食治療而將膳食纖維從 19 克／天增加到 29 克／天，可看到肝功能、三酸甘油脂、胰島素抗性和胰島素水平顯著改善、可降低血清中 ZO 蛋白水平，顯示可能透過改善腸道通透性，改善了肝臟的脂肪變性。
豆類食物 Common beans	331 名 12 ～ 23 歲的兒童被隨機分配到三種不同食物的補充，長豆、普通豆粉，或等能量的玉米大豆混合物作爲對照食物共 48 週。結果發現在馬拉威農村兒童出生後的第二年，在食物中添加普通豆粉補充劑，可看到改善腸道健康的生物標誌物，儘管生長的變化不是呈線性的改變。

對整體腸道完整性可能產生正面影響的飲食成分參考 [12]：

組成	常見食物來源
益生元纖維	
β- 葡聚糖（Beta-Glucan）	大麥、蘑菇、燕麥
果聚糖類： 低聚果糖、菊苣纖維、 低聚果糖（Fructans: Fructo-oligosaccharide Inulin、 Oligofructose）	蘆筍、香蕉、大麥、菊苣根、大蒜、蜂蜜、菊芋、韭菜、油桃、洋蔥、蔥、黑麥、小麥

組成	常見食物來源
益生元纖維	
半乳寡糖（Galacto-oligosaccharides）	腰果、豆類（鷹嘴豆、紅芸豆、大豆、豌豆）、牛奶、開心果、南瓜（胡桃、南瓜）
果膠（Pectin）	蘋果、香蕉、西蘭花、胡蘿蔔、乾豌豆、葡萄柚、檸檬、柳丁、馬鈴薯、番茄
抗性澱粉	香蕉、豆類（黑豆、乾豌豆、蠶豆、扁豆、斑豆、大豆）、全穀物（大麥、燕麥）、煮熟的澱粉類食物（如豆類、義大利麵、馬鈴薯、大米）的冷卻會增加抗性澱粉含量
木寡糖（Xylo-oligosaccharide）	竹筍和其他蔬菜、水果、蜂蜜、牛奶
多酚類食物	
類黃酮：花青素 （Flavonoid: Anthocyanin）	黑豆、黑莓、黑醋栗、藍莓、櫻桃、蔓越莓、茄子、山核桃、紫甘薯、紅甘藍、紅葡萄、紅（或血）橙、紅蘿蔔、紅樹莓
單寧：鞣花單寧 Tannin: Ellagitannins	杏仁、黑莓、藍莓、蔓越莓、山核桃、石榴、覆盆子、草莓、核桃
益生菌／酵母類	
雙歧桿菌、大腸桿菌、 乳酸桿菌、酵母屬 Bifidobacterium、Escherichia coli、Lactobacilli、Saccharomyces	發酵乳製品和非乳製品來源：克菲爾菌（kefir）、泡菜、康福茶、味噌、酸菜、豆豉、優格

胺基酸類	
麩醯胺酸 Glutamine	・**動物來源**：乳製品（乳酪、牛奶、優酪乳）、雞蛋、肉類、家禽、海鮮 ・**植物來源**：杏仁、腰果、羽衣甘藍、豆類（鷹嘴豆、芸豆、扁豆、花生、大豆）、蘑菇（香菇）、開心果、種子（南瓜、向日葵）、紅甘藍、菠菜、番茄、全麥（燕麥、藜麥、小麥）
礦物質類	
鋅 Zinc	・**動物來源**：乳製品（乳酪、牛奶、優酪乳）、雞蛋、肉類（紅色）、家禽（深色）、貝類（螃蟹、龍蝦、牡蠣） ・**植物來源**：杏仁、豆類（扁豆、豌豆）、馬鈴薯、種子（奇亞籽、南瓜、向日葵）、核桃、全麥（燕麥、藜麥、小麥）（植酸鹽會降低植物源性食品中鋅的生物利用度）、鋅營養補充劑。
巨量營養素	
脂肪來源： 增加多元不飽和脂肪酸的比例	減少飽和脂肪攝取。以不飽和脂肪酸（橄欖油、堅果）和植物性為主（水果、蔬菜、全穀物）的飲食，選擇低脂蛋白質來源（瘦肉、魚、豆類）可能會對腸道功能產生有利影響。魚油雖未有大型研究，但亦不失為 omega-3 的攝取來源之一。

本章參考資料

1 Stinson, Lisa F. "Establishment of the early-life microbiome: a DOHaD perspective." *Journal of Developmental Origins of Health and Disease* 11.3（2020）: 201-210.

2 Azad MB, Konya T, Guttman DS, et al. Infant gut microbiota and food sensitization: associations in the first year of life. Clin Exp Allergy. 2015; 45（3）,632–643.

3 Stefka AT, Frehley T, Tripathi P, et al. Commensal bacteria protect against food allergen sensitization. Proc Natl Acad Sci USA. 2014;111（36）, 13145–13150.

4 Deal, Barbara J., et al. "Perspective: Childhood obesity requires new strategies for prevention. "Advances in Nutrition 11.5(2020):1071-1078

5 Camilleri, Michael. "Leaky gut: mechanisms, measurement and clinical implications in humans." Gut 68.8（2019）: 1516-1526.

6 Zhou Q Verne ML, Fields JZ, et al. Randomised placebo-controlled trial of dietary glutamine supplements for postinfectious irritable bowel syndrome. Gut 2018 8 14 pii: gutjnl-2017–315136. doi: 10.1136/gutjnl-2017–315136

7 Krumbeck JA, Rasmussen HE, Hutkins RW, et al. Probiotic Bifidobacterium strains and galactooligosaccharides improve intestinal barrier function in obese adults but show no synergism when used together as synbiotics. Microbiome 2018;6:121

8 Russo F, Linsalata M, Clemente C, et al. Inulin-enriched pasta improves intestinal permeability and modifies the circulating levels of zonulin and glucagon-like peptide 2 in healthy young volunteers. Nutr Res 2012;32:940–6. [PubMed: 23244539]

9 Shulman RJ, Hollister EB, Cain K, et al. Psyllium fiber reduces abdominal pain in children with irritable bowel syndrome in a randomized, double-blind trial. Clin Gastroenterol Hepatol 2017;15:712–9. [PubMed: 27080737]

10 Krawczyk M, Maciejewska D, Ryterska K, et al. Gut permeability might be improved by dietaryfiber in individuals with nonalcoholic fatty liver disease（NAFLD）undergoing weight reduction.Nutrients 2018;10 pii: E1793.

11 Agapova SE, Stephenson KB, Divala O, et al. Additional common bean in the diet of Malawian children does not affect linear growth, but reduces intestinal permeability. J Nutr 2018;148:267– 74. [PubMed: 29490090]

12 Camilleri, Michael, and Adrian Vella. "What to do about the leaky gut." Gut 71.2（2022）: 424-435.

第 二 部

食物營養如何
經腸道影響健康

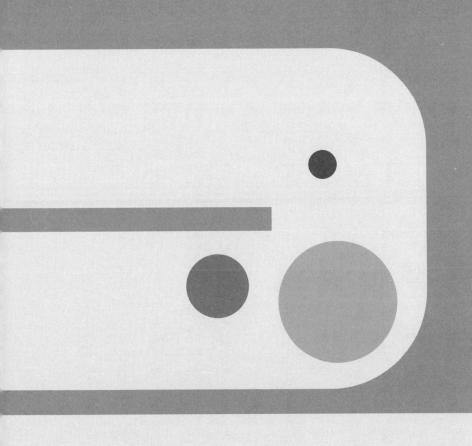

第 三 章

巨量營養素與
微菌的互動

目前已知人類腸道微生物組包含近 1,000 萬個基因，是人類基因組的 100 多倍。腸道微菌已被公認為是宿主細胞運作過程的重要調節因子，這些過程是宿主健康至關重要的幾種代謝、生理和神經傳導機制中不可或缺的一部分。腸道菌叢豐富度和組成的紊亂，可能會對這些調節產生負面的影響，並引發身體能量平衡的混亂，例如：肥胖和二型糖尿病微菌叢對人類健康和疾病的影響，是通過常駐微生物分解食物後，產生的大量代謝物來發揮的，其中短鏈脂肪酸（SCFAs）最為人所知。前面第一部提到胃和近端小腸負責人類大部分營養的消化和吸收。大約 85％ 的碳水化合物、66％ ～ 95％ 的蛋白質和所有脂肪都是在進入大腸之前吸收，而難消化的碳水化合物和蛋白質在結腸接收的能量，占攝入總能量的 10％ ～ 30％。[1] 在結腸中，微生物將澱粉（包括抗性澱粉）、未吸收的糖、纖維素和非纖維素多醣，以及黏蛋白發酵成短鏈脂肪酸（SCFA）和氣體，如二氧化碳、甲烷和氫氣。腸道中產生的 SCFA 和氣體的類型及數量取決於多種因素，包括年齡、飲食（例如：腸道菌可用的難消化碳水化合物）、腸道微菌相的組成、腸道運輸時間、結腸酸鹼值和結腸的位置（哪一段）。舉例來說，與正常體重的人相比，肥胖的腸道有比較豐富的產甲烷菌（methanogens），可以利用氫氣（H_2）、菌種跟菌種之間會轉換氫離子，包括也可用來產生乙酸，乙酸產生菌很多屬厚壁菌門（*Firmicutes*），這可能部分解釋為什麼在肥胖中觀察到厚壁菌的增加。

目前的基因定序將人類的腸道菌大致分成三種腸型（enterotypes），代表不同的優勢菌屬：擬桿菌屬（*Bacteroides*，腸型一）、普雷沃氏菌（*Prevotella*，腸型二）和瘤胃球菌（*Ruminococcus*，腸型三）。每種腸型內

的關鍵微生物都參與植物碳水化合物等聚合物的降解。腸型一和二中的主要微生物與其他群落成員相互作用，以達成糖或黏液蛋白的降解，並密切參與氫離子的轉移。有趣的是，每個腸型內的富集菌屬都被證明可以經由不同的途徑，利用結腸內的物質發酵產生能量。

　　本章節將會介紹這些代謝產物，跟腸道菌和巨量營養素的吸收利用方式。

一、

關鍵代謝產物——短鏈脂肪酸

短鏈脂肪酸（short-chain fatty acids，以下稱 SCFAs）是由厭氧性腸道細菌透過複合抗性碳水化合物（例如寡果糖、糖醇、抗性澱粉、菊粉和植物細胞壁多醣）的糖解發酵產生的，胺基酸也可以發酵產生短鏈脂肪酸，其碳鏈長度在 2～6 個碳原子之間。主要的短鏈脂肪酸包括乙酸（acetate）、丙酸（propionate）和丁酸（butyrate），在支鏈胺基酸的分解過程中還可以產生甲酸鹽（formate），戊酸鹽（valerate），己酸（caproate），異丁酸（isobutyrate），2- 甲基丁酸酯（2-methylbutyrate）和異戊酸酯（isovalerate），其化學性質取決於碳的數量。這些短鏈脂肪酸對腸道健康有著重要的作用，可以降低腸道的 pH 值，抑制病原微生物，並維持腸道屏障功能。除此之外，還能夠提供能量，調節腸道菌叢的平衡，維持腸道上皮屏障的完整性，減少發炎反應和腫瘤風險，參與全身能量代謝、控制食慾和體重等重要生理過程。作用範圍包括結腸、腎臟、交感神經系統、血管系統、腸內分泌 L 細胞（enteroendocrine L cells）、免疫細胞。據估計，每天發酵50～60 克碳水化合物可在腸道中產生大約 500～600 毫摩爾短鏈脂肪酸（SCFA）。雖然短鏈脂肪酸（SCFA）取決於飲食和腸道中存在的細菌，但有一些特定食物也含有短鏈脂肪酸（SCFA），例如醋、酵母麵包和一些

乳製品（法式鮮奶油和起司）。

　　腸道細菌形成的主要 SCFA 是乙酸鹽、丙酸鹽和丁酸鹽，約占所有 SCFA 的 80％，在結腸糞便中的乙酸鹽、丁酸鹽、丙酸鹽占比約 60：20：20，可能會隨不同的疾病狀態而調整占比，動物研究顯示短鏈脂肪酸可以通過血腦屏障（blood-brain barrier）到達中樞神經組織，可以調節食慾，控制食物的攝入和能量平衡，除了被腦部細胞利用，提供能量，同時還能幫助腸道細胞進行營養代謝，促進腸道健康。這三種短鏈脂肪酸的功能和製造者如下：[2-4]

· **乙酸（acetate）**：是最常見的短鏈脂肪酸，約占腸道代謝產物的 60％。主要由膳食中的碳水化合物透過乙醯輔酶 -A（Acetyl-CoA）的途徑所產生。其中的丙酮酸（pyruvate）由腸道微菌產生，在分解成二氧化碳和乙醯輔酶 A，再轉化為乙酸鹽。動物和人類數據表明，乙酸鹽可以通過分泌腸道激素（如胰高血糖素樣肽 -1 和肽 YY）、減少全身脂肪分解（lipolysis）來降低食慾，還有減少全身促炎細胞水平以及增加能量消耗和脂肪氧化增加（fat oxidation），故對體重穩態和血糖調控有關。另外乙酸也是驅動中樞神經的巨噬細胞（小膠質細胞）成熟和調節穩態的必需微生物代謝產物，在神經退化性疾病扮演重要調節功能。主要製造者：阿克曼西亞黏液菌（*Akkermansia muciniphila*）、產氫營養型布勞特氏菌（*Blautia Hydrogenotrophica*）、擬桿菌屬（*Bacteroides spp.*）、雙歧桿菌屬（*Bifidobacterium spp*）、普雷沃氏菌屬（*Prevotella spp.*）、瘤胃球菌屬

（*Ruminococcus spp.*）、梭菌屬（*Clostridium spp.*）、鏈球菌屬（*Streptococcus spp.*）。

· **丙酸（propionate）**：約占腸道代謝產物的 20％。主要由三種路徑可以合成：琥珀酸鹽途徑（Succinate pathway）、丙烯酸酯途徑（Acrylate pathway、丙二醇途徑（Propanediol pathway）。通過琥珀酸鹽途徑可以利用甲基丙二醯輔酶 A（methylmalonyl-CoA）將六碳糖（例如：葡萄糖、果糖）合成丙酸鹽。丙烯酸酯途徑始於微生物將丙酮酸轉化為乳酸，隨後轉化為丙酸鹽。此外，一些細菌對「去氧糖」（如岩藻糖和鼠李糖）具有特定的偏好，可以通過丙二醇途徑通過產生丙酸鹽，丙酸鹽也可被肝臟代謝成丙酮酸。不同於丁酸，丙酸鹽主要用於肝臟，作為肝臟糖質新生的原料（gluconeogenic substrate），協助調節血糖、參予糖和脂肪的代謝，也可能改善全身炎症。同時也能抑制食慾，幫助控制體重。主要製造者：選擇性擬桿菌屬（*Bacteroides spp.*）、琥珀桿菌屬（*Phascolarctobacterium succinatutens*）、直徑菌屬（*Dialister spp.*）、韋洛氏菌屬（*Veillonella spp.*）、羅斯氏菌屬（*Roseburiainul inivorans*）、瘤胃球菌（*Ruminococcus obeum,*）、變形桿菌（*Proteobacteria*）和螺旋體科（*Lachnospiraceae*）、陰性菌綱（*Negativicutes*）、巨球型菌屬（*Megasphaera elsdenii*）and 糞球菌屬（*Coprococcus catus*）、阿克曼西亞黏液菌（*Akkermansia muciniphila*）。

· **丁酸（butyrate）**：約占腸道代謝產物的 20％。腸道微菌可以通過四

種途徑產生丁酸鹽：乙醯輔酶 A、戊二酸（glutarate）、4- 氨基丁酸（4-aminobutyrate）和賴氨酸（Lysine）途徑。SCFAs 的濃度在盲腸和近端結腸的管腔內最高，而丁酸鹽主要在腸道的上皮細胞中消耗，做為結腸細胞的粒線體能量代謝來源，在結腸細胞中 SCFAs 氧化後所提供的能量，估計占其總能量供應的 60 ～ 70％。丁酸除了可以提供腸道上皮細胞的能量，同時還能通過調節緊密連接蛋白的表現，來增強腸道屏障功能，幫助維持腸道上皮屏障的完整性，促進腸道健康，並具有抗發炎和抗腫瘤的作用。主要製造者：普雷沃氏菌科（*Prevotellaceae*）、梭菌科（*Clostridiaceae*）、乳酸菌科（*Lactobacillaceae*）、考普球菌屬（*Coprococcus spp.*）、厭氧菌屬（*Anaerostipes spp*）、哈雷真桿菌屬（*Eubacterium hallii*）、溶糖勞森桿菌（*Lawsonibacter asaccharolyticus*）、丁酸腸單胞菌（*Intestinimonas butyriciproducens*）、布氏瘤胃球菌（*Ruminococcus bromii*）、普拉梭菌（*F. prausnitzii*）、直腸真桿菌（*E. rectale*）。

纖維基質、其膳食來源和產生短鏈脂肪酸的細菌

基質	膳食來源	發酵菌屬
抗性澱粉 (Resistant starch)	腰果、青香蕉、白色豆類、燕麥和馬鈴薯	·瘤胃球菌（Ruminococcus） ·擬桿菌（Bacteroides）
纖維素（Cellulose）	海藻和穀物麩皮	·擬桿菌（Bacteroides） ·瘤胃球菌（Ruminococcus）

基質	膳食來源	發酵菌屬
半纖維素（木聚糖和阿拉伯糖）Hemi- celluloses (xylan and arabinoxylan)	穀物麩皮（例如：玉米芯）	· 擬桿菌（Bacteroides） · 羅斯氏菌（Roseburia） · 普雷沃氏菌（Prevotella）
果膠（Pectin）	蘋果、杏、櫻桃、柳丁和胡蘿蔔	· 眞細菌（Eubacterium） · 擬桿菌（Bacteroides） · 糞桿菌（Faecalibacterium）
果聚糖（菊粉和低聚果糖）Fructans (inulin and fructooligo-saccharides)	蘆筍、韭菜、洋蔥、香蕉、小麥、大蒜、菊苣和朝鮮薊	· 擬桿菌（Bacteroides） · 糞桿菌（Faecalibacterium）
牛奶低聚糖（Milk oligosaccharides）	母乳	· 雙歧桿菌（Bifidobacterium）
乳糖（僅在乳糖不耐症患者）Lactose	牛奶、優酪乳、酪乳和乳酪	· 雙歧桿菌（Bifidobacterium）

基質	膳食來源	發酵菌屬
β- 葡聚糖 （β- Glucan）	燕麥、大麥、小麥、黑麥、蘑菇和海藻	· 眞細菌（Eubacterium） · 奇異菌屬（Atopobium） · 腸球菌（Enterococcus） · 乳酸桿菌（Lactobacillus） · 普雷沃氏菌（Prevotella） · 梭狀芽胞桿菌（Clostridium cluster XIVa）
半乳糖低聚糖 （Galacto-oligosaccharides）	豆類、甜菜根、花椰菜、鷹嘴豆、茴香、扁豆、生菜、菊苣和洋蔥	· 雙歧桿菌（Bifidobacterium）
棉籽糖和葡萄籽糖 Raffinose and stachyose	棉籽粉、大豆粉、洋蔥、鷹嘴豆、豆類、豌豆和扁豆	· 雙歧桿菌（Bifidobacterium） · 乳酸桿菌（Lactobacillus）

短鏈脂肪酸和能量與代謝疾病的關係 [5-6]

腸道微菌可以影響宿主的能量平衡和代謝穩態的機制都是透過微生物代謝物的產生。在盲腸中的 SCFAs 可直接被結腸細胞當作能量的基底物質來運用，也可參與宿主碳水化合物和脂質的合成。此外，SCFAs 作為檸檬酸循環（TCA cycle）中的原料之一，它可以調節與飽足感和胰島素分泌相關的腸道賀爾蒙，進入循環系統和包括大腦的標靶器官和組織，藉此調

控能量平衡的神經內分泌／自主神經系統，以及人類的進食行為，也可調節免疫細胞和小膠質細胞來發揮有益的代謝作用。這些功能與 AMPK 信號傳導、GPCRs 依賴性途徑和組蛋白脫乙醯酶（HDAC）的抑制有關。然而，特定的 SCFAs 對宿主可能會產生不同的影響。

　　過去為了知道每個 SFCAs 對人類的影響，以外源性出給予的不同 SCFAs 做人類及動物的研究，發現「外源性給予」SCFAs 和腸道微生物「自己做出」的有不同的影響，主要跟不同的產生路徑和吸收部位有關。在動物實驗中，發現暴露於高脂肪飲食的小鼠，在口服丁酸鹽和丙酸鹽 9 週後減少了食物攝入量，而乙酸鹽給藥 6 週卻沒有影響。至於相關機轉，有研究發現，大鼠口服丙酸鹽和丁酸鹽可以通過激活腸道糖質新生（intestinal gluconeogenesis , IGN），對能量的平衡和代謝穩態產生影響。丁酸鹽是通過 cAMP 依賴性機制直接啟動 IGN 的基因表達，而丙酸鹽則是作為產生糖質的原料，通過調節誘導葡萄糖 -6- 磷酸酶（glucose-6-phosphatase）的活性和 FFAR3（free fatty acid receptor3）這個受體的結合，來啟動 IGN 相關基因的表現。關於「腸道的糖質新生」（IGN）我會在後面的章節再詳細介紹。此外，膳食中的丙酸鹽補充劑還可以增加 c-Fos（即神經元活動的標誌物），在背迷走神經複合體（dorsal vagal complex）的所有區域和主要下丘腦區域（包括弓形核）的活化。也就是說，丙酸不一定要直接進入中樞神經組織，而是透過迷走神經來影響我們的腦。在過重的成人中也發現丙酸鹽的攝入抑制了食物攝入、增加腸道激素肽 YY（PYY）和類升糖素胜肽（GLP-1）的分泌，增加了飽足感跟不想進食的感覺。

　　另外也有些研究發現，乙酸對於能量平衡在動物跟老鼠身上有不一

致的結果。例如：有動物研究發現，全身乙酸的周轉率增加、血漿和糞便中較高的乙酸濃度，與高脂肪餵養的大鼠食慾旺盛和胰島素抗性有關。但人體研究指出，在肥胖者的遠端而非近端結腸給予乙酸，可增加脂肪的氧化和空腹血漿中 PYY 激素，因此短鏈脂肪酸作用在不同部位也會影響到對代謝產生的結果。目前發現瘦體素（leptin）也跟 SCFAs 的作用有關，研究發現乙酸可增加小鼠腸系膜脂肪細胞瘦體素的分泌，而且 GRP43 這個接受器是關鍵（GPR41 和 GPR43 是在人體脂肪細胞、結腸上皮細胞和單核細胞中的一對 G 蛋白偶聯受體，也稱為 FFAR3 和 FFAR2）。GPR43 被發現在四種不同的脂肪組織中有高度的分布，而在脂肪組織中未檢測到 GPR41。乙酸鹽和丙酸鹽是 GPR43 最有效的啟動劑，而丁酸鹽則是在 GPR41 上更為活躍，這可能部分解釋了單一短鏈脂肪酸對 GPR41/43 活化和瘦素分泌的不同影響。例如：乙酸可促進瘦體素的產生，但也能抑制這些瘦體素在局部的脂肪分解作用，丁酸則可促進脂肪分解及甘油的釋放。

總而言之，SCFAs 以藉由不同的攝入方式（口服、注射、直腸給予、微生物自行產生），對宿主能量平衡產生不同影響。口服通常可以到達小腸，但較難在結腸發揮作用，腹膜內給藥可能直接高濃度到達外周組織和器官，但對宿主的影響可能都遠不及微菌產生的。目前研究圍限於嚙齒動物跟人類的腸道菌多樣性和組成，以及短鏈脂肪酸的濃度、腸道神經和內分泌結構都有差異，飲食模式和晝夜節奏也不同，使得動物研究的發現不一定可以重現在人類身上。而人類研究基於道德考量，研究設計有諸多限制，希望未來有更多人類的研究能夠幫助我們進一步了解，腸道菌代謝產

物在能量平衡的臨床運用。

短鏈脂肪酸與大腦的連結（腸－腦軸）[7]

短鏈脂肪酸（SCFAs）被認為在微菌叢－腸道－腦的聯繫中扮演重要的訊號傳遞媒介，可能和 G- 蛋白偶聯受體（G-protein-coupled receptors）和組蛋白脫乙醯酶（histone deacetylases）等接受體接合後，透過免疫、內分泌、迷走神經和其他體液途徑，直接或間接影響腸腦交流和大腦功能。

❶ 免疫途徑（Immune pathway）

免疫反應和發炎都可能與精神疾病的發病機制有關，中樞神經系統和細胞激素的交互作用都會影響神經的發展過程，從而影響情緒的調節、活動和動機。例如：微膠細胞失調（Microglia dysregulation）常見於一部分的精神疾病，包括重度抑鬱症（major depression）、精神分裂症（schizophrenia）、自閉症譜系障礙（ASD）和強迫症（obsessive–compulsive disorder）。而 SCFAs 除了可以影響腸道黏膜的免疫，也可能影響周邊免疫系統來調節大腦功能，例如：調節嗜中性白血球（WBC）、樹突狀細胞（DC）、巨噬細胞和單核細胞，以及免疫 T 細胞的分化和活化。其機轉是透過調節腫瘤壞死因子（TNF）的產生直接影響嗜中性白血球，並通過調節趨化因子（如 CXCL1 和 CXCL8）的產生來誘導免疫細胞的趨化性。另外，SCFAs 也可以改善腸道屏障防止致病菌入侵、防止內毒素（LPS）的進入，或者透過 SCFAs 和免疫細胞之間的直接交互作用，間接減少全身的炎症反應，進而減少大腦中的神經發炎。

過去有研究使用益生元（prebiotic）的治療可以改變神經免疫的反應，

其機轉可能也是通過 SCFAs。動物實驗發現，餵食在發炎狀態的小鼠益生元 β-半乳糖低聚糖（BGOS）後，可減輕焦慮狀態，而 BGOS 就是微菌產生 SCFAs 的重要原料。

綜合以上所述，目前看到吃益生元食物可以對全身發炎反應跟中樞神經免疫功能帶來的影響，主要是來自腸道微菌分解食物成為 SCFAs 的幫助。

❷ 內分泌途徑 （Endocrine pathways）

SCFAs 還可以通過調節腸道的內分泌來對腸腦軸產生影響。在人類身上，發現補充可發酵的多醣類可以增加血漿中多肽 YY（Peptide YY）和類升糖素胜肽 -1（GLP-1）的濃度。這些腸道激素產生的基礎機制是 SCFAs 會結合在結腸上的接受器（GPCRs），刺激腸內分泌 L 細胞（enteroendocrine L cells）釋放 GLP-1 和 PYY。這兩種訊號都影響到大腦跟食慾和食物攝入有關的迴路，另外，GLP-1 除了最廣為人知的促胰島素分泌的功效，也能通過體液和神經通路影響大腦功能，其接受體廣泛存在於全身，包括胰腺、腸道、心臟和肺，以及中樞神經和周邊神經。因此食物→腸道菌→代謝產物 SCFAs →各器官 GLP-1 接受器這個路徑，影響的範圍包括肥胖者看到食物圖片時大腦獎勵中樞的反應、學習和記憶等等。

關於到底是哪個確切的 SCFAs 影響大腦還沒有定論。一項研究給予非肥胖男性食用菊苣纖維（inulin）- 丙酸酯來增加結腸的丙酸鹽後，讓他們看一些食物圖片，再觀察他們的腦部在功能性核磁共振儀（functional MRI）上的變化，可以發現大腦中和獎勵中樞有關的尾狀體（caudate nucleus）和伏隔核（nucleus accumbens）皆有受到影響。影響層面包括會

自動降低對高熱量食物圖片的攝取慾望，還有在隨意進食期間自動減少了能量的攝入，所以是否丙酸鹽就是關鍵角色，還需要有更多研究證實。其他可能經由SCFAs影響大腦功能的激素，包括瘦素（leptin）、飢餓素（ghrelin）和胰島素。乙酸跟丙酸對脂肪細胞瘦素分泌的影響，似乎比丁酸更為顯著。

❸ 迷走神經通路（Vagal pathways）

上述內分泌的影響也跟迷走神經的傳遞有關。研究證據發現，中樞神經系統（CNS）和周圍神經系統（PNS）中存在許多功能性的SCFAs接受體，而且這些遍布交感神經節的接受體，還控制著我們的交感神經活動。在之前提到位於門靜脈上FFAR3受體會跟丙酸鹽結合，誘導腸道的糖質新生，其過程也是跟腸腦軸的訊號傳導有關。而且會經由迷走神經傳到下丘腦跟飽食相關的區域，影響我們的進食行為。雖然在動物實驗發現，丁酸鹽似乎可以「直接」影響我們的迷走神經傳導，但仍需要更多SCFAs-迷走神經交互作用的人類研究來確認機轉，包括SCFAs是如何作為一個介質，來調控跟迷走神經相關的焦慮以及憂鬱等表現。過去的飲食干預研究間接發現，SCFAs在認知和情感的表達有其中介角色，SCFAs的劑量（特別是丁酸鹽），確定對認知行為和生心理的影響至關重要。小鼠實驗發現，腹腔內注射丁酸鹽可減輕自閉症譜系障礙（autism spectrum disorder, ASD）小鼠模型中的社交缺陷，而且沒有副作用。但因為動物研究的濃度常常超過生理劑量，所以在人類的使用適應症還未有相關研究。

❹ 其他直接賀爾蒙路徑 （Other direct humoral pathways）

完整的血腦屏障（blood–brain barrier）對於大腦的發育和中樞神經系統的穩定至關重要。之前提到 SCFAs 可以通過血腦屏障，有些動物研究發現，丙酸鹽對血腦屏障的完整性有保護的作用。膳食纖維跟丁酸鹽影響大腦的機制，可能牽涉到跟生長還有生存攸關的神經傳導因子（例如：nerve growth factor（NGF）、BDNF、glial cell line derived neurotrophic factor（GDNF））. 這些蛋白質因子可以跟神經的突觸結合，影響中樞和周邊神經的分化，在學習、記憶和許多腦部的疾病中都發揮很大的作用。

另一個重要的途徑就是透過神經傳遞物質血清素（Serotonin，5- 羥基色胺，5-HT），血清素的來源是色氨酸（tryptophan），體內有超過 90％ 的血清素是在胃腸道的腸嗜鉻細胞（enterochromaffin cells）中合成的（注意！反而不是在腦中喔！），可以調節多種胃腸道功能，如運動和分泌反射。其餘部分則是在腦幹，參與情緒、食慾、記憶、學習和睡眠等的調節。動物實驗發現，SCFAs 可以刺激近端結腸的腸嗜鉻細胞釋放血清素，同時參予血清素的生物合成跟釋放。研究結果表明，SCFAs 可能會調節血清素在體內的水平，影響免疫系統、胎兒大腦發育或通過迷走神經傳入纖維上的血清素受體，向大腦發出信號來調節大腦功能。總之，SCFAs 可能通過穿過血腦屏障、增強屏障完整性、調節神經傳遞、影響神經傳導因子，和促進血清素的生成來直接影響大腦。未來需要更多研究證實微菌叢所產生的 SCFAs 在人體有作用的生理濃度，以及運用方式。

短鏈脂肪酸跟心血管疾病的關係（腸－心軸）[8]

近年來，腸道微菌群在心血管疾病的發展所扮演的角色越來越確立。幾個已被研究證實的微菌代謝產物，包括氧化三甲胺（TMAO）、色氨酸代謝物（tryptophan metabolites）和內毒素（endotoxin）已被證明會影響心血管疾病的發展。

TMAO，全名為氧化三甲胺（trimethylamine N-oxide），是一種代謝產物，腸道微菌的組成、基因豐富度，以及特定物種或菌群的變化都會影響TMAO 生成。當我們攝入高膽固醇、高脂肪、高蛋白質等肉類食物時，這些食物中的營養素會被腸道中的微生物分解代謝。其中一些微生物會產生三甲胺（TMA），這種物質具有臭味，通常存在於魚類、貝類、紅肉等食物中。當三甲胺進入肝臟時，會被氧化成 TMAO，進而進入血液循環系統。

許多研究表明，TMAO 與心血管疾病風險密切相關。TMAO 被認為可以促進膽固醇沉積在血管壁上，從而加速血管內皮細胞（ECs）的衰老，影響免疫系統，促進炎症反應，引起動脈粥樣硬化（atherosclerosis）的發生，這也是導致心臟疾病和中風的主要原因。TMAO 也被認為可能會促進血小板凝聚和血栓形成，這也是心血管疾病的一個風險因素。此外，腸道微菌的改變也會跟氧化壓力反應（oxidative stress response）、鈉離子的代謝（sodium metabolism）、低密度脂蛋白氧化（low density lipoprotein oxidation）有關，以上都會促進血管疾病的進展。

研究顯示，SCFAs 對心血管健康具有多種有益影響。首先，SCFAs 可以降低血液中的三酸甘油酯和膽固醇水平，進而降低心臟疾病和中風的風

險。其次，SCFAs 可以改善血管內皮功能，抑制炎症反應和氧化損傷，這跟心肌梗塞、心臟衰竭、動脈粥狀硬化、血壓控制跟第二型糖尿病等心血管疾病的風險降低有關。此外，SCFAs 還可以調節自體免疫反應和腸—腦軸，對抗壓力和憂鬱等心理疾病、調整能量和血脂的穩定狀態，進一步影響心血管疾病的發展。有些研究發現，若身體內 SCFAs 的產量減少會導致 G- 蛋白偶聯受體相關的訊號通路被抑制，以及身體發炎相關因子的增加（例如：INF-γ），導致脂質的代謝紊亂，發炎反應和血管重塑加重，動脈血栓形成加速。最終導致動脈血管硬化、高血壓、肺動脈高壓、腦血管疾病等的加劇和發生。

值得注意的是，每個 SCFAs 驅動的機制途徑都不是獨立的，而是跟腸腦軸一樣由多個途徑去影響。未來若能對腸心軸有更透徹的研究，包括 SCFAs 的製造方式、飲食、藥物、益生菌及益生元、微菌糞便移植等，都為心血管疾病提供了一些新的潛在治療契機，優化對心血管疾病的預防跟管理。

短鏈脂肪酸跟肺部疾病的關係（腸—肺軸）[9]

腸道和呼吸道中的微菌生態失調或微菌組成改變，跟免疫系統功能障礙和肺部疾病的發展有關。有許多研究證據發現，SCFAs 通過直接影響宿主的免疫信號來預防肺部感染，或是改善發炎性肺部疾病的預後（例如：過敏性氣喘）。目前被發現跟腸道微菌有關的肺部疾病，包括慢性阻塞性肺病、氣喘、囊狀纖維化（Cystic fibrosis）和結核病。SCFAs 對於腸肺軸的調節，可能透過前面提到的幾個機轉來影響肺部疾病的進程，例如：調

節免疫反應、抗發炎作用、調節跟肺部有關的營養代謝。以過敏性氣喘疾病[10]來說，會發現體內第二型 T 輔助細胞（Th2）的數目有增加的趨勢。而短鏈脂肪酸中的丁酸鹽可能作為免疫調節劑，來減少第二型 T 細胞的免疫反應與抑制肥大細胞活化。再以嚴重特殊傳染性肺炎（COVID-19）為例[11]，過去研究發現在新冠重症的病人身上可以發現，產生 SCFAs 的微菌有大量減少的現象。另外，有重症跟沒重症的人、有長新冠／無長新冠症狀（long-COVID）的人，也可看到腸道菌相的差異來自有無 SCFAs 產生菌的缺失，足見短鏈脂肪酸所參予的免疫調節影響了病毒感染的預後。

綜上所述，SCFAs 有成為新興藥物的潛力，在腸肺軸中的作用涉及調節過度激活的免疫、降低發炎反應等多個面向。但若要將 SCFAs 運用在治療，還需要更多的人類研究來證實這一點。

二、
不可忽視的「膽汁酸」與慢性病

　　膽汁酸（bile acids）是一種由肝臟合成的脂溶性物質，是羥基化的兩親性（同時具有親水性以及親脂性）類固醇酸，可以幫助消化和吸收脂質。它們也可以維持膽汁中膽固醇的溶解狀態，防止膽固醇結石的形成，還可以幫助脂溶性維生素和異生質（xenobiotics）的吸收。膽汁酸合成受到畫夜節律、禁食和再進食，以及營養狀況的影響，對維持代謝穩態扮演非常重要的角色。

　　「初級膽汁酸」（Primary bile acids，也稱共軛膽汁酸）是由肝細胞以膽固醇為原料直接合成的，包括膽酸（cholic acid）、鵝脫氧膽酸（chenodeoxycholic acid）、甘氨膽酸（glycocholic acid）、牛磺膽酸（Taurocholic acid）、甘氨鵝脫氧膽酸（Glycine deoxycholic acid）、牛磺鵝脫氧膽酸（taurochenodeoxycholic acid）等。當初級膽酸隨著膽汁排入腸腔後，會遇到腸內菌，發生水解和脫羥基作用，經過肝腸循環後的產物就是「次級膽汁酸」（Secondary bile acids），包括脫氧膽酸（deoxycholic acid, DCA）、石膽酸（lithocholic acid）、甘氨脫氧膽酸（Glycine deoxycholic acid）、牛磺脫氧膽酸（Taurodeoxycholic acid）、甘氨石膽酸（Glycine cholic acid）、牛磺石膽酸（Taurolic acid）等。初級和次級膽汁酸的主要結構差異是在第7位的羥基，

初級膽汁酸有 7α - 羥基，而次級膽汁酸沒有或是轉變成 7β - 羥基。

　　膽汁酸在膽囊中儲存，並在進食後分泌到小腸中，大多數的膽汁酸在末端迴腸中被重新吸收，並被運回到肝臟。然而，其中一些膽汁酸會來到結腸，並在被腸道微菌修飾後，改變其物理化學性質。在結腸中產生的次級膽汁酸，發揮作用後再隨糞便排出 [12]（如圖三）。膽汁酸不但對於膳食脂肪和脂溶性維生素的吸收、運輸和代謝至關重要，也影響了腸道微菌群的組成和功能。近年研究發現，膽汁酸和腸道微生物相在肝臟代謝調節中的相互作用（肝—腸軸，gut-liver axis）。若晝夜顛倒及腸道菌相的改變會導致肝臟疾病、發炎性腸道疾病、非酒精性脂肪肝、糖尿病和肥胖症等，因此膽汁酸及其衍生物也是肝臟代謝性疾病的潛在治療解方。[13]

　　肝腸迴圈（EHC）的示意圖概述。初級膽汁酸（BA）在肝臟中合成，並與膽汁一起分泌到十二指腸。95％的 BA 在末端迴腸中被重新吸收，並運輸回肝臟進行迴圈。剩下的5％進入結腸，被結腸的微生物群轉化為次級膽汁酸。[13]

　　過去二十年，科學家發現膽汁酸作為信號傳遞和代謝整合分子的新功能，膽汁酸本身可以透過跟「膽汁酸核接受器」（bile acid–activated nuclear receptors），例如：維生素 D 受器（vitamin D receptor）、 G 蛋白偶聯膽酸受器（G protein–coupled bile acid receptor, TGR5）、 核法尼醇 X 受體（nuclear farnesoid X, FXR）等受器結合後，激活跟脂質、葡萄糖和能量有關的代謝作用，還有參與發炎反應跟藥物的調節，包括解毒。上述的受體在

腸肝循環(EHC)

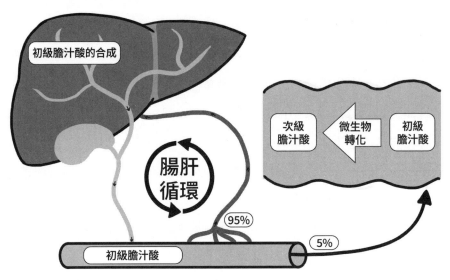

初級膽汁酸的合成

次級膽汁酸　←　微生物轉化　←　初級膽汁酸

腸肝循環

95%

初級膽汁酸

5%

| 圖三 | 腸肝循環

許多先天免疫系統細胞上均有高度的表現，包括巨噬細胞、樹突狀細胞和自然殺傷手T（NKT）細胞，因此腸道微生物可以藉由產生次級膽汁酸結合這些受體，來調節宿主的免疫反應，在動物研究發現可以治療嚴重結腸炎的小鼠。

值得注意的是，膽汁酸和腸道微生物的交互作用調節許多生理過程，不只是宿主脂質、碳水化合物和能量的代謝，這種腸肝膽汁酸迴路在塑造腸道黏膜定植抗性（防止外來細菌定植），以及局部和遠處的免疫反應、組織生理學和致癌作用方面都具有重要作用。因此腸道菌和膽汁酸的交互

作用若被破壞，受到影響的不只有肝臟跟代謝疾病，其他如困難梭狀桿菌或傷寒沙門氏菌感染、第一型糖尿病、哮喘、帕金森氏症疾病、精神分裂症和癲癇都有可能相關。

在前面的章節提到，腸道微生物的豐富度跟多樣性攸關健康，而膽汁酸是微生物群豐富度，多樣性和代謝活性的重要決定因素之一。例如：初級膽汁酸濃度增加（在新生兒發育期間），會導致小腸中表達膽汁酸代謝基因的細菌數量增加。有些擁有膽汁酸代謝酶的細菌有抵抗膽汁酸毒性的優勢，這些能抵抗膽汁酸的通常都是擁有外膜的革蘭氏陰性菌（例如：擬桿菌門）。儘管膽汁酸具有毒性作用，但也協助發展微生物的多樣性。在人類中，牛磺酸 β-MCA 和牛磺膽酸（TCA）是成人的微生物群發展多樣化的核心角色，例如：動物研究發現，膽管結紮術降低了小鼠的微生物 β-多樣性[14]。

目前研究已知會影響膽汁酸形成的因子，包括：

❶ 腸道微菌生態失衡（dysbiosis）。例如：研究發現厚壁菌門的下降會使次級膽汁酸跟著下降，而伴隨著胰島素敏感度的下降。

❷ 抗生素的使用會減少 7α-去羥基厚壁菌，從而干擾次級膽汁酸的形成。

❸ 飲食中攝入的膽固醇增加會提高總膽酸的濃度，但「非水溶性纖維」可以結合和隔離腸腔中的膽固醇和膽酸。故益生元纖維和其他膳食成分也參與調節微生物群組成。

❹ 運動會讓腸道的輸送時間縮短，因排泄速度變快，而降低了次級膽汁酸的濃度和膽汁酸的重吸收。

目前研究發現，次級膽酸可以透過跟 FXR、TGR5 這些和膽固醇，以及血糖受器的結合來改善代謝疾病，例如：當次級膽酸激活 TGR5 接受器時，可促使類升糖素胜肽 -1（GLP-1）分泌，而產生飽足感和血糖調控的效果。又或是當激活 FXR 受器時，可以降低血清中的三酸甘油脂。近年研究[15]發現，過多的膳食脂肪會導致糞便中的膽汁酸含量升高，並促進腸道微生物群進行膽汁酸代謝。這會促進整體膽汁酸池（bile-acid pool）的改變，從而激活或限制膽汁酸受體核法尼醇 X 受體（FXR）的腸道和肝臟交叉信號的傳導。這些證據表明，FXR 是膽汁酸引導的腸道腫瘤發生作用的主要調節因子，整合了結直腸癌的飲食、微生物和遺傳危險因素。特定膽汁酸的選擇性 FXR 促進劑，或拮抗劑的活性取決於數種因素（例如：膽汁酸濃度、膽汁酸池的組成、細胞的遺傳不穩定性），因此在腸道健康或致瘤條件下可能有不同的結果。總之，膳食脂肪→膽汁酸與腸道微生物群改變→結直腸癌風險這樣的關係，舉例說明了飲食如何藉由腸道微生物的代謝，而影響了人體的健康。

三、
與生存攸關的「腸道的糖質新生」[16-19]

　　所謂的「糖質新生」（gluconeogenesis）是指將「非碳水化合物」（如乳酸、丙酮酸、甘油、生糖胺基酸等）轉變為葡萄糖的過程，所以又稱為葡萄糖新生。糖質新生的主要器官是肝，也有一部分發生在腎。糖質新生的生理意義是在空腹或飢餓時，維持血糖濃度的相對穩定，補充或恢復肝糖原有的儲備量，有利於體內乳酸再利用，避免酸中毒，以及維持酸鹼平衡。

　　而腸道糖質新生（Intestinal gluconeogenesis, IGN）是最近發現的一種，可以影響身體諸多跟健康相關（包括能量穩態）的生理機制，須由特定的營養素誘發腸道釋放葡萄糖，再由門靜脈周圍的神經系統感知。很多人只知道肝臟會糖質新生，殊不知小腸是除了肝臟和腎臟以外，第三個可以通過糖質新生作用產生「內源性葡萄糖產物」（endogenous glucose production, EGP）的器官。「內源性葡萄糖產物」之所以跟生存攸關，是因為當外來食物能量匱乏的時候，身體必須啟動此功能，才能確保身體各器官維持運作所需的葡萄糖是足夠的。只是糖質新生在不同的營養狀態下，各器官的貢獻不同。若是標準的澱粉飲食進食後，肝臟貢獻了大部分的 EGP，腎臟

約占 15～20％，腸道大約只占 5～7％。但是在禁食狀態下，腎臟變成主要供應者，提供 50％ 左右，而腸道上升至 20～25％。另外，在攝取高蛋白質食物（protein-enriched diet, PED）的情況下，「腸道的糖質新生」可以上升至 17～20％，變得跟「禁食」其間的狀態一樣。以下介紹腸道糖質新生（以下簡稱 IGN）相關的生理機制：

❶ 作為飽足感的血糖感知來源

　　血糖跟飽足感的產生有很大的關係，食物是葡萄糖的明顯來源，因此攝食本身就是讓血液中充滿葡萄糖的快速手段。血液中的葡萄糖濃度高低與飢餓感和飽足感之間存在著密切的關係，以哺乳類來說，當大鼠全身血糖下降 5％ 時就會想要進食。雖然飢餓中樞（跟飽足中樞）是在大腦，但到底是大腦本身，還是周邊器官先感知到血糖是長期以來的疑問。一位叫 Russek 的科學家在 1963 年首次提出，肝臟門靜脈區域（hepatic-portal area）的「葡萄糖感測器」在感受到葡萄糖的增加時，會去抑制想要攝食的慾望。有鑑於糖尿病藥物治療中最主要的問題是避免低血糖的發生，很多人都想知道，身體到底哪個部位的接受器可以最早感知到低血糖的發生。

　　一般在低血糖的情況下，由腦部觸發的幫助拉高血糖的調節激素（例如：腎上腺素、正腎上腺素和升糖素）會開始分泌，以迅速恢復來自內源性（例如：肝糖儲存）的血糖。但研究證據發現在全身低血糖期間，僅在肝門靜脈中維持正常血糖（通常動物實驗用注射的方式）可抑制上述低血糖時會分泌的相關激素產生，可見門靜脈上的葡萄糖感測器才是指導大腦

「現在是飽足或飢餓」的關鍵受器。

而腸道產生的葡萄糖之所以特殊，是因為它會在門靜脈（portal vein）中被偵測到，並向下丘腦核發出神經信號，調節能量穩態。這種信號跟大腦管控的「饜足感」（satiety）非常有關。在這裡要先補充一下，「Satiety」（饜足感）跟「Satiation」（飽腹感）的不同，高碳水食物進到胃裡後，到進食停止提供的是短暫的「Satiation」（飽腹感），因高碳讓小腸對葡萄糖的吸收增加，約莫在進食兩小時後，注入門靜脈的血糖比動脈還要更低，讓大腦的接受器很快再度感覺到「飢餓」。而「Satiety」（饜足感）是蛋白質食物分解後的胺基酸，作為糖質新生（IGN）的原料，由門靜脈的訊號傳送到大腦，再由大腦下達 IGN 的指令，讓新生的葡萄糖不斷注入肝門靜脈的接受器上，給予大腦持續的飽足訊號。

動脈和門靜脈血漿葡萄糖濃度跟吸收後飽腹感之間的關係：

（1）在正常富含碳水化合物的飲食下，IGN 在吸收後期非常低。因腸道的糖酵解活性非常旺盛，所以門靜脈血糖下降轉化為飢餓的模式。

（2）在高蛋白飲食的環境下，IGN 發生並防止吸收後期門靜脈葡萄糖濃度的下降。減弱飢餓感，饜足感隨之而來。

除了進食「高蛋白質飲食」，進食「水溶性高纖維飲食」，也是另一個產生 IGN 的方式。當膳食纖維由腸道菌分解（發酵）後的代謝產物，例如：短鏈脂肪酸（丙酸鹽、丁酸鹽）跟琥珀酸（Succinate）會以不同路徑誘發腸道的 IGN，產生的葡萄糖從腸道到門靜脈的「接受器」（portal

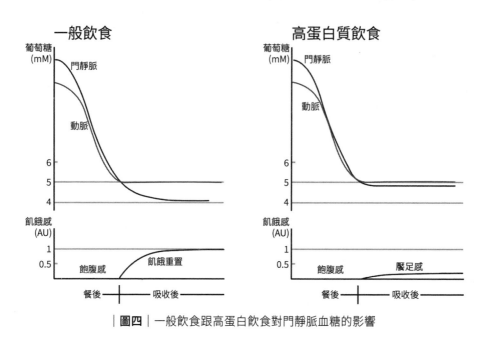

蛋白質引起的糖質新生可維持門靜脈血糖濃度、延長飽足感

| 圖四 | 一般飲食跟高蛋白飲食對門靜脈血糖的影響

glucose sensing, SGLT3）感應到，就會經腸—腦軸的迷走神經系統，傳遞到下視丘的飽足中樞，促進 GLP-1 等和飽足感有關的激素，產生了長時間的飽足感（Satiety）。

❷ 改善代謝相關症狀

　　由於 IGN 可以抑制肝臟的糖質新生和降低三酸甘油脂，改善胰島素抗性和增加胰島素敏感度。近年研究發現此機轉可改善脂肪肝 [20]，藉由維持了靜脈跟動脈一樣濃度的血糖，改善了肝臟胰島素抗性跟瘦體素抗性。另外，還有活化了 UCP-1 基因，促進白色脂肪細胞褐化（Browning），這

一連串的效應都促使「脂肪儲存減少」跟體重的下降。（事實上，減重手術（By pass surgery）能在前期看到體重的快速下降，也是跟 IGN 有關。在 2020 年《Gut》期刊討論到 [21]，IGN 在降低非酒精性脂肪肝的動物實驗，發現能夠表現 IGN 相關基因的小鼠，較不會因高熱量飲食而誘發非酒精性脂肪肝，包括減少脂肪生成和脂質輸入肝臟，降低發炎跟避免纖維化，並與自主神經系統的調節有關。

❸ 跟動物的攝食行為有關 [22]

　　IGN 功能不只在人類中，但也存在於各種哺乳動物中，包括食肉動物如貓，食草動物如牛和兔子，以及各種齧齒類動物。它也存在於其他動物類別中，如鳥類和魚類，這個功能通過飲食當中的蛋白質含量，來維持體內的正向調節。生物體仰賴 IGN 的功能得到身體的營養訊號是否充足，因為許多胺基酸都是糖的前驅物，所以當胺基酸或短鏈脂肪酸提供血糖穩定的訊號給大腦，生物體就不會過度攝食。

　　值得注意的是，除了控制食物的攝入和葡萄糖穩態的主要結構——下丘腦以外，吸收後期的門靜脈葡萄糖還會輸送到大腦許多的區域，例如：伏隔核（nucleus accumbens）、中央杏仁核（central amygdala）、眶額復合體（orbitofrontal complex）和嗅球（olfactory bulb），這些區域都跟攝食動機和食物的獎賞機制（rewarding）有關。也就是說，這可能是可以治療食物成癮現象的一個重要線索。生物體可能會尋求蛋白質食物（肉食動物）或高纖維食物（草食動物）來啟動 IGN 以達成血糖穩定的需求，還有維持瘦肉組織的定比例。因此野生動物在自主取食下都不會有脂肪過度囤積的問

題，只有被飼養的會有肥胖跟慢性病的問題，這跟 IGN 在攝食的動機和喜好上發揮作用有很大的關係。

❹ 其他可能的好處 [23]

由於 IGN 可以增強胰島素敏感性，因此也可能對蛋白質合成、生長、生育產生有益的影響，因為胰島素正是這些功能的關鍵正調節因子。另外，IGN 其實對瘦體素的信號傳導也有正面積極的作用，不只是調節脂肪避免過度囤積，也可能對生育功能產生積極影響，動物實驗看到缺乏 IGN 基因的小鼠其生育能力可能會受損。總結 IGN 的益處，不單只是血糖的調控，所有跟胰島素和瘦體素的平衡有關的益處，包括避免代謝症候群跟神經功能障礙，也可能跟延長壽命和健康老化中扮演關鍵的角色。

下表整理了肝臟跟腸道糖質新生的比較：

糖質新生的器官	原料	對健康影響	產生飽足感機轉
肝臟	乳酸、甘油、胺基酸（丙胺酸）	增加胰島素抗性 增加肝臟葡萄糖生成	通過葡萄糖升高和隨後肝臟的肝醣合成上升

糖質新生的器官	原料	對健康影響	產生飽足感機轉
腸道	(1) 麩胺酸（glutamate）或麩醯胺酸（Glutamine）（通過蛋白質食物） (2) 丙酸鹽、丁酸鹽、琥珀酸鹽（通過微生物群）	降低胰島素抗性 增加胰島素敏感性 緩解非酒精性脂肪肝 增加脂肪的產熱效應 抑制肝臟葡萄醣生成	受質結合門靜脈壁中的 μ- 鴉片受體（mu-opioid receptor）→大腦→回傳腸道進行 IGN →產生的葡萄糖結合門靜脈上的 SGLT3 受器 → 大腦通過脊髓神經信號產生延長的飽足感。

（資料來源： Am J Physiol Regul Integr Comp Physiol292: R1400–R1407, 2007 Curr Opin Clin Nutr Metab Care 2018, 21:273–276）

　　從表中可以看出 IGN 的兩大優勢：第一就是在禁食空腹期間，它可讓身體利用麩胺酸和麩醯胺酸來維持血漿葡萄糖的濃度，這是肝臟無法做到的事。另外，IGN 可以在吸收後期（post-absorptive state）也可藉由傳遞往大腦的訊號維持葡萄糖穩態，這也是肝臟做不到的事。IGN 作為身體的營養感知和全身代謝穩態調節的媒介，也因此蛋白質比碳水更容易有更長的飽足感。這個表格也告訴我們一件事，就是中間任何一個環節失去（分解蛋

白質變成胜肽跟胺基酸、腸道菌缺失就無法產生代謝產物、門靜脈迷走神經被阻斷），都無法看到蛋白質或水溶性纖維飲食帶來的糖質新生的好處。

　　須提醒一下，高脂肪飲食無法引發 IGN 的基因表現，甚至會抑制 IGN。雖然脂肪也是一個很重要的能量來源，但它無法經代謝提供碳骨架來產生葡萄糖，所以一個能夠啟動腸道糖質新生的飲食，除了高蛋白高纖維，還必須是「低脂環境」。過去某些特殊飲食（例如：高脂肪極低碳生酮飲食）為了壓低血糖避免胰島素的分泌，不只蔬菜的碳水也嚴格限制、連會糖質新生的蛋白質都有所限制，其實是製造了一個無法產生 IGN 的環境。少了很多跟生存相關的好處，短期看似能降低血糖，但長期反而易造成血糖震盪（高脂肪會惡化胰島素抗性，還有增加發炎），跟未來的代謝紊亂，脂肪對腸道菌的影響會在之後的章節詳細說明。

　　哪些微菌可能參與 IGN 呢？舉其中一個，例如：*Parabacteroides distasonis*[24]，它藉由分解蛋白質產生膽汁酸走 FXR 路徑，跟分解纖維產生琥珀酸走 IGN 路徑來增加胰島素敏感性，而達到緩解脂肪肝跟預防肥胖的效果。其他更多的相關研究還在進行中，對於要吃多少量的蛋白質或纖維才能啟動這樣的反應未有研究出現。但我們可以從機轉得知，若某一餐的蛋白質及纖維食物進食後的四小時左右都沒有飢餓感，那有很大的可能就是出現 IGN 引發的飽足感（satiety）。這也就是為何在減重的臨床實務上會建議，大家「不要挨餓」才能讓血糖穩定跟促進脂肪代謝。

四、
碳水化合物與腸道的親密關係

　　根據 1997 年聯合國糧食及農業組織╱世界衛生組織所定義的，膳食中的碳水化合物依分子的聚合程度（degree of polymerization, DP）分為三大類：糖（DP 1-2）、低聚醣（短鏈碳水化合物，DP 3-9）和多醣（DP 10）。我們會聽到有很多複雜的稱呼，例如：單糖和雙糖、多元醇、低聚醣、澱粉、修飾澱粉、非澱粉多醣等。雖然碳水化合物的作用跟主要化學成分有關，但物理性質都會發生改變，例如：水溶性、水合作用、凝膠形態、結晶形成、與其他分子（例如：蛋白質、脂質和二價陽離子）的結合，以及存在細胞壁和其他特殊植物組織中聚集成的複雜結構。

　　本章的重點放在不同碳水化合物的營養作用和生理特性對健康的影響。

　　在攝入澱粉食物後，經過唾液澱粉酶、胰澱粉酶後的澱粉類由多醣變成雙糖，在小腸變成單糖形式（葡萄糖、果糖和半乳糖）後，均在空腸近端被吸收進入絨毛內的微血管，再經由門脈系統進入肝臟，然後循環至全身細胞利用。其在小腸上皮細胞吸收的方式有：（1）葡萄糖與半乳糖以共同運輸的方式進入上皮細胞內，（2）果糖以促進性擴散的方式

進入上皮細胞內。除了上述可消化的單糖，剩下不可消化、可以直達大腸的碳水化合物（膳食纖維，或是某些特殊糖），會被大腸內的細菌發酵後，產生一些有益的代謝產物。若碳水化合物不足，腸道菌會轉向其他的替代能源，導致產生對人體有害的代謝產物，所以適當的難消化碳水化合物對人類健康來說非常重要。

膳食纖維是人體無法消化的多醣，又被稱為 MACs（microbiota-accessible carbohydrates, MACs），就是指「腸道菌可利用碳水化合物」，它們的性質就是「不會被人體消化酶所分解吸收的植物剩餘物」，是對人體能產生益處的不可消化的碳水化合物，也是腸道菌群的主要能量來源。飲食中 MACs 的豐富度及多樣性可調節腸道菌群組成及功能，從而影響宿主免疫及健康。在研究中發現，缺乏 MACs 的飲食（例如：西式飲食）會破壞腸道的平衡，惡化了發炎性相關疾病的發展，包括過敏性疾病、感染、自體免疫疾病等等。某些可消化的多醣類仍然被歸類為膳食纖維，是因為當它們混在食物當中時，消化酶無法輕易到達分解，例如：第一型抗性澱粉。

膳食纖維根據水溶性、黏度、結腸中的微生物發酵程度，以及刺激某些細菌生長的能力等標準，分為三大類 [25-27]：

❶ 可溶性膳食纖維 （Soluble dietary fiber, SDF）

非纖維素多醣（non-cellulosic polysaccharides）、寡糖（oligosaccharides）和親水膠體（如果膠 pectin）、 β - 葡聚糖（ β -glucan）和樹膠。

❷ 非可溶性膳食纖維（Insoluble dietary fiber, IDF）

　　纖維素（cellulose）、半纖維素（hemicellulose）、木質素（lignin）、抗性澱粉（resistant starch）和梅勒氏反應產物（Maillard reactions）。

❹ 益生元膳食纖維 （Prebiotic dietary fiber）：

　　菊苣纖維（inulin）、菊粉型果聚糖（inulin-type fructans）、反式乳寡糖（trans-galactooligosaccharides）和果寡糖（fructooligosaccharides, FOS）、L-阿拉伯糖也屬於此類。這類短鏈的碳水化合物有利於雙歧桿菌的增加，但也可能因產生太多氣體而造成腹脹問題。另外，有些是同時具有水溶性、黏性、發酵性的其中幾中重疊分類，示意圖如下：

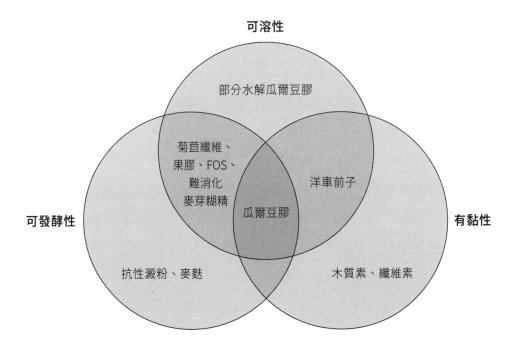

研究發現，長期缺乏 MACs 的飲食會讓腸道的微生物多樣性越來越差，而且有代代相傳的趨勢。這些好菌數量降低的貧瘠菌相到了第三代後，即使再補充纖維也無法恢復原貌。

非水溶性纖維（如燕麥纖維有 2/3 的非水溶性）的主要功用可增加糞便體積、幫助排便，減少有害致癌物質在腸道的時間；而水溶性纖維（如菊苣纖維）可吸附毒素、減緩醣類跟脂肪吸收，且為腸道益生菌的營養來源，可被細菌分解利用。2016 年發表於期刊《Cell》上的研究更顯示，膳食纖維攝取不足，腸道內的細菌就容易分解腸壁黏膜細胞層，導致病原菌及毒素進到血液。故同時攝取足量兩種纖維有助於減少大腸癌及疾病的發生，維持腸道益菌的生態平衡。

這些可越過胃跟小腸直達大腸的 MAC，可以經腸道細菌的作用下，產生一個對人體健康很重要的產物——短鏈脂肪酸（Short-chain fatty acids，以下簡稱 SCFAs），包括丁酸（butyrate）（15%）、乙酸（acetate）（60%）和丙酸（25%）。舉例來說，乙酸和丙酸跟肝臟中代謝脂質，葡萄糖和膽固醇有關，前者是膽固醇合成和脂肪形成的前驅物，後者是糖質新生的基質。而丁酸在維持組織屏障功能，以及調節基因表達和免疫調節中扮演至關重要的角色。SCFAs 能穩定腸道、刺激上皮細胞的增殖和分化、鹽和水的吸收、維持黏膜完整性並減少炎症。此外，SCFAs 還能藉由表觀遺傳調控（epigenetic regulation）來抵抗癌症，並且能刺激許多跟飽足感有關的激素分泌（例如：glucagon-like peptide、 peptide YY、

瘦體素），還有對抗肥胖。

每個 MAC 都具有其獨特的特性，未來可以作為精確的腸道微生物群調節劑，來促進宿主的腸道穩態。這在後面精準營養食代來臨的章節會再詳細介紹。但即使是抗性澱粉這類在傳統被認為有利健康的碳水化合物，依照每個人的腸道菌相和基因不同，也可能會有截然不同的結果。

譬如說，每個人腸道內擬桿菌門（Bacteroidetes）當中占比最多的兩個菌屬：善於利用碳水的「普雷沃氏菌屬」（Prevotella）和善於利用蛋白質「擬桿菌屬」（Bacteroides）的比例（P/B ratio），會影響到特定碳水飲食的減重效果。

在哥本哈根大學的研究者 Mads Fiil Hjorth 一連針對腸道的 P/B ratio，在不同期刊發表了三篇研究[27-29]。起因在依照丹麥國家建議的飲食標準，多攝取水果、蔬菜、高纖和全穀類（富含抗性澱粉）食品，也只有「約一半」的人能達到減重效果，其餘一半人口並無法從中獲得減重成效。所以他在起始點把肥胖受試分成「高 P/B 比」跟「低 P/B 比」的兩族群。分別介入新北歐飲食（NND）跟傳統丹麥飲食（ADD），前者比後者更高纖、高蛋白質跟低脂，以全穀類等高纖維澱粉為主食。

第一篇結果發表在《國際肥胖雜誌》（*International Journal of Obesity*）[28]，研究結果顯示只有「高 P/B 比」的人，使用 NND 飲食的效果會明顯好於 ADD（-4.5kg vs -1.09kg，有顯著意義差距）。若是起始菌相「低 P/B 比」

的人，吃 NDD 或 ADD 的差異不大（-3.27kg vs -2.11kg）。而且看起來，傳統丹麥飲食用在「低 P/B 比」的人身上，比用在「高 P/B」的人效果更好。意即未必每個人都是吃高纖澱粉的減重效果較好。後來他在 2019 年做第二篇復胖的研究[29]，發現這些「高 P/B 比」的人，在吃低纖維高脂肪的「西式飲食」，復胖的體重遠遠超過「低 P/B 比」的人。我推測是西式飲食低纖維高脂肪，讓大腸的普雷沃氏菌（Prevotella）沒食物可利用，有點類似根莖類食物造就非洲原住民的菌相，也是以普雷沃氏菌（Prevotella）為主，若移民到西方吃低纖維飲食會快速變胖的原因。

第三篇 2020 年加入一個人類基因「AMY1 CN」跟飲食[30]，還有腸道菌的互動研究，這個基因和唾液澱粉酶的表現有關。越高的人對於澱粉的消化吸收能力更好。研究發現，在「高澱粉酶基因」的受試者中，吃 NDD 或 ADD 飲食在高或低 P/B 比的減重效果都沒有差異。而「低澱粉酶基因」的人身上，吃這兩種飲食會依據 P/B 比的高低，而有不同的結果。有這樣的差異原因，猜測是「高澱粉酶」的人對澱粉的分解能力極佳，從口腔到小腸就變成小分子吸收，能夠到達大腸給腸道菌作用的不多；而低澱粉酶的人因為澱粉的消化不好，更容易讓高纖維碳水來到大腸，讓普雷沃氏菌（Prevotella）作用，產生較多短鏈脂肪酸，而有較好的減重效果。

另外也能猜測，之所以吃完「高脂肪極低碳飲食」的人，一吃澱粉就復胖快速，可能跟身體的碳水來源不足。所以 AMY 基因上調，或是小腸當中協助利用碳水的菌代償性增加，讓碳水食物都能有效被分解利用，

因此一吃高碳飲食就加倍吸收有關。

　　由這三個飲食研究可知，光是人類的澱粉酶基因高低 × 高 or 低纖維飲食 × 高 or 低 P/B ratio，就有 8 種組合，但只有一種人（低澱粉酶＆高 P/B ratio）可以從高纖維澱粉的飲食中得到減重的好處。因此關於碳水化合物的攝取，除了以高纖維跟腸道菌可利用為大方向，但還是要依每個人的狀況不同，而找出適合的食用方式，包括有些容易脹氣的人或是易腹瀉的人，在含纖維的碳水攝取上可能就要有所限制。相關的碳水攝取注意事項，會在各疾病章節再詳細介紹。

五、

從蛋白質時代到胺基酸時代 [30]

　　蛋白質是由胺基酸組成的重要營養素，人體需要它們來支持細胞、組織和器官的生長和修復。胺基酸分解代謝所產生的能量總和，通常僅占人體能量產出的 10％到 15％，這些代謝路徑並不如糖解反應和脂肪酸氧化反應活躍，但卻在人體跟腸道菌的組成占有重要地位。為達到生物體內生合成的需求和特定胺基酸供給的平衡，這些代謝路徑的流通量也有很大的不同。

　　蛋白質經水解後，可產生 20 種能被人體消化利用的胺基酸，包括九種人體無法自行合成的必需胺基酸（essential amino acid）。這些胺基酸分解後的碳骨架可進入檸檬酸循環（TCA cycle），用於糖質新生作用或酮生成反應，或是完全氧化產生 CO_2 和 H_2O。而胺基酸分解後的銨離子會代謝形成尿素排出體外，其分類依不同特性如下圖所示：

· 以人體能否自行合成為分類：

必需胺基酸 （essential amino acid） 身體無法自行合成，需要藉由食物攝取獲得。	亮胺酸（Leucine，又稱白胺酸）、異亮胺酸（Isoleucine，又稱異白胺酸）、纈胺酸（Valine），這三種合稱支鏈胺基酸（BCAA）、甲硫胺酸（Methionine）、苯丙胺酸（Phenylalanine）、色胺酸（Tryptophan）、蘇胺酸（Threonine）、賴胺酸（Lysine），組胺酸（Histidine）。
非必需胺基酸 （Non-essential amino acids） 人體可自行合成，主要機制是轉胺作用（transamination），α-keto acids（α- 酮酸）是常見的反應前驅物。	甘胺酸（Glycine）、丙胺酸（Alanine）、酪胺酸（Tyrosine）、天門冬胺酸（Aspartate）、天門冬醯胺酸（Asparagine）、麩胺酸（Glutamate）、麩醯胺酸（Glutamine）、精胺酸（Arginine）、絲胺酸（Serine）、半胱胺酸（Cysteine）、脯胺酸（Proline）。

· 以代謝產物為分類：

生糖性胺基酸	行生糖作用（Glucogenesis），即此類胺基酸會被降解為檸檬酸循環內可生成糖的中間受質丙酮酸（pyruvate）、延胡索酸（fumarate）、琥珀醯輔酶 -A（succinyl-CoA）等。 胺基酸簡寫：Asp、Glu、Asn、Gln、His、Pro、Gly、Ala、Ser、Cys、Met、Val、Arg、Thr。

生酮性胺基酸	行生酮作用（Ketogenesis），即此類胺基酸會被降解成：乙醯乙醯輔酶 A （Acetoacetyl-CoA）、乙醯乙酸（acetoacetate）、乙醯輔酶 -A （acetyl-CoA） 胺基酸簡寫：Lys、Leu
生糖性兼生酮性胺基酸	胺基酸簡寫：Phe、Tyr、Trp 、Ile、Thr

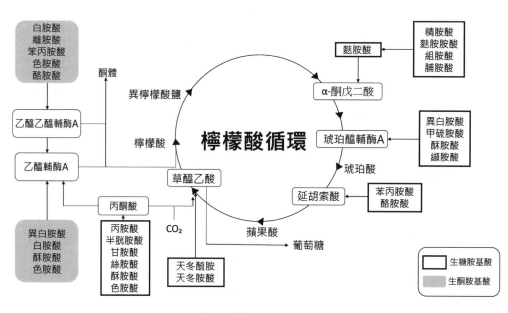

| 圖五 | 檸檬酸循環

　　蛋白質的消化和吸收不僅受到人體內消化酵素的作用，還受到腸道微生物群（Microbiota）的參與跟影響。蛋白質在胃部，首先受到胃酸和胃蛋白酶等酵素分解成胜肽鏈，有些蛋白質可能不被完全消化，進入腸

道後，由胰臟分泌的酵素（如胰蛋白酶）和腸道上皮細胞分泌的酵素（如肽酶）進一步水解，形成胺基酸、胜肽（peptides）和三肽（tripeptides）。這些小分子能夠以主動運輸進入腸道上皮細胞，進入腸道絨毛的微血管中，再從肝門靜脈轉送到肝臟，經過肝臟再進入全身循環系統。胺基酸和胜肽可以被身體各個組織和器官吸收，包括肌肉、骨骼、肝臟、心臟、腎臟等。

腸道微生物對蛋白質的影響

腸道微生物參與蛋白質的代謝，因此腸道菌的組成會受到膳食蛋白質成分的來源和濃度影響，在營養利用和宿主反應間的關係發揮關鍵作用。例如源自動物的蛋白質很容易被大腸中的耗氧性細菌消化，營養性腹瀉的發生率較低，但若飲食中蛋白質的濃度超過需求，腸道菌群的穩態就會被破壞，導致腸道功能紊亂、氮資源浪費和環境汙染等，因此了解蛋白質代謝與腸道菌群之間的相互作用非常重要。

上述講到在胃腸被分解的蛋白質產物一部分進入腸道細胞，而一部分沒被消化的會被腸道微生物進一步利用（大約有 12g 左右的胺基酸和胜肽會到達結腸腔），未消化的胺基酸通常不會被結腸細胞吸收，而是發酵成許多腸內微菌的代謝物或終產物，例如：短鏈脂肪酸（short chain fatty acids）、硫酸氫鹽（hydrogen sulfate）、氨（ammonia）、苯酚（Phenol）和吲哚（Indole）衍生物。這些微菌代謝產物參與各種重要的生理功能，並根據其濃度對宿主產生有益或有害的影響。在大腸中的蛋白水解活性

主要歸因於擬桿菌屬（Bacteroides）、丙酸桿菌屬（Propionibacterium）、鏈球菌屬（Streptococcus）、梭桿菌屬（Fusobacterium）、梭菌屬（Clostridium）和乳桿菌屬（Lactobacillus）。是的，你沒看錯，大腸不如我們想像的只是個吸水的器官，它其實是處理許多纖維跟蛋白質的地方，只是處理的主角是這群微生物們。微菌和宿主之間的胺基酸是可以雙向交換的，在人體的氮循環中扮演重要角色。蛋白質在小腸中的消化率通常在 89％到 95％之間，小腸中與蛋白質代謝相關的主要細菌包括克雷伯氏菌屬（Klebsiella spp.）、大腸桿菌（Escherichia coli,）、鏈球菌屬（Streptococcus spp.）等。其中有些細菌可以分泌各種蛋白酶和肽酶來將蛋白質分解為胺基酸，甚至研究發現腸道菌幫忙製造出某些必需胺基酸，例如：離胺酸（lysine）。

這些人體的胺基酸濃度在現有的研究發現跟某些疾病相關。例如：支鏈胺基酸（BCAA，亮胺酸、異亮胺酸和纈胺酸）的濃度升高是胰島素阻抗和第二型糖尿病的風險標誌物。在有胰島素阻抗但血糖正常的患者中，會發現普雷沃氏菌（Prevotella copri）和外隱擬桿菌（Bacteroides vulgatus）的豐富度增加，造成支鏈胺基酸的合成增加。另外，也發現交叉丁酸桿菌（Butyrivibrio crossotus）和西拉氏真桿菌（Eubacterium siraeum）的下降，這兩種微生物跟支鏈胺基酸的攝取和分解代謝有關。這種在不健康飲食的動物實驗中發現的現象，暗示飲食造成的腸道微生物組成改變，可能加劇血漿支鏈胺基酸濃度和胰島素阻抗。

微生物針對蛋白質的代謝產物及其對宿主的健康功能 [31-33]

在結腸裡的微生物可以將胺基酸轉換成短鏈脂肪酸（Short Chain Fatty Acids , SCFA）、氨（Ammonia）、硫化氫（Hydrogen Sulfide, H_2S）、多胺（Polyamine）還有苯酚及吲哚（Phenol and Indole）。在之前的章節有提過，短鏈脂肪酸是腸道微菌分解碳水化合物（澱粉、膳食纖維）後的主要代謝產物。但其實未消化的蛋白質也可變成短鏈脂肪酸的受質，許多胺基酸都可以在大腸中製造出乙酸、丙酸跟丁酸，產生的數量取決於營養物質的可用性、腸道微生物群組成和腸道運輸的時間。這些被微生物分解的產物有些會到肝門靜脈，產生對肝臟以及其他組織的影響（這在之前講到腸道的糖質新生的章節也有提到）。

· 短鏈脂肪酸跟胺基酸的關係：

短鏈脂肪酸種類	可作為原料的胺基酸
乙酸（Acetate）	甘胺酸 、丙胺酸、蘇胺酸、谷胺酸、賴胺酸和天冬胺酸
丁酸（Butyrate）	谷胺酸、賴胺酸、蘇胺酸
丙酸（propionate）	丙胺酸、蘇胺酸

關於 SCFA 的功能在其他章節已有詳細介紹，包括促進血清素的釋放，調節腸—腦—內分泌軸、增加腸道蠕動和離子運輸、影響腸道免疫（包括參與腫瘤細胞的凋亡）、維持腸道完整性、調節葡萄糖穩態和食

慾。而硫化氫（H₂S）是由甲硫胺酸（Methionine）和半胱胺酸（Cysteine）等「含硫胺基酸」發酵產生的一種微生物的代謝產物，也是我們所謂「屁」的臭味主要來源。當富含蛋胺酸和半胱胺酸的蛋白質食物攝取過多時，就會讓腸道菌產生的氣體中充滿硫化氫的味道。而甲硫胺酸除了硫化氫，還可轉化為 α - 酮丁酸酯、氨和甲硫醇，這些代謝物來自特定的細菌分類，包括大腸桿菌（Escherichia）、腸道沙門氏菌（Salmonella enterica）、梭狀芽胞桿菌屬（Clostridium spp.），以及產氣腸桿菌（Enterobacter aerogenes）。這些常見於大腸的腸桿菌／腸球菌／消化鏈球菌／梭桿菌和真桿菌都是能夠發酵含硫胺基酸，但也被發現其數量的增加跟許多腸道疾病有關。

多胺（Polyamine）是由結腸細胞從胺基酸製造出來的聚陽離子分子（polycationic molecules），來源包括精胺酸、鳥胺酸和甲硫胺酸。在結腸癌患者的結腸上皮細胞被發現具有很高的多胺合成能力，這可能是由於腫瘤細胞的連續有絲分裂需要大量的多胺。而多胺參與細菌的細胞生長、增殖、分泌及運輸。可以產生多胺的結腸細菌包括擬桿菌（Bacteroides）、乳酸桿菌（Lactobacillus）、韋洛氏菌（Veillonella）、雙歧桿菌（Bifidobacterium）和梭狀芽胞桿菌（Clostridium），在之後章節提到某些腸道疾病會再仔細介紹。

最後是酚類和吲哚類化合物，由特定微生物代謝芳香族胺基酸（苯丙胺酸、酪胺酸和色胺酸）生成。某些研究表明這些代謝產物如苯酚和

吲哚，可能和結腸癌的產生有關。已知可發酵芳香族胺基酸的厭氧菌，包括擬桿菌、乳酸桿菌、雙歧桿菌、梭狀芽孢桿菌和消化鏈球菌。與結腸中的其他胺基酸相比，芳香族胺基酸被細菌代謝的速度緩慢，所以可以產生甲酚、吲哚、苯酚和糞臭素（也是屁會臭的原因之一）。有研究發現，遠端結腸中過多的苯酚會降低腸道屏障功能的完整性。

由以上幾個代謝產物的介紹不難發現，除了短鏈脂肪酸以外，胺基酸被腸道菌發酵後的代謝產物，都偏向對人體健康有負向的影響。但蛋白質對肌肉的組成跟生長發育至關重要，因此一個適當的蛋白質營養攝取策略就是接下來要討論的重點。蛋白質的濃度若太高，會讓腸道的含氮廢物增加，讓某些致病性菌種數量上升。但若濃度太低，也很可能會導致短鏈脂肪酸產生好菌的數量下降，因此如何降低傷害就要來看「質」的部分。

蛋白質來源主要來自植物或動物，每種類型都具有獨特的消化率，並且根據所涉及的微生物組具有不同的降解模式。前述在結腸中的參與蛋白質代謝的細菌很多都是潛在致病菌，例如：擬桿菌、大腸桿菌和梭狀芽孢桿菌。要抑制這些潛在致病菌的上升，就必須透過減少腸道毒素和不良代謝產物的釋放，來恢復微生態系統的平衡。

解方就是：用大量的植物性蛋白質取代動物性蛋白質。植物性蛋白的價格通常比動物蛋白低，並且具有一些與食品安全相關的優勢。雖然

植物性蛋白質通常具有較低的蛋白質消化率，原因來自某些植物中的抗營養因子（Anti-Nutritional Factor, ANF），例如：大豆中的甘胺酸（glycine）會導致它們的消化率較低。但由於生物研究開發出消除植物蛋白抗營養因子的技術，所以有些大豆蛋白粉的吸收比率比單純攝取黃豆還要高許多，而且不輸動物性蛋白質。

　　黃豆和花生的蛋白質都已被證明，能積極調節腸道益菌的組成增加。動物實驗發現，富含 20％來自花生蛋白質的飲食改變了大鼠腸道菌相的多樣性，使雙歧桿菌群增加，腸桿菌和產氣莢膜梭菌減少。雙歧桿菌的增加有助於產生更多的有益微生物代謝產物，包括乙酸和乳酸，從而導致腸道的 pH 值降低，抑制有毒代謝產物（例如：胺和含苯化合物）。而黃豆的大豆蛋白已廣泛用於人類和動物，它可以改變腸道微生物群的組成，研究顯示植物性蛋白質與雙歧桿菌（Bifidobacterium）、羅斯氏菌屬（Roseburia）、布羅氏瘤胃球菌（Ruminococcus bromii）、乳酸桿菌（Lactobacillus）的含量較高有關，以上都是常見的參予產生短鏈脂肪酸的好菌。相反的，動物蛋白質跟擬桿菌屬、阿利斯皮氏菌屬、嗜膽菌屬及產氣莢膜梭狀芽孢桿菌有關。與攝取肉類、乳製品和酪蛋白相比，大豆蛋白的攝取可看到更多雙歧桿菌和乳酸菌的增加，這與減少飲食引起的肥胖和改善胰島素敏感性有關，也可以看到血清中內毒素脂多醣（LPS）的下降。此外，由雙歧桿菌發酵的乳清蛋白和酪蛋白也減少了脆弱擬桿菌和產氣莢膜梭狀芽孢桿菌的數量，增加了乙酸鹽的產量，可見增加植物性蛋白質，以及發酵後的乳製品在蛋白質攝取的比重，有助於減少腸

道生態系的破壞，跟有毒代謝產物的產生。

　　以上植物性蛋白質跟動物性蛋白質最大的不同，除了所含胺基酸的比例不一樣（例如：動物性蛋白質有比較多的必需胺基酸、支鏈胺基酸跟含硫胺基酸）以外，通常還有更多的纖維還有多酚化合物。雖然會影響蛋白質的吸收，但亦能幫助益菌生長，還有降低高蛋白質降解後帶來的有毒物質，整體來說對腸道菌的益處是大於動物性蛋白質的，這也就是為何，在需要吃高蛋白飲食的族群，會建議植物性蛋白質要多於動物性蛋白質。未來人類健康之於腸道菌的關係，會更細項的從蛋白質當中每個胺基酸的功能和代謝路徑來了解。同一種胺基酸的補充，也可能因為個體腸道菌相的不同，而產生不一致的結果。

六、
亦敵亦友的脂肪

　　這幾年市場上瀰漫著一種標榜「吃好油」的風氣，問題是好的油真的是多吃有好處嗎？還是隱藏意象不到的壞處呢？

　　首先我們先了解膳食中的脂肪在身體消化和吸收的過程，涉及胃、胰腺和小腸等器官。胃產生胃酸和胃蛋白酶，它們協同作用以部分分解脂肪成較小的油滴，之後食糜到達十二指腸，便會刺激「腸抑胃泌素」降低蠕動而調節食糜運送的速度，接者刺激「膽囊收縮素」分泌，膽囊便會釋放膽汁進入小腸內，其膽鹽除了中和食糜的酸性，也有助於將脂肪乳化成三酸甘油脂，使其更容易被胰腺分泌的脂肪酶分解成脂肪酸。這些已被變成小分子的脂肪乳糜混合物，可被小腸絨毛上的微絨毛吸收（主要發生在空腸）。而吸收後的脂肪將重新組合成「乳糜微粒」，這個包含脂肪、膽鹽和蛋白質的小分子會再進入淋巴系統，然後通過淋巴進入血液迴圈，供能源和其他生理功能使用。跟碳水與蛋白質同樣的，雖然脂肪大部分在小腸被吸收，但量大的話，仍有些會來到富含最多腸道微生物的結腸，發生一些互動，另外小腸的微生物雖然數量較少，但研究發現小腸的微生物可能是飲食在身體產生一連串訊號的重要誘導劑。

大多數（95％）膳食脂肪會以三酸甘油脂（triacylglycerols）的形式存在，其含有以甘油作為骨架結合的三種脂肪酸。飲食還含有其他少量存在的脂肪，主要是磷脂質（phospho-lipid）和固醇（sterols），如膽固醇。乳製品還含有短鏈脂肪酸（脂肪酸鏈長度小於 6 個碳），其中肝臟也會用三酸甘油脂跟脂肪還有蛋白質結合形成脂蛋白（Lipoprotein），血液中的脂肪運送就是以乳糜微粒、極低密度脂蛋白（very low density lipoprotein, VLDL）、低密度脂蛋白（low density lipoprotein, LDL）、高密度脂蛋白（high density lipoprotein, HDL）等方式來運送。

近幾年由於膳食脂肪跟腸道菌的研究越來越多[34]，也發現不同的脂肪種類有截然不同的影響。膳食脂肪的「質」以及「量」都強烈影響腸道微生物群的組成和功能，進而影響宿主的新陳代謝。但有趣的是，這些腸道微生物組成的變化有高度的個體特異性，例如微生物多樣性起始點越高的個體，其腸道微生物群對脂肪的反應變化越小。而西方飲食（The Western diet）這種含有高脂肪的不健康飲食，一直被認為是很多疾病的源頭，根據美國 1908 年至 1989 年的數據，來自脂肪的卡路里攝取量從 32％增加到 45％。這樣的「高脂肪飲食」[35]（High fat diet）除了造成代謝方面的疾病（高胰島素血症、胰島素抗性、血脂異常、交感神經系統和腎素 - 血管緊張素系統過度刺激以及氧化壓力）外，過量脂肪攝取的後果還包括腸道微菌叢生態失衡（dysbiosis）、腸道屏障功能障礙（gut barrier dysfunction）、腸道滲透性增加（increased intestinal permeability，俗稱腸漏症）和有毒的細菌代謝產物滲漏（leakage of toxic bacterial metabolites）到循

環系統中，導致全身性慢性發炎的進展。

關於脂肪的量[36-37]

目前對於「高脂肪飲食」的定義為脂肪的熱量超過總熱量攝取的 35～40％以上，受限於研究設計的難度高（例如一旦要比較脂肪的高低勢必會犧牲其他的營養素，造成極低的碳水化合物，在動物實驗中看到的健康疑慮有違醫學倫理），所以鮮少有人類的介入型研究。不過在一項針對超重和肥胖者進行的飲食干預研究中，連續 8 週的高脂肪（61％）飲食組別，看到雙歧桿菌的豐富度下降，而較低脂肪（30％）攝取量的組別，則導致厭氧菌總數的增加（很多製造短鏈脂肪酸的益菌都是絕對厭氧菌）。值得注意的是，這兩個研究組的參與者攝取的熱量相同，在脂肪含量較高的飲食中，蛋白質含量為 35％，碳水化合物含量僅占 4％，而在脂肪含量較低的飲食中，蛋白質含量為 24％，其中碳水化合物占 46％。因此，這樣的研究就無法確認究竟是膳食脂肪的變化，抑或膳食碳水化合物的變化所引起。

另外一項針對有代謝症候群風險的受試者進行的研究中，關於腸道的雙歧桿菌變化也有類似的發現：24 週攝取較低脂肪（28％）和較高碳水化合物（55％）含量的飲食看到雙歧桿菌的豐富度增加，而較高的脂肪攝取量（38％）和較低的碳水化合物攝取量（45％）與微菌總數減少有關。在另一項研究中，食用動物性高脂飲食的個體中，耐膽汁酸細菌（Alistipes、Bilophila 和 Bacteroides）的數量增加，同時厚壁菌門（Firmicutes）減少。以上這些人類研究的脂肪含量對腸道菌的影響之所以困難評估，

在於用的脂肪來源的不同，但依原型食物含有各種脂肪的特性，當動物性肉類增加時，整體的飽和脂肪含量也會提高，有研究發現動物脂肪的攝取量與鏈狀桿菌（Catenibacterium）之間存在相關性，而這種桿菌也被發現大量存在有胰島素抗性的肥胖受試者中，可見高脂肪飲食與胰島素抗性存在的關連可能有相關微菌的調控。此外，脂肪攝取量被發現與能製造短鏈脂肪酸的梭菌（Clostridium IV cluster）呈現負相關，而與伺機性致病菌困難梭菌之間呈現正相關。在一項針對超重孕婦進行的研究中，也發現照飲食指引攝入脂肪的人體內的腸道菌豐富度較高，而脂肪攝入越多微生物的豐富度就越低。

關於脂肪的「質」[38-39]

脂肪酸具有不同的鍊長和不同的飽和度：主要類別是飽和脂肪酸（SFA）、單元不飽和脂肪酸（MUFA）和多元不飽和脂肪酸（PUFA）。根據碳鏈上碳雙鍵相對於甲基的位置，長鏈（LC）PUFA 也分為 n-3（omega-3）和 n-6（omega-6）脂肪酸。其中一些 LC-PUFA 非常有趣，例如 n-3 LC-PUFA、二十碳五烯酸（eicosapentaenoic acid, EPA）和二十二碳六烯酸（docosahexaenoic acid, DHA），這些化合物可能透過多種途徑促進人類健康，包括炎症的調節，接下來會一一介紹這些脂肪的影響。

飽和脂肪（saturated fatty acids）

過去的研究常針對碳水跟脂肪的比例討論心血管死亡率跟慢性疾病的發生率，發現高脂肪飲食跟許多慢性病（例如：心血管疾病）和癌症

（例如：乳癌、卵巢癌、胃癌、大腸癌、肝癌、胰臟癌）有關，而其中關鍵為飽和脂肪酸攝取的量。世界衛生組織（WHO）有明確指出飽和脂肪（SFA）的攝取量，應低於一個人總能量消耗的 10%，以減少心血管疾病的發生。但根據糧農組織食品平衡表（FBS）的分析發現，許多人的 SFA 的攝取量在 2% 至 35% 之間，其中有 40 多個國家攝取量超過 10%。

　　動物研究看到高飽和脂肪和低纖維飲食導致擬桿菌門減少，厚壁菌門和變形菌門（此菌門有很多的致病菌）增加。更具體地說，餵食高脂飲食的小鼠體內脂肪百分比的增加與乳球菌（Lactococcus）和異桿菌屬（Allobaculum species）的增加有關，和眾所皆知的益菌阿克曼氏菌屬（Akkermansia species）的減少有關。人類攝取大量膳食脂肪（主要是飽和脂肪酸）可看到微生物群豐富度和多樣性的下降，還有會產生短鏈脂肪酸的好菌糞桿菌屬（Faecalibacterium species）的減少，以及糞便中發現更多和心血管疾病和代謝疾病有關的甲酚和吲哚這類的代謝產物，而且即使介入的時間不長，飲食中飽和脂肪含量的短期變化，也可能造成健康個體微生物群反應的顯著差異。

　　另外，近年因為生酮飲食的出現而備受矚目的中鏈三酸甘油酯[38]（MCT）是由甘油和三種鍊長為 6 ～ 12 個碳原子的脂肪酸形成的酯中鏈脂肪酸（Medium-chain fatty acids, MCFAs），也是屬於飽和脂肪酸的一種，是透過椰子油或棕櫚仁油等富含中鏈脂肪酸的油高度精煉的油，因其碳鏈長度介於 6 至 12 之間，較一般飽和脂肪酸短，故稱為中鏈脂肪酸。相較於長鏈脂肪酸（Long-chain fatty acids, LCFAs），中鏈脂肪酸在人體內的

代謝方式有所不同，MCT 與長鏈三酸甘油酯 (LCT) 的不同之處在於其分子尺寸較小、水解更快、較易吸收，並非以乳糜微粒的方式，而是透過門靜脈系統直接進入肝臟進行快速氧化，因此被認為有一些特殊的益處，例如在某些研究發現用 MCT 取代其他食用油可能有助於減重，但有些研究則顯示無顯著差距，甚至在同樣飲食下，若額外增加 MCT 油多出的熱量攝取，體重亦會上升，因研究呈現不一致的結果，故以目前《JAMA》[39]期刊在 2023 年的肥胖治療綜論中，並未認可將 MCT 油做為減重治療的手段，故是否可以運用在減重仍需更多的研究來證實。另外攝取 MCT 油在研究中看到，雖然較不會擔心脂肪儲存，但跟一般飽和脂肪攝取一樣會看到三酸甘油脂跟膽固醇的上升，有可能干擾臨床上的判斷。另外一個值得注意的是 MCT 在肌少症的應用，2023 年有一項隨機、安慰劑對照研究發現在健康、久坐、體重較低的中年和老年人每天攝取 6 克的 MCT 油加上有氧運動連續 12 週，可看到肌力的上升。

至於對腸道菌的影響，2016 年在《Nutrients》的研究提出 MCT 對腸道菌可能有正向的幫助，包括不像一般長鏈飽和脂肪酸會造成致病菌的上升，也可以改善腸道通透性，但目前缺乏足夠的研究證實，甚至也有 2023 年的動物研究顯示 MCT 油的影響會隨著基礎腸道菌相的不同而有不同的結果。另一個問題是中鏈脂肪酸的攝取方式，有鑑於市售中鏈脂肪酸補充劑分成粉狀跟油狀，粉狀為了可溶性跟適口性，往往會添加大量的食品添加物（例如：麥芽糊精），有可能抵銷了原本對腸道菌的好處，故粉狀的攝取方式並不建議。液狀攝取較為建議，但仍要確認精煉的加工過程或是原料是否有其他疑慮，使用前提仍然是以「取代」原有的飽

和脂肪酸攝取，方能看到潛在好處，另須注意過量攝取可能導致消化不適或腹瀉等症狀。簡言之，中鏈脂肪酸的補充劑是否能作為對腸道有益的介入手段，仍需要更多相關研究來證實，包括適用的族群、劑型跟劑量、搭配的背景飲食跟運動等等。

多元不飽和脂肪酸（polyunsaturated fatty acids, PUFAs）

近年的一些薈萃分析強調了飲食中不同巨量營養素對葡萄糖 - 胰島素穩態的影響，特別是植物性飲食中富含的多元不飽和脂肪酸（PUFA）被發現在改善血糖和胰島素抗性方面的益處，而且可以降低發炎反應，這也就是為何富含不飽和脂肪酸的「地中海飲食」被認為可以降低心血管風險。健康人攝取多元不飽和脂肪酸 （PUFA）可導致多種產生丁酸的微菌數量增加，這與 omega-3 已知會有的抗癌和抗炎作用是一致的發現。

在動物研究上看到的腸道菌影響跟上述的飽和脂肪恰巧相反，攝取不飽和脂肪酸，例如富含 PUFA 的飲食，包括魚油或紅花籽油，可看到腸道菌多樣性的增加、厚壁菌門／擬桿菌門的比例下降還有增加放線菌、乳酸菌（如乳酸桿菌、疣桿菌）等好菌的數量。另外一項動物實驗發現，因高脂飲食（60.3％）誘導肥胖的小鼠，在經過 omega-3 長鏈多元不飽和脂肪酸的治療（EPA 和 DHA，每天 3000 毫克／公斤）後，可看到被破壞的菌相被修復。

同樣是長鏈多元不飽和脂肪酸，omega-3 和 omega-6 對腸道菌的影響是截然不同的，例如，與 omega-3 相比，omega-6 的抗發炎雙歧桿菌是減少的，可能引起發炎反應的梭菌屬（Clostridium）是增加的。在老年野生

型（C57BL/6）小鼠模型中，從富含 omega-6 的飲食改為富含 omega-3 的飲食兩個月後，可看到脂多醣（LPS）和促發炎微菌（變形菌門及其成員腸桿菌科、大腸桿菌、γ- 和 δ- 變形菌門）的數量下降，抗發炎微菌的豐富度增加。而在人類研究也發現 omega-3 跟乳酸菌的數量呈現正相關，而飲食中的 omega-6 與雙歧桿菌呈負相關。很重要的發現是，飽和脂肪酸（SFA）、單元不飽和脂肪酸（MUFA）、總量多元不飽和脂肪酸（PUFA）和 omega-6 長鏈多元不飽和脂肪酸（n-6 LC-PUFA）的攝取量都會跟腸道菌相的豐富度成反比，唯有 omega-3 長鏈脂肪酸的攝取量則不然。

故如何在脂肪的攝取中得益處及降低壞處，可以考慮單獨提高 omega-3 的比例，實際作法包括攝取富含 EPA/DHA 的魚油、降低動物性肉類攝取，就可降低脂肪過高可能會產生的腸道菌相破壞。

單元不飽和脂肪酸（monounsaturated fatty acids，MUFA, omega-9）

過去研究人類飲食研究已發現飽和脂肪酸（SFA）會增加炎症，但多元不飽和脂肪酸 （PUFA），尤其是 omega-3 類對健康有良好的影響，與富含 SFA 的西方飲食相比，富含 omega-3 PUFA 的飲食至少部分透過減少發炎發揮有益的代謝作用。但研究對於單元不飽和脂肪酸（MUFA）對發炎的影響研究較少，近年有越來越多的證據找到 MUFA 與抗發炎的關聯。

當較高的 MUFA 攝取比例提高，也會同時減少 SFA 和 PUFA 的比例，這可能是 MUFA 間接造成的影響，改變了我們體內存在的脂質類型。許多地中海飲食的人類研究，發現這種大量食用魚、橄欖油、水果和蔬菜以及全穀物的飲食中，脂肪大概占總熱量的三分之一，其中幾乎

有 60％ 的 MUFA 和 20％ SFA。相較之下，西方飲食的總脂肪含量相似，但 MUFA 的比例則低得多（36％ MUFA 和 33％ SFA，幾乎是 1:1）。因此有人認為，地中海飲食之所以可以看到對血壓、血糖和血脂的改善，降低心血管疾病風險，甚至看到有益的腸道微菌相變化——例如擬桿菌屬（bacteroides）、糞桿菌屬（faecalibacterium genera）、雙歧桿菌以及丁酸鹽產生菌的增加，並看到致病菌大腸桿菌的下降，這樣的變化已知跟代謝改善及預防動脈粥狀硬化和血栓形成有關，而這樣的好處可能是來自於 MUFA 遠高於 SFA 的比例，也就是為何橄欖油這個地中海飲食的主要成分之一，會被認為是改善宿主微生物生態系統的益生元。在 2022 年《Cell reports medicine》期刊一篇針對短期跟長期減重成功的研究，也發現在低碳飲食組當中，脂肪的來源決定了減重的快慢，而且單元不飽和脂肪酸（MUFA）相對於飽和脂肪酸（SFA）的比例越高，與更多的體重減輕有顯著相關（p = 0.034）。

美國心臟科醫學會曾針對人體攝取脂肪酸比例建議，所有的一天脂肪攝取不要超過 30％，且飽和脂肪不要超過 10％。飽和：多元：單元不飽和脂肪酸＝ 0.8：1：1.5，也就是 MUFA 要是 SFA 的 1.8 倍左右，目前世衛認為，含豐富單元不飽和脂肪的油（例如芥花籽油、橄欖油、高油酸紅花籽油、苦茶油）或含豐富多元不飽和脂肪的油（例如葵花籽油、大豆油、紅花籽油）較為有益健康，但也要注意單純的油脂類食物攝取，可能會提高整體熱量的脂肪占比，而變成高脂肪飲食。因此我建議可以用攝取豆腐的方式來平衡比例，豆腐之所以被認為是有益健康的食物，

除了富含植物性蛋白質跟纖維，也跟其中特殊的脂肪比例有關，豆腐多達 85％都是不飽和脂肪酸，飽和脂肪只占 15％，且單元不飽和脂肪酸約占脂肪中的 24％，大約也是 1.6 倍，重點是含有多達 60％的亞油酸跟亞麻仁酸（都屬 PUFA），加上反而可以降低膽固醇的特性，也是建議的油脂攝取來源。

七、
加工食品的生態浩劫

　　從某一個人類演化史中間，食品工業開始蓬勃發展，人類出現了其他物種不曾出現的「非傳染性慢性疾病」，然後醫療科技也開始跟進，製造能夠治療這些慢性病的藥物。致癌物質裡面，許多都是人類自己製造出來的東西。而致癌的病毒，很多都是趁著身體微生物失衡、免疫防線破壞的時候侵入。於是人們開始思考，食品加工業進步所加入的各類「食品添加劑」，是否跟這些越來越多的慢性疾病盛行率相關？

　　食品添加物幾乎無所不在。舉例來說，鴨血的製作需要磷酸鹽、檸檬酸鹽等鹽類、協助混合均勻的消泡劑，例如：矽樹脂、脂肪酸山梨醇酐酯、聚山梨醇酐脂肪酸酯，提供質地特性、增進形狀、口感的「羧甲基纖維素鈉」，這一連串落落長都是目前合法的食品添加物。食品添加劑用於食品加工產業，以改善食品的色、味、香、營養價值和保存期限，在標籤上常標示為「食品成分」。多項毒理學研究，在確定食品添加劑於食品中使用的許可限度之前已進行了研究，確定動物的安全劑量，並將這些結果除以 100 獲得人類的安全攝取依據，稱為每日可接受攝取量（acceptable daily intake, ADI）。根據定期追蹤添加物對人類的影響，而調

整 ADI 的標準。如果存在嚴重的副作用，可以降低添加劑的 ADI 值，或停用該添加劑，因此食物經許可的添加劑屬於中等安全等級。儘管批准的食品添加劑被認為是安全的，但新技術和研究主題的出現，不斷發現其中一些可能存在的健康問題（目前已知跟腸道發炎疾病、腸躁症、過敏、過動症、某些癌症有關）。近年來，食品添加物跟微菌之間的關係越來越受到人們的關注，本章節將會結合最新研究指引，做出常見的食品添加劑的介紹。

❶ 甜味劑（sweeteners）[40]

　　甜味劑依照來源分為從天然食物取得的天然甜味劑，例如：羅漢果苷（Mongroside）、甘草素，另一種完全是人工合成甜味劑，又叫做「非營養性甜味劑」（non-nutritive sweeteners, NSS），例如：糖精（Saccharin）、紐甜（Neotame）、阿斯巴甜（Aspartame）、乙醯磺胺酸鉀（Acesulfame potassium）、三氯蔗糖（sucralose）等。甜菊糖（Stevia）雖然是天然來源，但因提取與精煉的過程並不天然，所以影響接近人工甜味劑。另一種有機化合物，糖醇類（Sugar Alcohols）屬於「營養性甜味劑」，像是赤藻糖醇（Erythritol）、山梨糖醇（Sorbitol）、木糖醇（Xylitol）、麥芽糖醇（Maltitol）等。糖醇是有機化合物，特徵是不易消化，它們在小腸中沒有完全消化的部分會在結腸中繼續發酵。

　　2009 年一篇發表在《gastrointestin and liverphysilogy》的研究，比較天然的蔗糖跟人工甜味劑蔗糖素（又叫三氯蔗糖）對於身體的反應，發現蔗糖除了會讓血糖上升，也會刺激腸道分泌腸泌素，例如：GLP-1 或

是 GIP 讓血糖下降，以及減緩胃的排空（現在很多減肥藥都是這種腸泌素），這叫做腸道對於正常的天然糖會有的自然生理反應。但人造代糖雖然沒有讓血糖上升，但卻不會有 GLP-1 的分泌以及延緩胃排空的效果，所以對糖尿病患者其實並無好處。

後來在 2014 年《Nature》期刊，標題為「Artificial sweeteners induce glucose intolerance by altering the gut microbiota」（人造代糖因腸道菌的改變影響血糖耐受度）的研究，比較多種無熱量人工甜味劑（糖精、三氯蔗糖、阿斯巴甜）跟對照組（葡萄糖、蔗糖）的腸道菌相跟生化數值，發現人工代糖會造成腸道菌的異常（dysbiosis），例如：擬桿菌屬和梭菌門細菌的增加，導致出現葡萄糖耐受不良（glucose intolerance），以致飯後血糖開始飆高。之所以關鍵是腸道菌，是因為在無菌小鼠或是抗生素治療後的大鼠身上，就沒看到葡萄糖耐受不良的情形。此外，進一步結果表明，由非營養性甜味劑導致的有害代謝效應，可以透過抗生素治療消除，更確認是經由腸道微菌產生的負面影響，從而導緻小鼠肝臟發炎以及血糖耐受不良。

2019 年 7 月的《Nutritional neuroscience》期刊，發現葡萄糖跟果糖會讓大腦的食慾中樞獲得相對應的反應，但是「無營養甜味劑（non-nutritive sweeteners, NNS）」不管是「合成（synyhetic）」的（例如：蔗糖素）或「天然的（natural）」（例如：阿洛糖 allulose）都沒有這樣的功能，表示大腦並沒有真正滿足。綜合以上研究，「無營養甜味劑」不管是人工或是合成的，都不建議常常當做糖類的替代品。雖然血糖不會上升，但是空有「甜味」沒有「熱量」，身體無法獲得對於糖分這種營養相對應的反應，

長此以往的確有可能造成代謝紊亂。

　　至於屬於「營養性甜味劑」的糖醇類，研究發現麥芽糖醇（Maltitol）做為添加劑，增加了雙歧桿菌和乳酸菌的含量，還增加了丙酸鹽和丁酸鹽產量，看起來對腸道菌是有較正面的影響。木糖醇（Xylitol）是在許多植物中發現的天然糖醇，口腔裡的細菌不會使用木糖醇作為能量來源，因此木糖醇不會導致蛀牙，大多數人首選使用在口香糖生產中。研究發現添加木糖醇可促進大豆異黃酮的活性成分（黃豆苷元，daidzein）作用，進而降低血漿膽固醇水平、增加尿液和糞便中的異黃酮代謝產物雌馬酚（equol）。而這當中發現木糖醇可使腸道從革蘭氏陰性菌（細胞壁有內毒素）轉變到革蘭氏陽性菌為主的菌叢，因此木糖醇可能透過改變腸道微生物群，而影響黃豆苷元的代謝和血脂的下降。山梨糖醇（Sorbitol）也是常用在口香糖當中的添加物，目前看到類似於木糖醇的腸道菌變化，而且被做為乳酸桿菌跟雙岐桿菌可使用能量來源，故也被認為是潛在的益生元。　在很早一項臨床試驗，比較了人類受試者的身體對異麥芽糖醇（Isomalt）或蔗糖的反應。結果顯示，異麥芽糖醇可以在結腸中被發酵，增加有益的雙歧桿菌的數量，故上述的糖醇類在目前看到對腸道菌的影響屬於比較正面的幫助，唯發酵過程也會產生大量的氣體，容易脹氣的人或許注意使用量。

　　唯一跟上述不太一樣的，就是赤藻糖醇（Erythritol）。早在 2005 年的研究就發現，赤藻糖醇無法被微生物發酵。在最新 2023 年《Nature medicine》期刊的研究甚至發現，赤藻糖醇（Erythritol）與重大心血管不良事件（MACE；包括死亡或非致命心肌梗死或中風）風險有關。這個研

究結果完全是個意外，原本研究人員只是想要研究人體血液中，可能用來預測未來三年發生心臟病、中風或死亡的化學合成物（metabolomics），沒想到從 2,149 個美國人跟 833 個歐洲人身上，發現以血液中赤藻糖醇濃度最高的 25％人群與最低 25％人群相較，前者心臟病與中風的風險高出兩倍。在生理層面上，發現赤藻糖醇增強了體外血小板反應性和體內血栓形成。最後，在一項前瞻性干預研究中，8 名健康志願者在持續攝入赤藻糖醇，讓血漿中赤藻糖醇濃度升高後，的確看到血小板反應性和血栓形成的風險增高。

這個研究引起科學家的震驚，既然赤藻糖醇和 MACE 事件風險有關，又會促進血栓形成，有必要進行評估赤藻糖醇長期安全性的研究。

目前世界衛生組織（WHO）在 2023 年的最新聲明裡，認為從長遠來看，用「非營養性甜味劑」（non-nutritive sweeteners, NSS）或其他代糖來代替游離糖（Free Sugars），對於控制體重並沒有太大的幫助。雖然在短期內體重略有下降，但很快就會停滯了。此指引是基於對現有證據的系統性審查的結果，該結果表明，使用 NSS 無法對減少成人或兒童的體脂肪帶來任何長期益處，甚至長期使用可能會產生潛在的不良影響，例如：第二型糖尿病、心血管疾病和成人死亡率的風險增加。「游離糖」是 WHO 所創的名詞，包括任何會加入食物中的單糖及雙糖，還有天然糖（蜂蜜、果汁）也包括在游離糖的範疇。這個建議非常重要的是想要提醒民眾：

（1）代糖不是必須攝入的東西，也沒有營養價值，而且可能有害。

（2）不管是游離糖（包括天然糖）或是代糖都會胖。

（3）與其到處找糖的替代品，人們應該從生命早期開始，完全減少飲食
的甜味，以改善他們的健康。

（4）建議儘量減少游離糖的加入（蜂蜜、蔗糖之類的），改成食用含有
天然糖的食物，如水果，或不加糖的食物和飲料。

　　這個最新的指引也提醒我們戒除糖癮的重要性，人類發明了許多糖
的替代品來自我安慰。殊不知治標不治本，根本上應該認知這些游離糖
並非是身體所必須，降低對甜度的依賴，才能真正得到身心的自由和健
康。雖然還需要更多因果關係的研究，不過這也是為何我對於「代糖」
的使用建議非常保守，更不建議喝任何「零熱量／低熱量代糖飲料或甜
點」，就是因為代糖對於代謝跟腸道菌的影響還有很多不明之處，千萬
不要為了減肥大量攝取，反而得不償失。（註：通常赤藻糖醇會不小心
過量的不是一般人，而是「怕胖」、「正在飲控減肥又愛吃甜」、「生
酮飲食避免血糖上升的人」、「熱量赤字減肥用低熱量／零熱量飲料或
甜點的人」）。

❷ 乳化劑（Emulsifiers）[41]

　　乳化劑與洗滌劑的介面活性劑具有相似的效果，由均質的親脂性和
親水性材料混合物組成，包含 60 多種不同的食品添加劑，形成或維持食
品中兩相或多相的均勻質地。使其呈現易於溶解的乳液狀，並用於穩定
食品的黏稠度防止油水分離，可以延長保存時間。乳化劑可以優化食品
的外觀、質地和口感，因此成為經濟發達國家飲食中普遍存在的成分。

乳化劑分成天然跟人工合成，天然的例如：卵磷脂（存在於多種巧克力中），人工的包括脂肪酸單甘油酯和甘油二酯（存在於許多冰淇淋和冷凍優格中）、瓜爾膠（guar gum）、黃原膠（xanthan gum）、卡拉膠（arrageenan）、羧甲基纖維素（carboxymethyl cellulose）和聚山梨醇酯（polysorbates）。而目前的研究主要針對幾個會導致腸道發炎、影響腸道通透性以及微菌叢的乳化劑，包括聚山梨醇酯-60、聚山梨醇酯-80、卡拉膠和羧甲基纖維素，這幾個乳化劑被發現跟發炎性腸道疾病（IBD），還有腸躁症（IBS）的惡化有關。

查森等人在 2015 年發現飼餵羧甲基纖維素和聚山梨醇酯-80 總共 12 週的大鼠中，瘤胃球菌（Ruminococcus）數量過度增加，而擬桿菌（Bacteroidales）數量減少。除了微生物變化外，還發現腸道黏液密度下將、低度發炎反應、脂肪沉積，以及糖代謝紊亂等代謝症候群的症狀。但乳化劑對無菌小鼠卻沒有負面影響，可見這些代謝的異常是經由微菌的變化而導致。另一方面，乳化劑也會增加結腸發炎，並誘發持續的發炎反應。

❸ 增味劑（Flavor Enhancers）[42]

麩胺酸鈉（Monosodium Glutamate, MSG），也就是俗稱的「味精」，是一種知名常用的增味劑，常用在火鍋料、雞塊、肉湯中。一直以來味精是否有害健康的爭議一直持續，近年研究發現味精跟肥胖、糖尿病還有發炎有關，甚至被認為是結腸癌的危險因子之一。動物實驗發現，長期的味精攝取會導致腸道微生物群發生變化，包括和腸道屏障汰換有關

的阿卡曼氏菌（Akkermansia muciniphila）會受到持續抑制，而且會導致血中跟心血管疾病有關的代謝產物——氧化三甲胺（TMAO）水平上升，造成急性腎臟損傷，還有腹部的脂肪累積增加。雖然未有人體實驗更多的證據，但動物實驗也提醒了未來應該對味精的使用有更嚴謹的規範。

❹ 增稠劑（Thickeners） [43]

增稠劑是能夠增加液體黏度的物質，而不會顯著改變其他特性。常見的增稠劑，例如：果膠（Pectin）、聚葡萄糖（Polydextrose）和海藻酸（alginic acid）。果膠跟脂肪食物一起攝取可以減少擬桿菌門的數量，並增加厚壁菌門的數量。但結果表明脂肪食物中的果膠可以緩解腸道炎症，並且改善腸道屏障功能。

聚葡萄糖（Polydextrose）由葡萄糖和山梨醇與檸檬酸加熱合成而成。它由 90％葡萄糖、10％山梨醇、1％檸檬酸和 0.1％磷酸組成。一般用作餅乾和酥糖產品中的填充劑、黏度增強劑、保溼劑和穩定劑。聚葡萄糖可以透過改變腸道微生物群的組成和活性，而具有益生元功能，並改善腸道功能。因聚葡萄糖緩慢發酵的特性，可能達到遠端結腸，對遠端結腸疾病產生正面的作用。研究發現 12 克的聚葡萄糖可看到擬桿菌屬（B. fragilis、B. vulgatus 和 B.intermedius）的減少，乳酸桿菌和雙歧桿菌種類的增加，糞便重量（溼和乾）和短鏈脂肪酸（特別是：丁酸、異丁酸和乙酸鹽）的增加。而海藻酸的研究則看到發酵後的結果讓腸道 pH 下降，以及使短鏈脂肪酸，例如：乙酸、丙酸酸和丁酸增加，目前看來上述幾種都算是相對安全的食品添加劑。

❺ 食品著色劑（Food Colorants）[44]

　　二氧化鈦（Titanium dioxide）在食品中常用作美白提亮糖果、白醬和糖霜，由於無法排除服用二氧化鈦會破壞人體 DNA 的可能性，歐洲食品安全局（EFSA）已在 2021 年將二氧化鈦歸類為不安全被食用的物質，並於該年二月宣布禁止二氧化鈦作為食品添加物的用途。但在美國 FDA 仍批准使用，但規定含量不得超過食品重量的 1％。然而，大量的加工食品會導致民眾大量暴露在過量二氧化鈦的使用。目前的研究不多，但在動物實驗發現會促進結腸炎小鼠的結腸腫瘤生長，另外在體外研究發現有殺菌的作用，以及導致特定細菌種類的豐度變化，最終可能使腸道功能障礙，包括降低短鏈脂肪酸（SFCA）的生成、杯狀細胞和隱窩的黏液產生下降，以及腸道炎症生物標誌物的增加。

　　結論是，儘管要將這些結果從動物推導到人類身上仍然很困難，但以歐洲食品安全局對二氧化鈦的態度，建議在食品的選購上，還是要盡量避開二氧化鈦的成分。

　　越來越多的科學證據表明[45-47]，用作食品添加劑的合成化學物質可能對健康或腸道菌生態產生有害影響。當然有些則是健康的，攝取後幾乎沒有危險。以上提到的是比較有實證的部分，但有些成分，例如：防腐劑的苯甲酸在腸道菌雖然沒看到太多的影響，但在某些研究發現有致畸胎性，以及血糖的紊亂，仍然要盡量避免。目前多項研究表明，氣喘、注意力不足過動症（ADHD）、心臟病、癌症、肥胖等健康問題，是由有害食品添加劑和防腐劑引起的。在 2022 年一篇專門討論各種食品添加

劑的毒理學和致畸胎作用的文獻，指出一些食品添加劑可能會干擾激素並影響生長和發育，造成許多兒童超重的原因之一。某些容易造成畸胎性或過敏原如苯甲酸鈉（防腐劑）、阿斯巴甜（人工甜味劑）、黃色四號（tartrazine，著色劑）、卡拉膠（乳化劑），以及維生素 A（過量的維生素 A 攝取反而會有致畸胎性）。未來建議可以透過使用源自植物和其他天然來源的天然食品添加劑，來避免相關健康問題。

本章參考資料 ───────────────────────────────

1   Krajmalnik Brown, Rosa, et al. "Effects of gut microbes on nutrient absorption and energy regulation." *Nutrition in clinical practice* 27.2 （2012）: 201-214.

2   Nogal, Ana, Ana M. Valdes, and Cristina Menni. "The role of short-chain fatty acids in the interplay between gut microbiota and diet in cardio-metabolic health." Gut microbes 13.1 (2021): 1897212.

3   Battson ML, Lee DM, Puma L.C. Li, Ecton KE, Thomas KN, Febvre HP, et al. Gut microbiota regulates cardiac ischemic tolerance and aortic stiffness in obesity. American journal of physiology. Heart Circ Physiol. （2019） 317:H1210-20.

4   Brandsma E, Kloosterhuis NJ, Koster M, Dekker DC, Gijbels MJJ, van der Velden S, et al. A proinflammatory gut microbiota increases systemic inflammation and accelerates atherosclerosis. Circ. Res.(2019) 124:94-100.

5   Kong, Dehuang, Lidewij Schipper, and Gertjan van Dijk. "Distinct effects of short chain fatty acids on host energy balance and fuel homeostasis with focus on route of administration and host species." Frontiers in Neuroscience 15 （2021） : 755845.

6   Luo, Pei, et al. "Central and peripheral regulations mediated by short-chain fatty acids on energy homeostasis." Translational Research （2022） .

7   Dalile, Boushra, et al. "The role of short-chain fatty acids in microbiota–gut–brain communication." Nature reviews Gastroenterology & hepatology 16.8 （2019） : 461-478.

8   Lu Y, Zhang Y, Zhao X, Shang C, Xiang M, Li L, Cui X. Microbiota-derived short-chain fatty acids: Implications for cardiovascular and metabolic disease. Front Cardiovasc Med. 2022 Aug 11;9:900381.

9   Ashique S, De Rubis G, Sirohi E, Mishra N, Rihan M, Garg A, Reyes RJ, Manandhar B, Bhatt S, Jha NK, Singh TG, Gupta G, Singh SK, Chellappan DK, Paudel KR, Hansbro PM, Oliver BG, Dua K. Short Chain Fatty Acids: Fundamental mediators of the gut-lung axis and their involvement in pulmonary diseases. Chem Biol Interact. 2022 Dec 1;368:110231.

10   Yip, William, et al. "Butyrate shapes immune cell fate and function in allergic asthma."

Frontiers in Immunology 12 （2021）: 628453.

11　Nagata, Naoyoshi, et al. "Human gut microbiota and its metabolites impact immune responses in COVID-19 and its complications." *Gastroenterology* 164.2 （2023）: 272-288.

12　Li, Tiangang, and John YL Chiang. "Bile acid signaling in metabolic disease and drug therapy." Pharmacological reviews 66.4 （2014）: 948-983.

13　Grüner, Niklas, and Jochen Mattner. "Bile acids and microbiota: multifaceted and versatile regulators of the liver–gut axis." *International Journal of Molecular Sciences* 22.3 （2021）: 1397.

14　Collins, Stephanie L., et al. "Bile acids and the gut microbiota: Metabolic interactions and impacts on disease." *Nature Reviews Microbiology* 21.4 （2023）: 236-247.

15　Ocvirk, Soeren, and Stephen JD O'Keefe. "Dietary fat, bile acid metabolism and colorectal cancer." *Seminars in Cancer Biology*. Vol. 73. Academic Press, 2021.

16　Soty, Maud, et al. "Gut-brain glucose signaling in energy homeostasis." Cell metabolism 25.6 （2017）: 1231-1242.

17　Gautier-Stein, Amandine, Fabienne Rajas, and Gilles Mithieux. "Intestinal gluconeogenesis and protein diet: future directions." Proceedings of the Nutrition Society 80.2 （2021）: 118-125.2. Nat Rev Gastroenterol Hepatol 17, 316 （2020）.

18　Cohen, Ricardo V. "Intestinal gluconeogenesis: another weight loss–independent antidiabetic effect of metabolic surgery." Surgery for Obesity and Related Diseases 13.4 （2017）: 630-631.

19　Duraffourd, Celine, et al. "Mu-opioid receptors and dietary protein stimulate a gut-brain neural circuitry limiting food intake." Cell 150.2 （2012）: 377-388.

20　Dickson, Iain. "Intestinal gluconeogenesis prevents hepatic steatosis." Nature Reviews Gastroenterology & Hepatology 17.6 （2020）: 316-316.

21　Vily-Petit, Justine, et al. "Intestinal gluconeogenesis prevents obesity-linked liver steatosis and non-alcoholic fatty liver disease." Gut 69.12 （2020）: 2193-2202.

22　Mithieux, Gilles. "Gut nutrient sensing and microbiota function in the control of energy homeostasis." Current Opinion in Clinical Nutrition & Metabolic Care 21.4 （2018）: 273-276.

23 De Vadder, F., Kovatcheva-Datchary, P., Goncalves, D., Vinera, J., Zitoun, C., Duchampt, A., et al. （2014）. Microbiota-generated metabolites promote metabolic benefits via gut-brain neural circuits. Cell 156, 84–96. doi: 10.1016/j.cell.2013.12.016

24 Wang, Kai, et al. "Parabacteroides distasonis alleviates obesity and metabolic dysfunctions via production of succinate and secondary bile acids." Cell reports 26.1 （2019）: 222-235.

25 Cummings, J. H., and A. M. Stephen. "Carbohydrate terminology and classification." European journal of clinical nutrition 61.1 （2007）: S5-S18.

26 Rowland, Ian, et al. "Gut microbiota functions: metabolism of nutrients and other food components." European journal of nutrition 57 （2018）: 1-24.

27 Djordjevi , Marijana, et al. "Delving into the role of dietary fiber in gluten-free bread formulations: Integrating fundamental rheological, technological, sensory, and nutritional aspects." Polysaccharides 3.1 （2021）: 59-82.

28 Hjorth, M. F., Roager, H. M., Larsen, T. M., Poulsen, S. K., Licht, T. R., Bahl, M. I., Zohar, Y., & Astrup, A. （2018）. Pre-treatment microbial Prevotella-to-Bacteroides ratio, de-termines body fat loss success during a 6-month randomized controlled diet interven-tion. International Journal of Obesity, 42 （3）, 580–583.

29 Christensen, L., Vuholm, S., Roager, H. M., Nielsen, D. S., Krych, L., Kristensen, M., Astrup, A., & Hjorth, M. F. （2019）. Prevotella abundance predicts weight loss success in healthy, overweight adults consuming a whole-grain diet ad libitum: A post hoc analysis of a 6-wk randomized controlled trial. The Journal of Nutrition,149 （12）, 2174–2181

30 Hjorth, Mads F., et al. "Pretreatment Prevotella-to-Bacteroides ratio and salivary amylase gene copy number as prognostic markers for dietary weight loss." *The American Journal of Clinical Nutrition* 111.5 （2020）: 1079-1086.

31 Zhao, Jianfei, et al. "Dietary protein and gut microbiota composition and function." Current Protein and Peptide Science 20.2 （2019）: 145-154.

32 Kolodziejczyk, Aleksandra A., Danping Zheng, and Eran Elinav. "Diet–microbiota interactions and personalized nutrition." Nature Reviews Microbiology 17.12 （2019）: 742-753.

33 Prokopidis, Konstantinos, et al. "Impact of protein intake in older adults with sarcopenia and obesity: a gut microbiota perspective." Nutrients 12.8（2020）: 2285.

34 Lin, Rui, et al. "A review of the relationship between the gut microbiota and amino acid metabolism." Amino acids 49（2017）: 2083-2090.

35 Mokkala, Kati, et al. "Interactions of dietary fat with the gut microbiota: Evaluation of mechanisms and metabolic consequences." Clinical Nutrition 39.4（2020）: 994-1018.

36 Malesza IJ, Malesza M, Walkowiak J, Mussin N, Walkowiak D, Aringazina R, Bartkowiak-Wieczorek J, M dry E. High-Fat, Western-Style Diet, Systemic Inflammation, and Gut Microbiota: A Narrative Review. Cells. 2021 Nov 14;10（11）:3164. doi: 10.3390/cells10113164. PMID: 34831387; PMCID: PMC8619527.

37 Ravaut G, Légiot A, Bergeron K-F, Mounier C. Monounsaturated Fatty Acids in Obesity-Related Inflammation. International Journal of Molecular Sciences. 2021; 22（1）:330. https://doi.org/10.3390/ijms22010330

38 Li, Xiao, et al. "Distinct factors associated with short-term and long-term weight loss induced by low-fat or low-carbohydrate diet intervention." Cell Reports Medicine 3.12（2022）.

39 Ibrahim, Khadiga S., and Eman M. El-Sayed. "Dietary conjugated linoleic acid and medium-chain triglycerides for obesity management." Journal of Biosciences 46 (2021): 1-14.

40 Elmaleh-Sachs, Arielle, et al. "Obesity management in adults: a review." JAMA 330.20 (2023): 2000-2015.

41 Witkowski, Marco, et al. "The artificial sweetener erythritol and cardiovascular event risk." Nature medicine 29.3 (2023): 710-718.

42 Bancil, Aaron S., et al. "Food additive emulsifiers and their impact on gut microbiome, permeability, and inflammation: mechanistic insights in inflammatory bowel disease." Journal of Crohn's and Colitis 15.6 (2021): 1068-1079.

43 Sambu, Saseendran, et al. "Toxicological and teratogenic effect of various food additives: an updated review." BioMed Research International 2022 (2022).

44 Rinninella, Emanuele, et al. "Food additives, gut microbiota, and irritable bowel syndrome:

A hidden track." *International journal of environmental research and public health* 17.23 (2020): 8816.

45 Chazelas, Eloi, et al. "Nitrites and nitrates from food additives and natural sources and cancer risk: results from the NutriNet-Santé cohort." *International journal of epidemiology* 51.4 (2022): 1106-1119.

46 Gultekin, Fatih, et al. "Food additives and microbiota." *Northern clinics of Istanbul* 7.2 (2020).

47 Hofseth, Lorne J., et al. "Early-onset colorectal cancer: initial clues and current views." *Nature reviews Gastroenterology & hepatology* 17.6 (2020): 352-364.

48 Kyaw, Thin Su, et al. "Monosodium glutamate consumption reduces the renal excretion of trimethylamine N-oxide and the abundance of Akkermansia muciniphila in the gut." *Biochemical and Biophysical Research Communications* 630 (2022): 158-166.

第四章

精準營養的時代來臨

2021 年美國國家衛生院（NIH）宣布，將投入 1.56 億美元致力於找出個體化差異的健康飲食，該機構宣布了迄今為止最大規模的「精準營養」（precision nutrition）研究，招募一萬名美國人，將歷時 5 年透過收集連續血糖數值跟人體腸道微菌等數據，希望可以「真正改變營養科學領域」。最終目標，這個研究結果可能使專家根據個人的基因和微生物群量身定制飲食。這種宿主腸道微菌與飲食的個人化反應，來優化健康管理、預防疾病，甚至是治療疾病的營養介入，又叫做個體化營養（personalized nutrition）。而近年許多研究皆表明，腸道微菌是精準營養的關鍵。

在之前的章節「碳水化合物與腸道菌的親密關係」有舉例哥本哈根大學的三篇研究，說明每個人的腸道菌相不同，就算是同一種飲食（例如：富含抗性澱粉的新北歐飲食），用在不同人身上（P/B 比不同），也會看到截然不同的減重成果。同樣，健康飲食指南提到的「攝取全穀物可以降低發炎反應」這件事，其實也因腸道菌的不同而有個體差性，例如：血液中 IL-6（發炎激素指標之一）水平改善較大的人，糞便中的戴阿利斯特桿菌（Dialister）較多，紅蟹菌科（Coriobacteriaceae）菌屬較少。而直腸埃希菌（E. rectale）的多寡也與餐後血糖和胰島素反應相關。這就是為何，在臨床上常看到一樣食物對不同的人有迥異的血糖反應，有人喝無糖豆漿血糖不太上升，有人喝無糖豆漿血糖卻會飆高，因此營養的建議和腸道菌的飲食研究，就是一個「異中求同，同中求異」的學問。如何在變異性大的人類菌相中，找出大多數的人都會健康的飲食，再從這個飲食當中挑出反應不好的少數人，去研究他們的人跟腸道菌基因有何不同，再進一步幫

他們找出其他調整的方式。

目前的飲食干預研究，都會依照反應的有無分成「有反應者」（responders）和「無反應者」（non- responders）。例如：治療兒童發炎性腸道症候群（IBS）的飲食「低 FODMAP 飲食」（嚴格限制腸道可發酵的寡糖、雙糖、單醣和多元醇）。只在身上有較高比例的擬桿菌科（Bacteroidaceae）、丹毒菌科（Erysipelotrichaceae）和梭菌目（Clostridiales）物種的兒童看到明顯療效，因為這些菌種有更強糖分解代謝能力，因此在限縮糖分的情況下才能看到更顯著的改善。總之，未來的目標是希望將每個人的「起始菌相」結合其他重要的個體特徵，使用機器學習（machine-learning，一種演算法和統計模型開發的科學）方法，透過腸道微生物組、飲食習慣、血液參數和人類身體組成測量學的大數據資料庫，來準確預測食物干預後的反應。2019[1] 年一項大規模雙胞胎研究，也證實了同種飲食的餐後反應（血糖、胰島素和血脂）有高度的特異性，強調即使基因相似的雙胞胎，對相同的膳食仍有不同的反應。這表明，包括腸道微生物在內的非遺傳因素，比遺傳因素更決定了宿主的新陳代謝和對食物的反應，也進一步支持了這樣的觀點：為了在不同的個體中獲得相同的結果，我們需要採用個人化的飲食方法。

然而這種「量身定制的營養策略」還處於起步階段，未來還需要開發更可行、可持續的個人化營養建議來優化腸道微生物組，並提高宿主反應能力。例如：我在之前的腸道菌研究，看到使用以植物性為主的減重飲食

介入，可看到不管高中低多樣性起始點的受試者，都能看到多樣性的提升跟腸道菌組成的正向變化。即使找到一個「異中求同」的飲食方案，但少數個案的確是在加入肉類後，反而看到腸道菌的多樣性提升，也就是所謂的「同中求異」。儘管飲食可以重塑腸道微菌群，但有些也可能是不可逆的，例如：肥胖造成的腸道菌相失衡無法透過單純節食而改善，造成後來的復胖跟代謝紊亂。在老鼠研究發現餵食低纖維飲食的小鼠，在世代相傳中逐漸喪失生物多樣性，而且這是透過重新引入膳食纖維無法逆轉的。因此在設計微生物標靶療法時，也應考慮特定飲食跟疾病對微生物群造成的長久影響。以下介紹幾個，目前人類研究關於健康長壽的「異中求同」飲食法。

降低死亡率的延壽飲食原則

在2022年2月[2]由挪威卑爾根大學所進行，並發表於《公共科學圖書館：醫學》（PLOS MEDICINE）的研究，針對二百多年來全球各地死亡原因、疾病和傷害等數據進行統合分析後發現，若20歲開始採取植物性飲食，取代以加工肉、高脂肪、精緻澱粉與高鈉含量的西式飲食，對於男性最長可延壽多達13.0年，女性則可延長10.7年壽命。至於飲食內容有哪些呢？其實就是減少加工肉類跟紅肉，增加豆製品、堅果跟全穀物。這幾種食物當中，對女性延長壽命幫助最大的就是豆類食品呢！另外，研究還發現，若是從60歲才開始植物性飲食，平均下來女性仍可延長8年壽命，男性可延長8.8年壽命。即使80歲才開始採取植物性飲食，仍可以延長3.5年的平均壽命。

植物性飲食在之前的章節也有提到，不管是富含纖維、多酚類或是不飽和脂肪，都是對腸道菌健康相對友善的內涵，所以增加植物性攝取可以延壽是可預期的。另一方面「減少動物性肉類」的攝取，是否也對延長壽命有積極的影響呢？2021年牛津大學發表在《BMC medicine》[3]的研究「Meat consumption and risk of 25 common conditions: outcome-wide analyses in 475,000 men and women in the UK Biobank study」，針對47萬英國人的肉類、蔬果攝取習慣，分析25個相關疾病跟肉類攝入量的風險，發現**肉類過量攝取的確跟很多疾病有關。**

「未加工」紅肉（牛羊豬）＋加工肉類的總攝入量（每增加70克／天）會增加缺血性心臟病、肺炎、憩室病、結腸息肉和糖尿病的風險。而單純「未加工」的紅肉攝入（每增加50 g／天）會增加缺血性心臟病、肺炎、憩室疾病、結腸息肉和糖尿病的風險。家禽類攝入（每增加30克／天）會增加胃食道逆流疾病（GERD）、胃炎和十二指腸炎、憩室疾病、膽囊疾病和糖尿病的風險。另外值得注意的是，在經過4年或更長時間的追蹤後，被診斷出的參與者中，未加工的紅肉和加工肉的攝入量與出血性中風之間存在正相關。

	男性延長壽命	女性延長壽命
多吃豆類	2.6 年	2.2 年
多吃全穀類	2.3 年	2.0 年
多吃堅果類	2.0 年	1.7 年
減少加工肉類	8.8 年	1.6 年
減少紅肉	1.9 年	1.6 年

由以上可知，如何「適量攝取肉類」而不增加疾病風險，是很重要的議題。根據衛福部的「國民飲食指南」，蛋白質（優先順序豆魚蛋肉）的攝取當中，「高鈣豆製品至少占 1/3 以確保鈣質充裕」，扣掉蛋的攝取，魚海鮮加上肉占不到 1/3。試問，我們國人除了茹素者，有多少人是「植物性蛋白質攝取有超過動物性」，所以我這幾年來一直在推動的「4 + 2R 代謝飲食法」，也是培養民眾以植物性為主的飲食，搭配適量的肉類，以達到植物性蛋白質占一天 1/3 以上蛋白質的需求，減少慢性疾病的風險。

近年「低碳飲食」盛行，作為血糖控制以及肥胖治療的介入手段，也出現許多碳水比例跟死亡率的爭議。高脂肪生酮派強調「極低碳高動物性脂肪跟蛋白質」，素食者則是「低動物性蛋白質跟脂肪，還有高碳水」，而生酮派認為素食者不健康，素食者認為生酮者不健康，究竟誰才是低死亡率飲食？

答案可以從 2021 年 4 月發表在《Clinical Nutrition》[4] 的研究揭曉：這個研究是用日本人來進行大規模前瞻性研究（prospective cohort study），分析死亡率和低碳水化合物飲食（LCD）之間的關係。

比起過去以歐美國家為對象，此研究更適合亞洲人作為參考。其中納入了 45 ～ 75 歲，43,008 名男性和 50,646 名女性的日本人，進行長達 16.9 年的追蹤研究。這個研究將蛋白質、脂肪的比例做積分，分數越高表示碳水越少，蛋白質跟脂肪越高；分數越低表示碳水越多，蛋白質跟脂肪越少，其中動物性跟植物性的蛋白質／脂肪也有分開來探討。

結果發現：

（1）將動植物混在一起看，低碳飲食（LCD）與全因死亡率（all-cause morality）、心血管疾病（CVD）和心臟疾病的死亡率相關性呈現 U 型，表示無論「高碳＋低蛋白質／脂肪」或「低碳＋高蛋白質／脂肪」這兩種走到極端，都會有較高的死亡率。

（2）那我們將動植物分開來，若單純看動物性蛋白質／脂肪計算的 LCD 積分，會發現與全因死亡率的相關性也呈 U 型，表示不止「高碳＋低動物性蛋白質／脂肪」有高死亡率，若低碳水搭配的是較高的動物性蛋白質跟脂肪，死亡率也會上升。

（3）但是若單純看植物蛋白質／脂肪計算的 LCD 積分，發現與較低的全因死亡率、心臟病和腦血管疾病死因呈線性相關。而且是越低的碳水搭配越高的植物性蛋白質跟脂肪，死亡率越低；高碳水＋低植物性蛋白脂肪，死亡率高。

這個研究告訴我們一個非常有趣的結論：高碳水的情況下，不管脂肪／蛋白質來自動物或植物，死亡率都會提高。但是低碳飲食若搭配太高的動物性蛋白質／脂肪，死亡率一樣高。唯有植物性蛋白質／脂肪的含量提高，才能降低死亡率。

所以過去的生酮飲食這類低碳飲食的研究，會有錯覺好像變健康，是因為過去研究沒把動植物分開來看，若只看到「高碳水＋低動物性蛋白質／脂肪」會提升死亡率的結果，就會錯誤解讀成：「碳水越低越好＋動物性蛋白質脂肪要多吃」。而事實上，低碳比高碳好是確定的，但是前提是動物性蛋白質跟脂肪不能高，太多死亡率一樣升高。比起低碳，植物性來源的蛋白質跟脂肪才是關鍵。

至於為何植物性蛋白質／脂肪能夠降低全死亡率呢？

因為豆類食物的蛋白質有較少的甲硫胺酸，減少代謝產物對身體的負擔，也沒有高磷的問題。而且植物的脂肪通常富含「植物固醇」（Phytosterol），可以降低腸道對膽固醇的吸收，降低「低密度膽固醇」而不影響「高密度膽固醇」的量。另外，也有抑制腫瘤和調節免疫的作用。這樣的結果已被 2018 年《Journal of Functional Foods》期刊證實，跟植物固醇可增加一群有益的腸道微生物，進而阻斷身體對膽固醇的吸收有關。另外，植物性單元不飽和脂肪酸和多元不飽和脂肪酸（如 α-亞麻酸），都跟死亡率和心血管、腦血管疾病的風險降低相關。

地球的生態系要維持平衡，草食性動物一定要多於肉食性動物，這是食物鏈的自然準則。身體的腸道菌生態系亦然，植物性來源的食物多於動物性來源的食物，才能維持一個生態系的生生不息。

低碳水搭配不同來源蛋白質脂肪和死亡率曲線

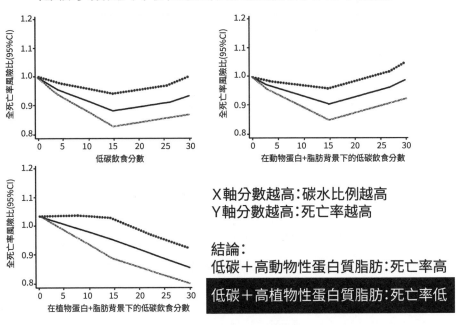

X軸分數越高：碳水比例越高
Y軸分數越高：死亡率越高

結論：
低碳＋高動物性蛋白質脂肪：死亡率高
低碳＋高植物性蛋白質脂肪：死亡率低

| 圖六 | 爲什麼肉類要限量

改善生態環境的飲食方針

今時今日，飲食對人類而言是一大挑戰，食品需求的增加和不健康飲食行為，導致了不良的健康結果和嚴重的環境破壞：

⚠ 全球有 30 億人口營養失調，包括 8 億多的營養不良，另外 20 多億人則是超重或肥胖。

⚠ 食物生產過程產生了全球 30% 的溫室氣體，消耗了 70% 的淡水。

⚠ 全球生產的糧食中，有 1/3 在生產或消費的過程中被浪費。尤其是不健康食品的過度消費，對公共健康和自然資源及環境都造成了嚴重影響。

　　到了 2050 年，全球會有 100 億人口，要如何兼顧調整飲食內容，才不會對地球繼續造成不可逆的破壞？

　　這個問題的答案在 2019 年，由國際知名期刊《The Lancet》與世界自然基金會（World Wildlife Fund）共同提出「行星健康飲食法（Planetary Health Diet）」，結合了健康、營養、農業、環境科學和政治科學的研究做出結論，旨在促進人類的健康同時減少對地球資源的壓力，以保護和改善地球的生態環境，和我多年來提倡的「4 + 2R 代謝飲食法」相呼應。這個「EAT-Lancet 委員會」是由來自 16 個國家跟不同領域 37 名世界頂尖的科學家組成，目標就是透過科學共識來設立一個飲食方案，可以達成「人類健康」、「可持續性糧食生產」、「降低對土地、水資源和生物多樣性的影響」的目標。

　　「行星健康飲食」模式也是強調增加植物性食物的攝取，同時限制紅肉和糖的消耗，對於肉類的攝取量給予更詳細的建議，有下述幾個重點：（以下為每天能攝取的最高量）

❶ 增加蔬菜（600 克）、水果（300 克）、全穀物（232 克）、非澱粉蔬菜（100 克）的攝取量

這些食物提供豐富的營養素，同時減少對環境的影響。

❷ 蛋白質部分，限制肉類和動物性食品的攝取，改爲植物性蛋白質爲主

蛋（13 克）、牛羊（14 克）、豬（14 克）、雞等家禽類（58 克）、魚蝦海鮮（100 克）、乳製品（500 克）、豆類（150 克）、堅果類（75 克）。意即每週的紅肉不超過 100 克。

❸ 減少糖（少於 31 克）和高加工食品的攝取

這個世界充斥著低營養的零食等加工製品，不但對健康不利，且生產過程中通常耗費大量的能源。也就是說，如果你吃素，但是卻是吃大量的素食加工製品，一樣對健康跟環境不利。

❹ 減少食物的浪費

如果說「食物浪費」是一個國家，那它將僅次於美國跟中國，成為全世界溫室氣體排放量第三名。在一個還有 10 億人挨餓的時代，如此巨大的食物浪費令人無法接受，某些「吃到飽文化」真的應該要開始調整方向，有些人一餐 buffet 就已經吃掉行星飲食建議好幾個月的肉量。

這個飲食法提出後，遭受許多人反對（想也知道！），尤其是肉類相關產業的反對。但是科學家估計這樣的飲食方案，可以將溫室效應相關氣體的排放量減少一半以上，也就是減少 50 億噸的二氧化碳當量。

其實這個食譜非常貼近我過去所宣傳的健康飲食的宗旨，舉例 2,200 卡的飲食：

一天有蔬菜 600 克、水果 200 克、全穀飯 280 克、地瓜 80 克、乳製品 500 克（建議一半用優格）、豆腐 400 克、豆漿 450cc、雞胸肉 100 克、鯛魚 80 克、蛋一顆、無調味堅果 30 克。（碳水 48％、脂肪 27％、蛋白質 25％、飽和脂肪：單元不飽和脂肪：多元不飽和脂肪將近 1:1:1，飽和脂肪小於 5％）。

我之前推行的「4 + 2R 代謝飲食法」，也是朝跟行星飲食法一樣的目標前進，包括全豆類跟蔬菜和蛋組成的 R2、加入一天不超過 150 ～ 200 克肉類海鮮還有堅果的 R3、加入全穀類和非澱粉蔬菜的 R4，進入蔬菜不限量跟水果少許的 R5 ～ 6 的維持期，會非常習慣讓一天都以植物性為主，動物性為輔。而這樣的習慣養成，可以讓「腸道改變成較喜歡植物性食物的菌相」，執行一個對自己和地球都友善的飲食，就變得一點也不困難。

吃素的好處與執行注意事項

目前全世界的素食流行趨勢因國家而異，一般估計不到總人口的 10％，盛行率從最高的印度（20％）到較低的美國（6％），其中大約有 2％ 的 8 至 17 歲兒童，因家庭影響遵循純素食飲食，3％ 遵循非純素食飲食。

有鑑於環保跟健康意識崛起，越來越多的「未來肉」（植物性肉類）產品被開發出來，滿足一般人想吃肉又想要健康的矛盾心理。美國植物性食品（植物性乳製品替代品）零售額和植物性肉類在 2019 年至 2020 年間增加了 27％，植物性肉類總量市場價值估計為 70 億美元，顯示消費者對

非動物產品的高度認同。在《2020 ～ 2025 年美國人飲食指南》中也贊同，將「健康素食」（Healthy Vegetarian Dietary Pattern）的飲食作為推薦飲食模式之一。這次的最新指南也鼓勵所有美國人多吃植物性食品，包括乾豆、全穀物、水果、蔬菜和堅果。

既然植物性為主的飲食對於人類健康和地球更加友善，有人就會問：「那我是不是可以考慮終生吃素？」關於這個問題，在 2021 年《Nutrients》[5] 有鑑於吃素風氣盛行，提出一個為增強健康、減少慢性疾病的風險，並預防營養缺乏的素食者膳食指南。而我國的衛生福利部國民健康署也在 107 年 10 月公告素食飲食指標手冊（https://www.hpa.gov.tw/File/Attach/6714/File_6255.pdf），希望國民對如何健康吃素有更清楚的認識。所謂以植物為基礎（plant-based diet）的飲食有多種定義，廣義來說包括很少量的動物來源食物，在這裡我們討論的是臺灣較常見的兩種素食飲食「純素食」（全植物性營養）跟奶蛋素（可吃乳製品和雞蛋）。以下列出幾個素食飲食常見的問題跟實證：

❶ 降低心血管疾病機率

心血管相關疾病包括高血脂、缺血性心臟病、高血壓和中風，這幾項仍然是臺灣和全球最常見的死亡和殘疾原因。其危險因子皆是跟不良飲食習慣有關，包括血脂異常、體重過重、高血壓、糖代謝紊亂和糖尿病等。素食作為介入的隨機對照試驗（RCT）證實，與雜食性飲食相比，富含全穀物、豆類、蔬菜、水果、堅果和種子的素食和植物性飲食，可顯著降低多種心血管疾病與死亡率風險（風險降低 13 ～ 28%），包括看到身體質

量指數（BMI）、腰圍、致動脈粥狀硬化脂蛋白濃度、血糖、發炎和血壓的改善。另外一項較長時間介入低脂素食和純素飲食的臨床研究數據發現，甚至可以逆轉患者的冠狀動脈疾病。美國國立衛生研究院一項（AARP Diet and Health Study）飲食與健康研究發現，較高的植物性蛋白質攝取與心血管疾病死亡率降低相關。機轉包括較低的飽和脂肪和膽固醇攝取量、較高的植物固醇和纖維含量有關。

❷ 降低糖尿病風險

目前對各種人群的觀察性研究一致表明，與非素食者相比，素食者或純素食者罹患第二型糖尿病的風險是顯著降低的。2020 年的一項系統性回顧研究再次發現，純素飲食與較低的第二型糖尿病盛行率或發病率相關，與對照組飲食（包括幾個糖尿病協會所提供的飲食）相比，以植物性為主的飲食可看到情緒健康、身體健康、憂鬱、生活品質、糖化血色素 HbA1c 水平（長期血糖水平的衡量標準）、體重、總膽固醇和低密度脂蛋白膽固醇等多項數值的改善。同樣，過去許多「以植物為多數」的飲食，都看到糖化血色素比起對照組有改善的結果，除了奶蛋素、純素食、地中海飲食和降血壓的「DASH 飲食」（Dietary Approaches to Stop Hypertension（DASH）diets）也包括在內。

關於植物性飲食對糖尿病預防的益處有幾種可能的解釋。與大多數西方飲食相比，素食和純素飲食的膳食纖維含量通常較高，可能包含更多的全穀物、豆類和堅果，這些都跟胰島素抗性的改善有相關。而動物性蛋白

質和紅肉的減少，也跟胰島素的抗性改善有相關（包括降低內臟脂肪、降低發炎、降低支鏈胺基酸的量）。至少有 25 項研究發現，紅肉和／或加工肉類攝取量和糖尿病存在正相關，紅肉的攝取與較高的鐵蛋白（ferritin）水平與胰島素抗性有關，動物性的蛋白質會增加糖尿病的風險；相反的，適量的植物性蛋白質則可以降低糖尿病的風險。有個針對 13 項糖尿病患者隨機對照實驗的系統性回顧和統合分析發現，和對照組相比，以植物性蛋白質取代動物性蛋白質，可顯著降低糖化血色素、空腹血糖和空腹胰島素水平，研究認為體重過重及肥胖是導致胰島素阻抗和糖尿病風險的重要因素。而遵循素食或純素飲食超重的可能性較小，植物性飲食有助於體重控制這點，可能是降低風險的主要原因之一。

❸ 降低癌症機率

目前每種植物性食物都在研究中看到某些健康的益處，例如：系統性回顧和統合分析發現，堅果攝取量的增加與所有癌症風險和癌症死亡率的降低有關（在沒有過量到致肥胖的前提下）。另外，增加蔬果以及全穀物的攝取也可以降低總癌症發生率和死亡率。而較高的豆類攝取量與所有癌症的風險降低有關，尤其是胃腸道癌症有關。許多植物性食品富含促進健康的植化物，其中有些已被證明可用於治療人類癌症。

而另一方面，與不吃肉的組別相比，每天攝取 100 ～ 120 克紅肉會顯著增加多種癌症的風險：乳癌增加 11％、大腸癌增加 17％、晚期攝護腺癌增加 19％。每天攝取 50 克加工肉類，攝護腺癌風險增加 4％、乳癌風

險增加 9%、大腸癌風險增加 18%、胰臟癌風險增加 19%、癌症死亡率增加 8%。在法國的研究中，紅肉攝取量與整體癌症和乳癌的風險增加有關。在美國國立衛生研究院研究中，以基線年齡為 50 至 71 歲的 50 萬人做研究，發現紅肉與加工肉類的攝取量，與總死亡率和癌症死亡率的增加有關。

目前美國和英國的流行病學研究，都提供了有關素食飲食可以降低癌症風險的高品質證據。在美國的 AHS-2 研究中，素食者的整體癌症風險低於非素食者，但蛋奶素食者的整體癌症風險與非素食者沒有顯著差異（可見奶類跟蛋的營養素可能會稀釋掉素食的好處）。素食者罹患攝護腺癌跟乳癌的風險較低。在英國的 EPIC-Oxford 研究中，與肉食者相比，素食者和蛋奶素食者所有癌症的風險合計都較低。某些研究看起來沒有顯著的差別，可能也會跟個體差異還有素食的內容有異（例如：是否是加工製品比較多的素食），但可以確定素食者癌症風險較低的許多好處，是來自於紅肉跟加工肉品的減少。

❹ 降低肥胖及體重過重機率

觀察性研究表明，純素食者和素食者的身體質量指數（BMI）通常低於雜食者，素食或植物性飲食模式可以防止成人體重增加、超重或肥胖的風險。在這些研究注意到，在正常 BMI 的受試者當中，純素食者、奶蛋素食者和雜食者之間的體脂百分比存在差異（素食者體脂率比較低）。此外，跟飲食以肉類為主的受試者相比，使用純素、素食或全植物性飲食治療的超重或肥胖受試者，可以降低最多的體重或脂肪量（-2.2 VS -4.8%）。

不過也要注意，不是「吃素」就一定比較瘦，植物性飲食的「品質」

更是相當重要的決定因素（這也就是為何許多茹素者仍有肥胖問題）。「健康植物性飲食」的受試者比「不健康植物性飲食」的受試者，具有更低的體重質量指數、腰圍和內臟脂肪。研究人員指出，飲食品質可能比飲食模式更重要。在同樣都是低熱量的情況下，健康的奶蛋素飲食和地中海飲食看到類似的體重減輕。所以植物性飲食比雜食更對體重管理有益的機轉，包括與雜食相比擁有更多的纖維，還有低脂的植物性蛋白質，這種飲食模式可能會導致食慾激素和腸道微生物群發生有益的改變，進而對體重產生影響。

❺ 吃素會影響骨骼健康嗎？[6]

吃素居然對骨頭有幫助！我猜很多人會覺得意外。事實上，健康的骨骼有賴各種必需營養素和健康的生活方式，以最大限度提高生長過程中的峰值骨量，並最大限度減少以後的骨質流失。雖然鈣質和維生素 D 被公認為對是骨骼健康有重要貢獻的微量營養素，但其他營養素，包括鎂、鉀、維生素 K、維生素 C 和鋅，以及水果和蔬菜（尤其是十字花科和蔥類蔬菜比水果更有益處）中發現的生物活性化合物，也被認為有助於骨骼健康健康和降低骨折風險。

以上這幾種微量營養素都在植物性食材中大量存在，蛋白質攝取量與骨骼狀態的關係很複雜。早期的迷思認為高蛋白質會導致鈣質流失，而最新的研究卻發現，較高的蛋白質攝取量不但不會產生不利影響（這在後面高齡者的營養建議章節會再詳細敘述），甚至對大多數的骨骼部位（例如：

髖骨、股骨)都呈現出積極的正向影響。有些研究認為素食產生的酸性產物較少,身體的酸負荷較低,蔬食富含鉀和鎂,因此有利於骨骼健康。

　　素食對骨骼健康的影響有很多面向。過去因為各個研究的實驗設計、受眾方面不同讓結論存在很大差異,例如:有些人發現素食者(尤其是純素食者)的骨質密度顯著降低,可能會增加骨折風險。而有些人則認為只要鈣質和維生素 D 充足,對骨骼的影響就沒有差異。這些研究的背景主要是發現「純素食者」(連奶蛋都不能吃),因為很容易有蛋白質不夠的問題,才增加骨折的機率。因此得出結論:在蛋白質、鈣質跟維生素 D 充足的前提下,素食可以為骨骼健康和預防骨折提供良好的基礎。因此素食者若是想維持骨骼健康,也可以透過某些強化營養的食物(例如:機能型牛奶)或是服用營養補充劑,或是適度晒太陽 20 分鐘獲取維生素 D,來避免可能會有的營養缺失。

❻ 素食會造成飲食失調(eating disorder)嗎?

　　目前研究針對過去吃奶蛋素或純素飲食者,發現並不會增加任何飲食失調的風險,包括神經性厭食症(anorexia nervosa)、心因性暴食症(bulimia nervosa,暴食後會催吐或是吃瀉藥)和暴食症(binge eating disorder,暴食後不會催吐)。現在減肥風氣盛行,研究觀察到「半素食者」似乎比素食者和純素食者的飲食失調風險更高,因此以「控制體重為動機」的素食者,比那些有其他動機(例如:為了健康、宗教因素等)的素食者有更多的飲食失調症狀,故需要釐清吃素的動機為何,因為背後的動機可能才是造成飲食失調的原因。

❼ 好菌只吃素，壞菌只吃葷！

　　前面已經敘述許多植物中的飲食對腸道菌的好處，而腸道微生菌對個人健康和預防疾病有著密切且深遠的影響，操縱腸道微生物群被視為調節慢性病風險的一種方法。而目前的研究發現，素食者擁有更高的微生物多樣性，原因來自大量富含纖維的食物，如糙米和其他全穀物、豆類、堅果跟蔬果，提供大量腸道微生物可利用發酵的物質，產生丁酸鹽和其他短鏈脂肪酸，幫助抗發炎還有增強腸道屏障，並改善整體腸道健康。

　　除了類胡蘿蔔素（carotenoids）和植物固醇（phytosterols）等其他植化素外，植物性食品還含有多酚（polyphenols）——木酚素（lignans）、異黃酮（isoflavones）、花青素（anthocyanins）和黃酮醇（flavonols）等。這些物質被各種微生物代謝成生物活性化合物，其中一些具有健康益處和抗炎或抗氧化活性。這些植物特有的化學物質，不但可以增加益菌的數量，包括乳酸菌和雙歧桿菌，還可以發揮改善腸道環境的功效，增進腸道健康。

　　在糞便腸道菌相的檢測中，發現與動物性高脂飲食相比，植物性和高纖維飲食的擬桿菌門或擬桿菌門／厚壁菌門比率有增加的趨勢，這跟微生物豐富度／多樣性的增加有關。由於擬桿菌門有許多微生物帶著降解難消化碳水化合物的基因，包括所必需的碳水化合物活性酶（CAZymes）的編碼。另外，在血液中也發現了巨大差異：純素食者表現出更高豐度的抗發炎植物多酚或微生物相關代謝物。相反的，非素食者則有更多的胺基酸和脂質，這可能與心臟代謝疾病的某些表型相關，譬如說，腸道微生物會將

來自肉類、魚類、乳製品和雞蛋的膽鹼和左旋肉鹼轉化為三甲胺，三甲胺被肝臟氧化成三甲胺 N- 氧化物（TMAO），這是一種促發炎化合物，與心臟代謝疾病的風險增加有關。因此微生物的「功能」可能比「組成」更重要，也能讓我們了解素食對慢性病預防的機轉，可能是來自哪些代謝產物的變化。

❽ 任何生命週期的人都可以吃素嗎？

最常聽見的疑問就是──「懷孕哺乳可以吃素嗎？」「小孩青少年可以吃素嗎？」事實上，即使是嚴格的純素飲食，都可以滿足生命週期各階段的營養需求。包括可以促進嬰兒期、兒童期、青春期的正常生長和發育，以及懷孕、哺乳和老年時期對能量和營養的需求。

（1） 素食可以滿足懷孕和哺乳的能量和營養需求

目前研究顯示，只要攝取足夠的營養，素食在懷孕期間是安全的。當食物供應不餘匱乏的情況下，素食和非素食妊娠的嬰兒出生體重和懷孕持續時間都無差異，營養良好的素食者可以產生營養充足的母乳，支持嬰兒的生長和發育。

懷孕期間素食的健康益處包括：降低體重過度增加的風險，以及增加纖維和葉酸的攝取。富含植物性食物的飲食模式與降低妊娠糖尿病、妊娠高血壓疾病和早產的風險有關。素食者懷孕和哺乳期的營養需求通常與非素食者沒有差異，因懷孕對鐵和鋅的需求量會增加，在懷疑（症狀或抽血）有缺乏的情況下，可以適量補充鐵、鋅、維生素 B12、碘和二十二碳六烯

酸（DHA）的食物或低劑量補充劑。

在懷孕期間，素食者血液中 DHA 濃度通常低於非素食者，素食者嬰兒的臍帶血 DHA 較低，因此茹素的孕婦建議可以補充 DHA 或 omega-3 的補充劑（藻油或魚油）。另外，在懷孕和哺乳等生長時期，攝取足夠的維生素 B12 尤其重要。長期純素母親和母乳哺育所生的嬰兒有維生素 B12 缺乏的風險，故孕婦和哺乳期素食者應食用可靠的維生素 B12 來源，例如：補充劑或強化食品。

（2） 嬰兒、兒童跟青少年

一個營養充足的植物性飲食是足以支持嬰兒期、兒童期和青春期孩童的正常生長。童年和青少年時期素食的健康益處包括：養成接觸多種植物性食物的習慣，降低兒童肥胖的風險，以及未來慢性病相關死亡率。與非素食兒童相比，素食兒童的總脂肪、飽和脂肪和膽固醇的攝取量都較低，低脂的純素飲食也發現能夠有效治療兒童肥胖和血壓升高。

建議嬰兒出生後 6 個月內還是要進行純母乳餵養，若無法持續母乳餵養，也可以使用商業嬰兒配方奶粉作為第一年的主要飲食來源。記得在第一年裡「不可」使用植物奶，或是未加工的牛奶來取代母乳或配方奶粉。想要採用素食的父母，應該在嬰兒引入副食品時採用循序漸進的方式，用豆泥或豆腐這類的植物性蛋白質來代替肉泥。一歲之後，如果幼兒生長正常並且可以吃多種食物，則可以開始飲用強化大豆或豌豆蛋白奶或牛奶。

青少年吃素食須注重幾種營養素：包括鐵、鋅、碘、維生素 B12、鈣

和維生素 D。另外，基於蛋白質消化率和胺基酸組成等因素，純素食兒童的蛋白質建議可能略高於一般雜食兒童的標準建議，鈣質來源包括強化植物奶、綠色蔬菜和乳製品。基本上，當素食兒童和青少年的飲食來源包含足夠的能量和各種植物蛋白質時，很少出現鐵和鋅缺乏的情況。但在特殊情形，例如：體重控制等因素，可以適時補充鋅、鐵和維生素 B12，補充富含碘的紫菜海帶類，或是使用碘鹽，也是避免缺乏的方式。

（3） 高齡者

目前有限的研究表明，高齡素食者的營養攝取量與非素食者相當。高齡者對於鈣、維生素 B6 和維生素 D 的建議量本來就比成人更高。有一些證據顯示蛋白質需求也會增加，可能跟利用率的下降有關。因此建議茹素的長輩需要更認真的攝取高品質的植物性蛋白質食品，如豆製品（包括豆腐、大豆飲料、大豆優格等）、豆類、堅果和種子等，每天食用兩到三次。素食者一般都有攝取到足夠的維生素 B6（如馬鈴薯、香蕉、穀物和菠菜等）。有幾個因素會增加高齡者維生素 D 不足的風險，包括真皮和腎臟合成的減少、飲食攝取不足，以及有限的陽光照射。因此高齡者可能需要強化食品或補充劑，以滿足鈣和維生素 D 的需求。另外，高齡者缺乏維生素 B12 的主要原因，是對於食物中維生素 B12 的吸收能力下降，而從強化食品或補充劑當中吸收純化的維生素 B12 是安全的，因此建議老年人使用強化食品和補充劑作為維生素 B12 的主要來源。

（4） 運動員吃素會影響運動表現嗎？

素食在歷史上一直受到部分運動員的推崇，不但可以滿足各個級別運動員的需求，營養充足的植物性飲食被認為有助於優化訓練和運動表現，部分原因是其高碳水化合物和高植化素。但目前的證據還未能證明素食飲食一定優於雜食飲食，還需要進行更多的研究來確定，這種飲食是否可以促進恢復，並減輕劇烈訓練時發生的氧化損傷和發炎。

針對運動員的素食營養建議，應考量每位運動員的運動項目、訓練量（強度和頻率）、季節、表現目標和食物偏好。其實有許多可以滿足能量需求的多種植物性蛋白質來源，包括大豆食品、乾豆類、堅果、種子、藜麥和其他穀物，可以提供足夠的蛋白質來支持大多數訓練需求。有一些證據表明，與等量的動物性蛋白質相比，植物性蛋白質導致餐後肌肉蛋白質合成反應較低，建議可以透過食用不同植物來源的蛋白質混合物改善這種反應，或是以乳清、牛奶和雞蛋來補充素食運動員的蛋白質來源。

某些素食運動員可能會缺乏的營養素，源自植物性的吸收較差，包括鈣、鐵、鋅、碘和維生素 B12。例如，女性運動員和耐力運動員應確保在飲食的同時攝取足夠的富含鐵的強化植物性食品或是鐵劑。女運動員有些因體脂率跟攝取量有限的限制，加上運動量會有停經（即能量利用率低）的狀況，就要補充額外的鈣（1,500 毫克／天），以及 1500 ～ 2000 國際單位的維生素 D，以優化骨骼健康。運動員保持充足的維生素 D 非常重要，因為維生素 D 在免疫功能、發炎調節、身體表現和整體健康發揮關鍵作用。

另外，素食運動員的血液中肌酸酐和肉鹼濃度可能比雜食運動員較低，若參加的是阻力訓練和高強度運動，那肌酸（creatine）的補充可能會

有幫助，但補充肉鹼目前沒有公認的益處。

❾ 打破吃素者會營養缺乏的迷思

（1） 鈣

　　除了純素食者比較有可能擔心鈣的缺乏，其他奶蛋素者比較不用擔心鈣缺乏的問題。但在鈣攝取不足或吸收有問題的人身上，除了使用鈣強化的食品（加了鈣的強化牛奶等），或服用鈣補充劑，以滿足鈣的需求。植物性食品中的植酸和草酸其實都會阻礙鈣的吸收，例如：富含草酸鹽的蔬菜（菠菜、瑞士甜菜）的鈣吸收率可能低至5％；來自豆類、杏仁、芝麻醬和無花果大概20％～25％；來自乳製品的牛奶鈣32％；來自豆製品（豆腐、強化大豆飲料）則與牛奶類似。建議可以多增加豆製品的攝取，還有食用「低草酸鹽蔬菜」（羽衣甘藍、大白菜、綠花椰菜、高麗菜等），或用煮沸的方式來降低綠葉蔬菜中的草酸含量。至於骨骼的健康，如上所述，其實素食者攝取大量富含抗發炎的植物營養素（胡蘿蔔素和類黃酮），以及鉀和鎂，其實都有助於改善骨密度和減少骨折。與素食相比，反倒是食用動物性蛋白質飲食會導致尿鈣流失增加，增加骨質流失風險。

（2） 鐵

　　鐵質（iron）除了透過血紅素（hemoglobin，又叫血紅蛋白）跟肌蛋白（myoglobin）幫助運輸氧氣外，還作為許多重要酶（例如：對免疫功能很重要的髓過氧化物酶）的輔助因子，並在甲狀腺激素合成和胺基酸代謝中發揮作用。由於血紅素鐵通常比非血紅素鐵（通常為5％～10％）更容易

吸收（15%～30%），因此雜食動物被認為具有更好的鐵儲備狀態。然而，在研究中看到飲食多樣化且均衡的素食者，似乎並不比雜食者有更高的缺鐵性貧血的罹患風險，且兩種飲食組的血紅素水平通常也沒有顯著差異。只要確認飲食內容富含全穀類、豆類、堅果種子、綠葉蔬菜、鐵強化飲品的多樣化飲食，素食飲食者通常含有與雜食飲食者一樣多或更多的鐵。

在我的臨床經驗中，看到許多缺鐵性貧血的患者，反而都是雜食性者，而且問題都不是出在「含鐵食物攝取不夠」，卻是出現在「吸收不良」。例如：肥胖的人比體重正常的人有更高的貧血機率。在2021年《Experimental and therapeutic medicine》一篇綜論，就有提到不管任何年齡性別，缺鐵的表現在肥胖的個體中有較高發生率。主要是肥胖可能會破壞體內鐵的平衡，導致缺鐵性貧血。肥胖和缺鐵之間的關係，主要是慢性發炎狀態會使鐵調素（Hepcidin）升高，這個激素會抑制腸道對鐵的吸收，在過重和肥胖者的體重明顯下降或降低慢性發炎後，可觀察到血清鐵調素的下降，讓鐵在腸道的吸收改善。另外，減脂手段當中的「低碳飲食」這件事，也容易產生缺鐵性貧血（碳水的攝入跟鐵的平衡有關），反而是富含大量碳水的植物性飲食比較不擔心貧血問題。

也要提醒非血紅素鐵的吸收受到多種飲食成分的顯著影響。例如：維生素C、其他有機酸（檸檬酸、蘋果酸、乳酸、酒石酸）和異抗壞血酸（加工食品中使用的抗氧化劑）都能增強吸收，故在服用鐵劑的人也建議搭配維生素C一起服用。而植物鐵蛋白（Plant ferritin）存在於大豆和其他豆類中，是一種易於吸收的鐵源（22%～34%）。雖然植酸鹽（存在於豆類、

堅果和全穀物中）會抑制非血紅素鐵的吸收，但只要經過烘烤、浸泡、發酵和發芽的過程，就會減弱其抑制作用而不影響吸收。

另外，非血紅素鐵的吸收也會與身體的鐵含量成反比，也就是說當儲存量較低且對鐵的需求增加時，身體對鐵的吸收會代償性的加倍，例如：鐵儲備充足的人可能吸收率低至 2%～ 3%，而鐵儲備低的人吸收率則高達 14%～ 23%。由於人類排出多餘儲存鐵的能力有限，因此也不建議食用大量的血紅素鐵，因為它具有促氧化性質，血紅素鐵的消耗與糖尿病、代謝症候群和大腸直腸癌等慢性疾病的風險增加有關。素食者的鐵儲備通常較低（反映在較低的血清鐵蛋白水平），這可能反而是一個優勢，因為較低的血清鐵蛋白水平，可能與改善胰島素敏感性和降低糖尿病風險有關。

市售的鐵劑補充有分許多型式（檸檬酸亞鐵、氧化亞鐵、硫酸亞鐵、反丁烯二酸亞鐵、甘胺酸亞鐵，其中甘胺酸亞鐵的吸收率最高，比傳統的鐵劑較不會有便祕跟胃腸不適的問題，在選購上可以特別注意。

（3）鋅

鋅本身就是多種酵素的輔酶，參與生長、免疫、認知功能、骨骼功能和基因表現調節。缺鋅會導致生長遲緩、食慾不振、皮膚炎、掉髮、內分泌功能障礙和免疫力受損。過去都認為富含鋅的食物都在海鮮或葷食，但實際調查發現，已開發國家的素食者並沒有比非素食者還要缺乏鋅。

跟鐵的道理相似，雖然植物性食品中鋅的生物可利用性可能會降低，但身體對於鋅的吸收可以透過穩態機制調節，透過減少損失和增加吸收來

適應較低的攝取，例如：在孕期或嬰兒期這類需求旺盛時期，身體的吸收會變得更有效。同樣的，穀物和豆類在經過發酵、浸泡、發酵或發芽後都可以降低植酸水平，使鋅的生物可利用性更高。另外，各種植物性食物中的含硫胺基酸和有機酸也會增強鋅的吸收，包括堅果、種子、全穀類、豆類、豆腐和乳製品。只有對於食物取得非常有限的純素飲食者來說，才需要考慮加強鋅的補充劑或強化食品。

(4) 碘

碘對於調節代謝活動的甲狀腺激素、懷孕期間和兒童早期發育至關重要，兒童期缺碘會妨礙兒童充分發揮身體潛能和智力。碘的主要飲食來源包括碘鹽、海鮮和乳製品。雖然大豆、十字花科蔬菜和地瓜等食物含有會干擾甲狀腺吸收碘的天然物質，但只要在碘攝取量充足的前提下，這些食物並不會造成健康人的甲狀腺功能障礙。建議可以多攝取海帶跟紫菜類蔬菜，完全不使用碘鹽或紫菜類的素食者才有可能面臨碘缺乏的風險，一般素食者無須太擔心。

(5) 維生素 B12

維生素 B12 是紅血球形成（缺乏會造成大球性貧血）、DNA 合成、中樞神經系統髓鞘形、參與一氧化氮生成的輔助因子，對血管和免疫健康具有重要影響。維生素 B12 的缺乏症較常見於高齡者（因胃酸分泌不足）或是純素食者（連奶蛋都不能吃）身上，因此奶蛋素食者較不用擔心維生素 B12 的缺乏。

若是純素食者，建議必須透過食用維生素 B12 強化食品（例如：強化植物性飲料、強化早餐麥片、強化素食肉類類似物），或定期服用維生素 B12 補充劑來獲取維生素 B12。因為純植物類食品缺乏活性維生素 B12，無法滿足日常需求。非懷孕、非哺乳期族群建議每週至少服用 3 次 500 微克的維生素 B12 補充劑，食物中約 50% 的 B12 透過迴腸的受體吸收，由內因子（一種來自胃的糖蛋白）幫忙。每個迴腸受體接收 1.5 至 2 μg B12 會達到飽和，無法進一步吸收，因此建議少量多次服用。當大劑量攝取時，約 1% 的劑量可以藉由小腸的主動吸收擴散。

過去認為甲鈷胺（methylcobalamin）補充劑是有效的 B12 吸收形式，但其生物利用度並不優於氰鈷胺（cyanocobalamin），後者是強化食品和許多補充劑中更穩定且最常用的 B12 形式。由於成年人可能需要數年時間才會出現維生素 B12 缺乏的症狀，因為 B12 也可透過膽汁酸分泌到腸道中重新被吸收，因此所有純素食者可每年檢查其 B12 狀況，須注意高齡者的 B12 缺乏現象常常被忽略。除了大球性貧血外，神經學的表現包括遠端肢體的感覺異常（多發性神經炎）、憂鬱、認知功能失常、大小便失禁等。因維生素 B12 缺乏的神經學症狀，在臨床上常跟失智症或正常老化現象搞混，而錯過黃金矯正時間，故建議 65 歲以上的高齡者也可定期檢測。血清甲基丙二酸 （MMA）水平升高是維生素 B12 缺乏的可靠指標，而血清維生素 B12 水平是維生素 B12 狀態的較不敏感指標。一般正常的血清 B12 濃度在 160 ～ 400 pg/mL，小於 150 pg/mL 被視為維生素 B12 缺乏，但也有可能是身體正處於消耗肝臟內儲存的 B12 狀況，因此會建議加驗

MMA，若大於 0.4 μ mol/L 即可認定 B12 缺乏。治療除了肌肉注射跟高劑量（1000 微克／天）連續 3 ～ 7 天，在每週一次施打 1,000 微克，再降為每日 125 ～ 500 微克的劑量，不論肌肉或口服補充臨床效果都很好。血液學的症狀在充分補充後都能在數週完全恢復，但神經學的症狀則不一定能完全恢復。

（6） 維生素 D

　　維生素 D 除了可以促進腸道對鈣的吸收，調節骨骼礦化、細胞生長和分化、神經肌肉的功能以外，也跟免疫調節和降低發炎有關。由於皮膚透過陽光照射產生的維生素 D，其實不足以滿足生活在高緯度地區人群的營養需求（尤其是在冬季），因此常規食物和補充劑來源是有必要的。根據臺灣的國民營養調查，我國的維生素 D 幾乎每年在各年齡層都未達建議攝取量。由於食物中維生素 D 的含量有限，因此通常需要補充劑來滿足需求。根據個人的年齡、地理位置、飲食偏好和體重，可能需要每日補充 10 ～ 50 µg（400 至 2,000 IU）的維生素 D，以達到最佳血清 25- 羥基維生素 D（25-（OH））的最佳濃度。

　　一項研究發現素食者和非素食者的血清 25-（OH）D 的濃度並沒有顯著差異，而維生素 D 的補充量、皮膚色素、日曬量等因素都比飲食對血清 25-（OH）D 的影響更大。但在另一項英國的大型研究（EPIC-Oxford），發現，與肉食者相比英國素食者的血漿 25-（OH）D 濃度低 14.3％，純素食者的濃度明顯更低 27.5％（奶蛋素者可以從雞蛋或乳製品中獲得維生素 D）。因此若是屬於維生素 D 缺乏的高危險群：高齡者、深色皮膚、大量

使用防晒隔離霜缺乏日晒、素食者，建議透過選擇適當的食物和補充劑，讓素食者也可以保有充足的維生素 D 狀態來維持骨骼的健康。

(7) Omega-3 脂肪酸 （n-3）

Omega-3 脂肪酸 （n-3）的抗發炎效果，被認為跟心血管的健康有相關。而素食者的 omega-3 來源主要是 α-亞麻油酸（ALA），正常情況下，只有少量的 ALA 會轉化為長鏈二十碳五烯酸（Eicosapentaenoic acid, EPA）和二十二碳六烯酸（Docosahexaenoic acid, DHA），特別是在亞麻油酸攝取量較高的情況下。ALA 的轉化也受到健康狀況、年齡、飲食成分和性別的影響。EPIC- 諾福克隊列研究的結果顯示，純素食者和素食者似乎表現出更高的 ALA 轉化為 EPA 和 DHA 的效率。

α-亞麻油酸最豐富的來源包括亞麻籽、大麻籽、核桃、奇亞籽，而在芥花籽油、大豆油，以及綠葉蔬菜中的含量則較少。一般成年人每天 DHA 及 EPA 的建議量約 400 毫克到 600 毫克。若是心血管疾病者，則建議攝取量為成年人的 2 倍，也就是每天 800 ～ 1200 毫克；至於懷孕婦女，根據美國孕婦協會（American Pregnancy Association）與世界衛生組織的建議，可以每天補充 DHA 200 毫克至 300 毫克。雖然最佳健康狀態的 omega-6/omega-3 的比例尚未確定。但使用補充劑來改善個人的 DHA 狀況通常被認為是可行的，對於素食者來說，定期使用藻類 DHA 補充劑可以是提高血清 DHA 濃度的有效方法。

高風險可能會缺乏 DHA 或是 ALA 轉化不良的族群：懷孕和哺乳期婦女、糖尿病患者、高齡者和早產兒。

以腸道菌為標靶的特殊營養實證

❶ 維生素 B 群[7-8]

維生素 B 群是人體非常重要的微量營養，缺乏任何一種維生素 B 群都會導致疾病跟症狀，這些常見的 B 群包括：維生素 B1（Thiamin）、維生素 B2（Riboflavin）、維生素 B6（Pyridoxine）、維生素 B12（Cobalamin）、菸鹼酸（Niacin，又叫做維生素 B3）、葉酸（Folate，又叫做維生素 B9）、生物素（Biotin，維生素 B7），以及泛酸（Pantothenate）。除了從食物中獲取，腸道菌也參與了維生素的製造，維他命 B 群不只是人體所需，腸道菌也需要這種營養，牠們合成維他命的作用符合生物學上互利共生的原則。我們腸道中的某些細菌可以合成 B12（例如：洛德乳酸桿菌，Lactobacillus reuteri），以彌補食物來源 B12 的不足。這也就是為何 B12 幾乎都是來自動物，但並不是所有茹素者都一定缺乏 B12。目前腸道中被發現跟合成 B 群有關的細菌至少就有 100 多種，而且合成路徑各自迥異，相當多元，有些菌之間還有互相彌補的代謝路徑，很可能是共同演化之下的分工結果。

從 B 群的合成就可以知道，微生物之間的分工合作是非常複雜且環環相扣，有時缺乏某種菌造成缺乏某些代謝產物作為介質，很可能就無法合成身體需要的終產物。每個維生素 B 需要的酵素跟步驟都不一樣，而且由不同占比的菌門負責。所以 B 群的吸收利用牽扯很複雜的因素，除了攝取 B 群的時候，小腸的吸收功能因人而異，結腸裡的細菌也會合成 B 群後進入人體，加入粒線體的能量生成途徑被運用。這也就是為何臨床的減重學

員常會給予 B 群，因為過去研究發現在低熱量飲食下，參與 B 群製造的菌叢數量會下降（推測碳水的代謝會消耗 B 群，身體的碳水攝取下降會調降需要的 B 群合成需求），因此會建議用額外補充 B 群的方式增加小腸的吸收，以維持體內的代謝正常運作。

2023 年最新的動物實驗發現，給與葉酸補充劑可以避免餵食高脂飲食的小鼠體重上升，其中的機轉跟腸道菌所參與的支鏈胺基酸（BCAA）和粒線體的活性相關。（餵食高脂飲食老鼠體內的支鏈胺基酸濃度會較高，此研究看到加了葉酸補充劑後，支鏈胺基酸水平降低，影響了後續的脂肪上升反應）。這個動物實驗暗示我們，每一種不同的 B 群補充劑都可能改變菌相，進而改變相關的代謝途徑，成為一種治療或是預防疾病的方式。

❷ L- 阿拉伯糖（L-arabinose）[9]

L- 阿拉伯糖（L-arabinose）並不是「代糖」（Sugar substitute），它屬於「稀有糖」（rare sugar）。定義是「monosaccharides and their derivatives that are present in limited quantities in nature」，是自然界中數量稀有的單糖，屬於五碳糖的一種。它跟葡萄糖的六碳糖不一樣，常常跟其他糖結合，天然游離型的稀少，故需要特別的萃取技術分離出來，因此價格昂貴。近期的研究都將它視為一種功能性食品，或腸道健康的新型治療策略，當代糖實在是大材小用了。

目前 L 阿拉伯糖的人類研究有 3 篇，有一篇是「長期食用」的研究，這個研究是讓 30 個有代謝症候群診斷的人，在不改變生活習慣的情況下，每天攝入 40 ～ 45 g 溶於水的 L- 阿拉伯糖，持續 6 個月。結果發現介入 6

個月後，體重、腰圍、總膽固醇、三酸甘油脂，和空腹血糖這些代謝症候群的指數顯著降低，顯示對代謝症候群患者的總體益處。反倒是人工代糖在近年研究指出對代謝和腸道菌的負面隱憂。至於一般蔗糖、乳糖、果糖等食用糖，吃多會胖、會糖尿病、會代謝症候群，應該不容贅述。

而阿拉伯糖做為雙歧桿菌的益生源早就不是新聞了，連屬於「益生菌」的大腸桿菌（對！大腸桿菌不是只有致病菌也有益生菌）都會吃 L-糖了，雙歧桿菌愛吃也不奇怪。不過僅限動物實驗，人類研究受限於飲食種類複雜，不知道因果關係很難證實。但我在臨床上的確看到許多飲食背景單純的情況下，有加入 L- 糖比沒加的人在菌相分析上，使雙歧桿菌提升的狀況。

在 2019 年的《Journal of agricultural and food chemistry》的老鼠實驗發現，L- 阿拉伯糖可以抑制結腸炎（Colitis），達到抗發炎的作用，確認 L- 阿拉伯糖在結腸炎或炎症性腸病中的保護機制。在 2020 年《Journal of functional foods》一個實驗裡發現，蔗糖（Suc）、蔗糖＋ L- 阿拉伯糖（Suc ＋ Ara）、L- 阿拉伯糖（Ara）這三組當中，血糖跟胰島素的上升幅度是 Suc ＞ Suc+Ara ＞ Ara，L- 阿拉伯糖幾乎不影響血糖跟胰島素變化。但是有趣的是，腸泌素 GLP-1 卻是蔗糖＋ L- 糖這一組上升最高，而且單獨 L-糖的 GLP-1 上升幅度，不但不輸單獨蔗糖，在食用後 30 分鐘到 180 分鐘區間，甚至累積 GLP-1 的分泌量比蔗糖更多。之所以會有這樣的情形，跟 L- 阿拉伯糖和腸道菌的互動有關，會讓腸泌素相關好菌的數量增加。這也跟它不被小腸吸收，直接到大腸成為益生元有關。

在 2022 年《Cell Reports》[10] 期刊發現 L- 阿拉伯糖做為 MACs 的一員，可以避免被餵食高脂肪含蔗糖食物的小鼠變胖，機轉跟 L- 阿拉伯糖可以增進腸道菌的代謝產物——乙酸鹽（Acetate）和丙酸鹽（propionate）有關，研究發現許多乙酸鹽跟丙酸鹽的製造者（如 Bacteroides）也相對增加，更提高了短鏈脂肪酸的產量。這些代謝產物跟食慾的抑制，還有脂肪代謝都有相關。因為當短鏈脂肪酸的受體 GPR43 和 GPR41 被抑制後，抗肥胖的效果就消失了。在人類實驗中，L- 阿拉伯糖可幫助抑制餐後血糖，以及胰島素和 C 胜肽的反應，同時增強蔗糖攝入後，類升糖素胜肽 -1（GLP-1）的反應。此外，膳食當中的 L- 阿拉伯糖可以防止吃含有蔗糖的高脂肪飲食（HFD）大鼠的脂肪組織，和肝臟三酸甘油脂的增加。L- 阿拉伯糖已被許多研究證實，可以調節腸道微生物群的組成，並抑制小鼠的結腸炎和代謝症候群的產生。

❸ 菊苣纖維（Inuiln）[11-13]

菊苣纖維（又譯作菊粉、菊糖）是由 β（2,1）鍵連接的果糖基單元重複連結組成，是一種容易被腸道發酵的纖維，可以被微菌分解產生大量的短鏈脂肪酸（SCFA）。過去研究發現，在患有便祕的人當中，菊粉攝取與大便頻率顯著增加有關，這表明菊粉對人體有潛在的影響。在 2019 年的系統性回顧，關於菊粉（有些是用菊粉型的低聚果糖）對腸道微生物群的影響，每天服用的菊苣纖維在 5 ～ 20 克之間，最一致的變化是看到雙歧桿菌的增加。其他一致的結果包括補充菊粉後，厭氧菌、糞桿菌和乳酸菌的相對豐度增加，以及擬桿菌的相對豐度減少。

到 2020 年一個對照交叉研究，找了 25 名 41 ～ 71 歲的第二型糖尿病患者（15 名男性），在 6 週內食用 16 克菊粉型果聚醣（低聚果糖和菊粉的混合物）和 16 克安慰劑（麥芽糊精），結果發現菊糖型果聚醣的介入治療，引起糞便微生物群組成的有意義變化。尤以雙歧桿菌的影響最為顯著，包括與免疫相關的青春雙歧桿菌。而糞便中總短鏈脂肪酸的濃度也顯著升高，主要是乙酸和丙酸，但是對微生物的多樣性則無影響。

在 2021 年《European journal of nutrition》的動物實驗發現，菊粉補充劑能夠有效緩解小鼠的高尿酸血症，其中與菊粉修復腸道屏障、減緩全身炎症反應。在這個研究除了有看到益菌豐富度的上升，包括產生短鏈脂肪酸的微菌（例如：阿克曼氏菌和瘤胃球菌），也看到了多樣性的上升。其中機轉跟菊粉增加了小鼠腸道微生物群衍生的 SCFA（乙酸鹽、丙酸鹽和丁酸鹽濃度），與高尿酸血症的緩解呈現相關性。

這個研究暗示菊苣纖維對代謝的改善，來自調控腸道微生物群及其代謝產物來達成，未來希望可以有更多人類實驗來證實，將菊苣纖維補充劑作為某些代謝疾病（例如：高尿酸血症）的治療方案。

❹ 當營養跟菌相關係失衡——食物成癮 [14-18]

「食物成癮」（food addiction）是 1956 年以來已出現的名詞，直到近幾年才有大量的實證研究。雖 DSM-V 對「Food addiction」仍未有明確定義，但臨床上的確常見許多肥胖個案存在著程度不一的食物依賴現象，尤其是所謂的「快味食物」（hyper-palatable food），指脂肪、糖和鹽混合的食物。常見於加工食品及垃圾食物，讓人立即上癮的特性和戒斷時的反

應，和毒品跟菸酒的上癮現象並無二致，但是機轉更加複雜。在功能性核磁造影上的亮點可知和海洛因、古柯鹼這類的成癮物質，對紋狀體的 D-2 receptor 的刺激是同樣強烈。目前可用「耶魯食物成癮量表」（YFAS, Yale Food Addiction Scale 2.043）做為協助診斷工具。

在 2020 年《Nature reviews gastroenterology & hepatology》期刊，非常詳細的闡述了腸腦軸跟腸道菌相的互通，如何影響了食物成癮，幾個重點條列：

（1）「正常的」攝食行為，是由腸道調控食慾的激素（飢餓素、GLP-1 腸泌素、CCK、PYY 等）、腸道菌代謝產物（SCFA、胺基酸代謝物）和腸外荷爾蒙（瘦體素、胰島素）跟大腦的下視丘、享樂機制（多巴胺和前額葉）之間的嚴格協調下的「平衡狀態」。

　　相比之下，食物成癮是一種失衡的進食行為，反映了腦—腸—腸道微生物組（BGM）裡面組成跟訊號的失控，讓這種平衡傾向享樂機制，讓人「渴求」（craving）特定食物而怎麼吃都無法獲得滿足。

（2）食物成癮從生命早期（嬰兒）的腸道菌就開始養成，包括壓力、使用抗生素、營養不良、廉價快味的高熱量速食等，都會進一步通過中樞（多巴胺訊號阻斷）和腸道（迷走神經傳入功能、代謝性內毒素血症、全身發炎反應、腸道微生物組的變化）影響成年後的進食行為。

（3）長時間的終生飲食（lifelong）選擇，可以調節 BGM 相互作用和飲食行為。例如：長期攝入高油高糖西方飲食（Western diet）會導致系統性慢性發炎反應，而讓「抑制食物攝入」的反饋機制失靈。反之，長時間的高纖維／低脂／低糖飲食，能讓飽足相關訊號發揮正常功能。

故治療的介入，首重矯正失衡的腸腦軸跟腸道菌相，每一層訊號每一個組成都息息相關。這就是為何 GLP-1 減重藥物的減重效果有限，或為何有些人無效，因為那只是 BGM 軸裡的「其中一個螺絲釘」而已，其他零件缺損的源頭問題沒解決，食物成癮依然存在。

在 2023 年《Appetite》期刊彙整 16 篇食物成癮的相關研究，找到了跟食物成癮相關的幾種生物標記物：瘦素、生長素釋放肽（Ghrelin）、皮質醇、胰島素和葡萄糖、催產素、膽固醇、血漿多巴胺、促甲狀腺激素（TSH）、糖化血色素 A1c（HbA1c）、三酸甘油酯（TG）、胰淀素（amylin）、腫瘤壞死因子 α（TNF-α）和膽囊收縮素（CCK）。這些激素的升降可能會驅動身體尋求獎勵食物的攝取和飲食變化，而瘦體素的上升也意味著瘦體素抗性跟暴飲暴食的行為相關，也和食物成癮症狀相關（代表無法透過飽足感停止進食）。

近年食物成癮的研究有很多，但治療方式跟暴食症或是神經性貪食症這類的飲食疾患一樣，牽涉複雜的生理、神經和精神及心理學的重疊範疇，所以諸如認知行為治療都需要多方面專業人士介入。有趣的是 2022

年一個來自巴西的減重手術後的研究，利用益生菌為介入手段，試圖降低術後患者常見的飲食疾患的發生，這是一項隨機、雙盲、安慰劑對照試驗，收案的 101 名患者，在減重手術後從術後第七天開始服用益生菌（嗜酸乳桿菌 NCFM 和乳雙歧桿菌 Bi-07），或安慰劑補充劑 90 天。結果發現：在手術前，有三分之一的患者出現食物成癮和暴飲暴食的診斷，跟沒食用益生菌的組別相比，有服用益生菌的組別在手術後 1 年觀察到益生菌治療的顯著效果，不管是食物成癮症狀指數或暴食評分均低於安慰劑組（分別為 p=0.037 和 p=0.030）。這個研究跟我的臨床經驗雷同，許多有食物成癮症狀的患者，在介入益生菌服用幾週後，都出現症狀下降或緩解許多的反饋，也期待在未來有更多相關大型研究的設計，包括食物成癮者的菌相是否有所不同。

食物可以是我們的養分，但也可能是我們的毒品，關鍵在大腦跟腸道菌之間的互動是否出了問題。在減重的臨床實務上尤其常見營養不良者（肥胖即是一種營養不良）有高比例的食物上癮或是飲食疾患，故未來的治療方向，除了調整食物巨量營養素加上認知行為模式，讓快味食物的依賴降低以外，適當的益生源或益生菌的合併治療，更長時間對腸道菌有益的飲食介入，或許才能真正解決飲食失調的源頭。

本章參考資料

1　Kolodziejczyk, Aleksandra A., Danping Zheng, and Eran Elinav. "Diet-microbiota interactions and personalized nutrition." Nature Reviews Microbiology 17.12 （2019）: 742-753.

2　Fadnes LT, Økland J-M, Haaland ØA, Johansson KA （2022） Estimating impact of food choices on life expectancy: A modeling study. PLoS Med 19（2）: e1003889.

3　Papier, Keren, et al. "Meat consumption and risk of 25 common conditions: outcome-wide analyses in 475,000 men and women in the UK Biobank study." BMC medicine 19.1 （2021）: 1-14.

4　Akter, shamima.etal. "Low carbohydrate diet and all cause-specific mortality. "clinical nutrition 40.4(2021):2016-2024.

5　Craig, Winston J., et al. "The safe and effective use of plant-based diets with guidelines for health professionals." Nutrients 13.11 （2021）: 4144.

6　Darling, Andrea L., D. Joe Millward, and Susan A. Lanham-New. "Dietary protein and bone health: towards a synthesised view." Proceedings of the Nutrition Society 80.2 （2021）: 165-172.

7　Systematic genome assessment of B-vitamin biosynthesis suggests co-operation among gut microbes. （2015） *Frontiers in Genetics*

8　Han, Wei, et al. "Dietary Folic Acid Supplementation Inhibits HighFat DietInduced Body Weight Gain through Gut Microbiota-Associated Branched-Chain Amino Acids and Mitochondria in Mice." *Journal of Nutritional Science and Vitaminology* 69.2 （2023）: 105-120.

9　The effects of consumption L-arabinose on metabolic syndrome in humans. J Pharm Nutr Sci. 2013;3:116-126.

10　Tomioka, Sawako, et al. "Cooperative action of gut-microbiota-accessible carbohydrates improves host metabolic function." Cell Reports 40.3 （2022）.

11　Birkeland, Eline, et al. "Prebiotic effect of inulin-type fructans on faecal microbiota and short-chain fatty acids in type 2 diabetes: a randomised controlled trial." *European journal of nutrition* 59 （2020）: 3325-3338.

12　Le Bastard, Quentin, et al. "The effects of inulin on gut microbial composition: a systematic review of evidence from human studies." European Journal of Clinical Microbiology & Infectious Diseases 39 （2020）: 403-413.

13　Guo, Yingjie, et al. "Inulin supplementation ameliorates hyperuricemia and modulates gut microbiota in Uox-knockout mice." European journal of nutrition 60 （2021）: 2217-2230.

14　Gupta, Arpana, Vadim Osadchiy, and Emeran A. Mayer. "Brain-gut-microbiome interactions in obesity and food addiction." Nature Reviews Gastroenterology & Hepatology 17.11 （2020）: 655-672.

15　Florio, Ligia, et al. "Food Addiction: A Comprehensive Review." The Journal of nervous and mental disease 210.11 （2022）: 874-879.

16　Römer, Stephanie Sophie, et al. "Food addiction, hormones and blood biomarkers in humans: A systematic literature review." Appetite （2023）: 106475.

17　Constant, Aymery, et al. "Meeting of minds around food addiction: insights from addiction medicine, nutrition, psychology, and neurosciences." Nutrients 12.11 （2020）: 3564.

18　CARLOS, Ligia de Oliveira, et al. "Probiotic supplementation attenuates binge eating and food addiction 1 year after Roux-en-Y gastric bypass: a randomized, double-blind, placebo-controlled trial." *ABCD. Arquivos Brasileiros de Cirurgia Digestiva (São Paulo)* 35 (2022): e1659.

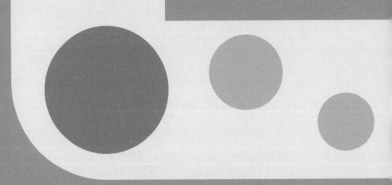

以腸軸爲中心
的飲食策略跟
營養補充

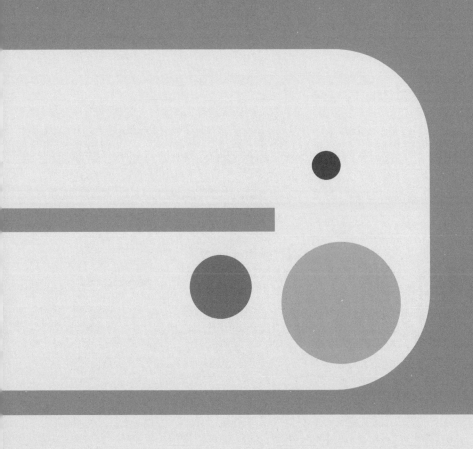

第五章

腸胃本軸

一、
胃食道逆流

Linlin 小姐是一位 30 幾歲的業務員，來門診的主訴是常常喉嚨卡卡的，好像有痰堵住的感覺。但是咳不出來也吞不下去，伴隨晚上胸前的燒灼感，有時候這個燒灼感甚至痛到背後，導致夜咳跟睡眠品質下降。一開始擔心是心臟或肺部的問題而求診，但是心電圖、心臟超音波，甚至做了胸部 X- 光都顯示沒有異常。後來去看腸胃科做了胃鏡，但胃鏡檢查除了輕微胃發炎沒看到其他異狀。拿了一些制酸劑回家吃但成效不彰，到了診間後我問了一下病史，發現有慢性過敏性鼻炎的病史。最近天氣變化似乎打噴嚏、流鼻水和鼻子癢有加重趨勢，但並未就醫，只偶爾吃一下藥局的成藥。

在診間的理學檢查發現有鼻涕倒流的現象，在口咽黏膜看到鵝卵石樣的變化（Cobblestone），後來開立一些治療過敏性鼻炎的藥跟飲食衛教後，患者在一個月後回診，反饋胃食道逆流的狀況已改善許多。

臨床表現及診斷

胃食道逆流（Gastroesophageal reflux disease, GERD）為胃酸或鹼性消化液隨著食物逆流回到食道的現象。若逆流高到喉部和咽部則稱為喉咽反流

（Laryngopharyngeal reflux disease, LPRD），雖然程度稍有不同，但生活型態的改變都是首選的治療方式。

在臺灣的胃食道逆流盛行率近 25％，幾乎每 4 人就有 1 人有胃食道逆流，症狀的表現非常多元。最常見的就是逆流的感覺和「火燒心」般的胸痛，常在飯後或躺下時更嚴重。其他還有咳嗽、異物感想清喉嚨、喉嚨疼痛、吞嚥困難、聲音沙啞、發聲困難（dysphonia）等，甚至中耳炎或牙齒潰爛這些咽喉外症狀，但也有絕大部分的病人並沒有典型症狀[1]。

胃食道逆流的輔助檢查有很多，不同的輔助檢查手段可以找出不同面向的問題。但胃鏡檢測出胃食道逆流的機率其實只有 30％，其他包括 24 小時逆流的食道酸鹼值監測、食道的壓力檢查、動力檢查，以及上腸胃道造影等，都是胃食道逆流的主要檢查方式。但診斷其次，藥物使用效果往往不佳，重點還是找出造成胃食道逆流的源頭，盡早對症下藥。

胃食道逆流的預後[2]

未經治療的胃食道逆流可能導致的不良預後，包括在第一部提到的消化道組織的病變。當強酸一直向上逆流，就會導致本來是複層鱗狀上皮的食道，化生成跟胃一樣的單層柱狀上皮，稱之為「巴瑞特氏食道」（Barrett's esophagus），也是食道腺癌的其中一種跟胃食道逆流有關的癌前病變。

另外，它還可能導致呼吸系統問題，例如：氣喘、肺部積液、胸部充血、呼吸困難和肺炎。在胃食道逆流患者的黏膜上，發現大量的各種細胞激素。這些細胞激素會激活免疫細胞聚集，並參與疾病的病理生理學，例如：過敏性發炎的參考指標——嗜酸性顆粒細胞（Eosinophils）和分泌

組織胺的肥大細胞（mast cells），也在胃食道逆流患者的食道黏膜中發現。

原因與治療方式[3]

越來越多的研究表明，胃食道逆流的發生跟胃酸過多並無直接關係，而是跟食物下不去、食道跟胃的交界處（賁門）關不緊等原因，造成食物無法順利往下進到腸道，或是胃內壓力升高（例如：脹氣），而導致胃酸跟食物的流向異常，故找出源頭才是重點。

生活型態改變是第一線治療，大部分外因性的原因，都可以藉由改變生活型態達到改善的目的。藥物如制酸劑通常只能暫時緩解症狀，甚至在研究中[4]發現左側臥的睡姿，甚至比使用氫離子幫浦阻斷劑（PPI），更能緩解胃食道逆流的發生。可見胃食道逆流真的不需要藥物，而是從飲食、**作息、壓力緩解等去著手**。除非是因為結構性問題導致，經由內視鏡發現後，有機會手術介入而做改善。

肥胖算是可藉由生活型態減重後就可改變的因子。一項研究發現，在完成有系統的減肥計劃後，有 81％ 的肥胖患者胃食道逆流的症狀減輕，有 65％ 的患者症狀完全緩解。另外一項包含 15,000 多名患者的大型回顧性研究發現，在身體質量指數（BMI）減少至少 $2 \, kg/m^2$ 的肥胖患者中，可發現胃食道逆流的症狀改善，與 BMI 的下降有正相關，故有肥胖的問題建議先減重。其他諸如戒菸、禁酒、避開容易脹氣，或刺激性的食物跟飲料後，某些人就算不用藥也能感受到改善。不過目前食物、菸酒跟胃食道逆流症狀的緩解還未有一致性的結果，許多嘗試停掉特定食物仍未改善的患者，就要再找尋其他原因。

會需要避開上述食物的相關機轉，包括高油脂食物（油炸、巧克力）、高糖飲食會引起食道下括約肌的放鬆；辛辣的食物、咖啡或酒精會刺激食道黏膜。但比起飲食內容，飲食的習慣其實重要。許多人主訴胃食道逆流發生在晚上或是凌晨，一問之下發現有吃宵夜的習慣。一般混合碳水、油脂、蛋白質的食物，在胃中需要 4～5 小時才能淨空。但是在夜晚因為蠕動變慢，排空的時間延長。過去臨床經驗發現，有些晚上九點後進食的人，甚至到隔天早上十一點做胃鏡或超音波，都還是能看到高脂肪未消化的食物存在胃裡面。可見許多人在太晚進食後，加上夜晚的臥姿，食物不但整晚滯留在胃中刺激胃酸過度分泌，而且食物在胃的消化過程中也會跟胃酸起化學作用，產生大量氣體造成脹氣，更促進了胃食道逆流的發生。

因此許多患者在戒掉宵夜，遵守睡前 3～4 小時，或每晚八點後儘量不要進食的原則，採取左側臥姿，胃食道逆流就不藥而癒。

還有些間接的因子容易被忽略，例如：《Scientific Reports》期刊在 2019 年[5] 的研究，探討過敏性鼻炎跟胃食道逆流的關係，過敏性鼻炎和氣喘常同時發生在過敏性體質的人身上，兩者皆屬於慢性呼吸道發炎疾病。研究顯示，氣喘患者中有 80％ 有過敏性鼻炎，40％ 到 60％ 同時患有胃食道逆流。而胃食道逆流本身又會加重氣喘，原因是胃腸道與氣管的神經支配可能存在與逆流相關的影響。而氣喘發作時的胸內壓力也會促使逆流發生，氣喘的治療藥物會影響食道括約肌導致逆流。但這個追蹤 193,810 名年齡在 18 歲以上，有或沒有過敏性鼻炎患者的研究發現，過敏性鼻炎可能比氣喘更和胃食道逆流有相關性。被診斷有過敏性鼻炎的患者，比沒有

的人顯著增加了快兩倍的胃食道逆流的風險，推測機轉跟慢性鼻涕倒流造成喉嚨搔癢，使無意識吞嚥頻率增加。而頻繁的吞嚥會通過增加暫時性食道下括約肌的鬆弛，使逆流加劇。另外，鼻涕倒流造成咽喉黏膜產生充血、水腫和黏液分泌過多，也會導致喉咽反流的症狀。

臺灣由於氣候潮溼加上空氣汙染嚴重，過敏性鼻炎在成人跟兒童的盛行率上升到 25％～ 50％之間，其中跟胃食道逆流的發生比率上升是否有關，還需要更進一步的研究。不過像一開始介紹的案例，就的確在治療過敏性鼻炎後，胃食道逆流的症狀獲得很大的緩解。

最後，大家很好奇的就是，焦慮情緒是否也會誘發胃食道逆流呢？許多研究都發現，焦慮程度跟胃食道逆流的嚴重程度呈現正相關，也和胸骨後疼痛和燒灼感的嚴重度有關其程度越高。主要是焦慮情緒的交感神經過度活躍，改變了食道的運動和通過壓力賀爾蒙反應增加了胃酸分泌，這個機轉目前在動物研究中證實，但在人體研究卻未證實[6]。

在 2021 年的《心理學前沿》（Frontiers in Psychology）期刊，探討那些從胃鏡看不到異常的胃食道逆流患者，其情緒障礙（焦慮症、憂鬱症）還有腸道微菌的特徵。結果發現胃食道逆流患者的情緒障礙盛行率較高，且腸道菌相跟健康正常人有顯著差異。與健康對照組相比，有胃食道逆流或是有情緒障礙症狀的人富含厚壁菌門（Firmicutes），而健康對照組或無情緒障礙者的腸道則富含擬桿菌門（Bacteroidetes）。另外，在胃食道逆流患者中，有出現情緒性障礙的人和沒有的人，腸道菌亦有顯著差異。這可能與微菌叢—腦—腸軸（microbiome-brain-gut axis）的交互作用有關，也讓我

們思考飲食對胃食道逆流的影響，可能不只是生理上的化學跟物理反應，改變腸道菌叢或許也是同時改善胃食道逆流，跟情緒障礙的一種途徑，未來期待更多研究可以證實，並運用於臨床[7]。

茲整理胃食道逆流的成因跟治療於以下表格[8]

	胃食道逆流原因	治療方式
內因性 （結構、機械、疾病造成）	暫時性食道下括約肌（lower esophageal sphincter, LES）放鬆 食道下括約肌功能降低（裂孔疝氣、肥胖、懷孕、藥物、抽菸） 胃近端酸與食糜混合不全 胃排空延遲／過度鬆弛 食道蠕動降低 內臟過度敏感（visceral hypersensitivity） 氣喘／過敏性鼻炎	減重、藥物治療 外科治療 腹腔鏡逆流手術（Laparoscopic antireflux surgery, LARS）　可以考慮接受手術的病人為：治療失敗或無法忍受藥物、明顯的食道外症狀，如吸入性肺炎或氣喘、出現併發症，如消化性狹窄等 治療氣喘及過敏性鼻炎
外因性 〔環境暴露、飲食（證據力弱）、生活作息〕	高脂肪飲食 辛辣食物 含糖飲料 精緻澱粉攝取 咖啡因攝取 酒精／吸菸 劇烈運動 焦慮情緒／壓力	避免刺激性的食物 避免易脹氣的食物 戒菸禁酒 避免太晚進食、飲食八分飽 睡前三小時禁食 左側臥姿、抬高床頭 運動適量 找尋紓壓放鬆的方式

二、
消化性潰瘍

　　Dora 小姐是一位 40 幾歲的國中教師，主述胃一直不太好，常常壓力一大就吃不下東西，但是會喝咖啡。時間久了就會感到左邊或右上腹部疼痛，伴隨灼熱感跟悶痛，吃了東西也會不舒服，常常吃也不是不吃不是。後來去做胃鏡有看到萎縮性胃炎（atrophic gastritis）的表現，幽門螺旋桿菌的切片檢測為陰性，建議定期做胃鏡追蹤。患者自述從年輕的時候個性就比較焦慮。前一位腸胃科醫師有開立氫離子幫補製酸劑（PPI）藥物，但吃了一段時間覺得仍然時好時壞。後來請她先停掉咖啡因的飲料，使用益生菌輔助，再加上飲食增加富含多酚類的食物，回診時表示 PPI 藥物已減量，而且胃痛的情形已改善許多。

臨床表現及診斷 [9, 10]

　　與胃酸關係最為密切的胃腸疾病，就屬胃潰瘍和十二指腸潰瘍合稱的消化性潰瘍（Peptic Ulcer, PU），指的是當胃酸持續分泌，使得胃或是十二指腸（尤其是近端），甚至是空腸（jejunum）造成局部黏膜損傷，其深度超過黏膜肌層（muscularis mucosae）的狀況。在臺灣每十個人就有一個人有，而且有 67％ 的人不一定會有症狀。最常見的表現為上腹痛，常

會形容是燒灼痛（burning pain）、飢餓痛（gnawing pain）或是悶痛（dullness pain）。胃潰瘍患者通常在飯後 15 ～ 30 分鐘內出現上腹痛，伴隨噁心或體重減輕；十二指腸潰瘍的疼痛往往發生在飯後 2 ～ 3 小時，甚至有三分之二的人是夜間會腹痛，兩者在進食後或使用制酸劑可見症狀緩解。

診斷除了建立在臨床症狀，還有鋇劑上消化道攝影檢查，以及內視鏡檢查。目前的診斷仍以內視鏡為主，主要是可以確認潰瘍病兆，並依醫師專業判斷考慮做組織病理切片，排除惡性可能。

消化性潰瘍的預後

由於胃酸的持續分泌與刺激，黏膜損傷可能進一步加重併發腸胃道出血（15% ～ 20%）或穿孔（2% ～ 10%）。消化液可流至胰臟造成胰臟炎或侵蝕肝臟，嚴重會造成死亡。大於 60 歲的病人更為常見，死亡率可高達為 30% ～ 50%。另外，還有可能出現胃出口阻塞（5% ～ 8%），以上急症有些都是需要緊急藥物跟手術介入才能處理。

原因與治療方式

前面章節有提到的黏膜層有許多可以防止被胃酸侵襲的保護機制，包括可以分泌中和鹽酸的鹼性液體，以及緊密的黏膜細胞排列，所以在正常情況下分泌的胃酸，是不會傷害到胃黏膜的。但是當「攻守不平衡」的時候，不管是防衛機制被破壞，或是有外來因子加重攻擊，都會導致消化道潰瘍的形成。目前常見有四大類成因：（1）幽門螺旋桿菌感染（*H. pylori infection*）；（2）使用非類固醇類消炎止痛藥（NSAIDs）止痛藥物；（3）

其他藥物因素（例如：皮質類固醇、雙磷酸鹽藥物、氯化鉀和氟尿嘧啶）。其他少見的因素包括：胃泌素瘤（Zollinger-Ellison syndrome）、惡性腫瘤（胃癌／肺癌、淋巴瘤）、壓力（急性疾病、燒傷、頭部受傷）、病毒感染、血管功能不全、放射治療、發炎性大腸疾病。（4）生活習慣（吸菸、喝酒、壓力、飲食習慣）。根據臺灣的病例對照研究[11]，消化性潰瘍的發生和抽菸、嚼檳榔、較低的教育程度、家族病史，及自我陳述壓力有相關。

　　幽門螺旋桿菌（H. pylori）感染是首要原因，此種革蘭氏陰性桿菌是存在於胃上皮細胞中的伺機性致病菌。大概有90％的十二指腸潰瘍和70％～90％的胃潰瘍都跟此菌有關，常常在兒童時期獲得此菌。此菌會藉由尿素酶（Urease）、毒素（Toxins）跟鞭毛（Flagella）等機轉附著在胃黏膜上，並使其發炎、導致胃酸過少或胃酸缺乏（achlorhydria），使黏膜保護受損而引發潰瘍。

　　關於幽門桿菌的除菌藥物治療，現行在臺灣是使用三合一或四合一的治療方式，由氫離子幫浦阻斷劑（PPI），加上兩到三種的抗生素治療7至14天，或是當考慮到抗藥性時會加入鉍劑（bismuth）來治療。但是這些治療有其隱憂，例如：抗生素殺壞菌也殺好菌，有些益菌也是革蘭氏陰性菌，而且用久了亦有可能發生抗藥性。其實氫離子幫浦阻斷劑近年研究發現有不少副作用[12-13]，例如：使用超過一年會增加胃癌的機率，機轉跟胃酸被抑制後胃內細菌過度生長、惡化胃黏膜的萎縮，以及類腸嗜鉻細胞（enterochromaffin like cells, ECL cells）的過度增生有關。

胃酸被抑制造成胃內細菌的過度增加，例如：困難梭狀桿菌（*Clostridium difficile*）的感染，因為長期的 PPI 使用會看到腸道菌的多樣性（diversity）下降，使原本互相制衡的平衡被破壞，導致腸道菌叢（microbiome）改變，使困難梭狀桿菌這種可以靠著微量營養素，就能存活的伺機性致病菌有機會大幅增加。其他如跟抗凝血藥物（clopidogrel）交互作用、失智症、肺炎、腎臟疾病、維生素 B12 缺乏、骨折等。雖然這些都還是證據等級 4 的病例報告（Case series），但也暗示了長期使用 PPI 健康風險。這也就是為何我以維護胃的生態系多樣性為出發點，希望消化道潰瘍患者可以把生活型態，跟飲食的改變作為第一線的治療，並切記藥物的使用都是短期治標。

　　目前研究證實生活型態跟消化道潰瘍密不可分，危險因子包括酒精、菸草（尼古丁會增加胃酸的產生，加劇現有的潰瘍、阻止癒合，並增加復發的風險。）高油脂食物（油炸、巧克力）以及高張的壓力。在 2020 年 [14]《Molecules》期刊的研究，綜合 2010 到 2020 年這十年關於類黃酮類（Flavonoids）對於潰瘍的效果，發現類黃酮能夠通過多種作用機制，保護胃和十二指腸的黏膜免受不同類型的潰瘍成因傷害（藥物、壓力）。不僅具有抗發炎作用，而且還具有多種保護功能（增加黏液），包括成為抗氧化劑和免疫調節劑，同時還能抵抗幽門螺旋桿菌。

　　在 2021 年 [15] 發表在《藥物輸送與治療學雜誌》（*Drug Delivery & Therapeutics*）上的藥用植物綜論研究討論，包括多酚（Polyphenols）在消化性潰瘍的角色。多酚是一種存在於許多植物性食物中的抗氧化劑，可用於輔助治療消化性潰瘍，其機轉包括有益於胃黏膜的修復，且有抗菌的作用

有助於抵制幽門螺旋桿菌。綠茶中的多酚可以鎮靜炎症，並有助於增強胃部組織。以上攝取富含類黃酮跟多酚類的食物，潛在的可以達到預防復發和輔助消化性潰瘍的治療目的。

　　另一方面，擔心抗生素的使用對微菌生態的影響，能夠「制衡」幽門桿菌的益生菌（Probiotics），就變成科學家在抗生素之外有興趣的研究對象。

　　目前已經進行的幾項研究[16]顯示，不同益生菌的確對幽門桿菌有拮抗的作用，其作用機制包括（1）加強黏膜屏障的強度（strength of mucosal barrier）、（2）黏附競爭（competition for adhesion）和（3）免疫調節機制（immunomodulatory）。

　　某些益菌，例如：乳酸桿菌（Lactobacillus）的代謝產物包括醋酸（acetic）、丙酸（propionic）和乳酸（lactic acids），可以維持胃黏膜的pH 值，還會分泌可以抑制尿素酶的抗菌物質（bacteriocins），所以可以抑制幽門桿菌附著在胃黏膜上。另外，幽門螺旋桿菌已知會抑制人類胃細胞中黏液（mucin）相關的基因表達，而益生菌如植物乳桿菌（*L. plantarum*）和鼠李糖乳桿菌（*L.rhamnosus*）可增加黏液的基因表達，幫忙抑制病原菌的黏附。最後，因為益生菌可以透過調節抗發炎細胞因子的分泌，來對抗胃幽門螺旋桿菌釋放的炎症介質，如趨化因子（chemokines）和細胞激素（cytokines），因此可以調節免疫，降低胃黏膜的發炎。在我的門診對於胃潰瘍的患者，也會使用 4 ～ 5 種特定的乳酸桿菌菌種作為輔助治療，都能看到不錯的成效。

最後關於心理健康方面，不良的飲食習慣和壓力、焦慮及憂鬱等情緒可說是惡性循環，加劇潰瘍的產生。由於潰瘍的復發率大約是 25％，所以過去研究[17]針對 71 名具有中度至高度復發風險（有抽菸、喝酒、慢性病、憂鬱情緒）的人，進行了為期一年的監測。其中一組接受了個別的介入措施，包括衛教手冊、改變生活型態的諮詢、憂鬱和焦慮的心理諮商，以及藥物指導等。對照組則不接受任何介入，只是每三個月進行一次隨訪，看是否有潰瘍復發。研究結果表明，積極的個別介入不僅可以降低復發率，還可以改善焦慮、憂鬱、疼痛程度和生活品質。

以下表格列出生活型態的宜忌整理提供大家參考：

「潰瘍患者飲食宜忌清單」

宜：對黏膜修復有幫助食物	忌：須避免食物及生活習慣
· 富含多酚類食物（深綠色蔬菜、莓果類） · 全植物性食物（豆類食物、全穀類） · 富含益菌的食物（優格、納豆、益生菌補充劑） · 良好的睡眠跟壓力紓解方式	· 菸草／酒精 · 高脂肪飲食 · 辛辣食物 · 咖啡因攝取 · 非必要的 NSAID 藥物使用 · 焦慮情緒／壓力

三、
惱人的脹氣以及功能性腸胃障礙（FGIDs）

　　Cindy 身形偏瘦卻有過高的體脂率，來門診的主訴是從小就是兩天一次的山羊便便，上廁所總是要很用力，而且一直很淺眠。在去年找營養師調整飲食後胃就開始不舒服，在進食後半小時內會出現胃不適及開始脹氣的情況，並脹到胃痛，有時會全身無力。有去照過胃鏡跟腸鏡、腹部超音波檢查等，只有發現胃跟腸、膽囊有息肉，沒有其他異常。因為過去的腸胃科醫師有建議脹氣要少吃高纖維跟蛋白質等易產氣食物，所以她幾乎只敢吃澱粉食物。但發現吃麵包一樣產氣嚴重，到最後肌肉流失嚴重，但又不知道到底該吃什麼，因此來門診求助。經過詳細問診後，建議少量多餐的分次攝取蛋白質，發現液體蛋白質攝取比較不會脹氣。將纖維換成水溶性纖維為主，也刻意放慢了吃飯的速度，再加入不同的益生源及益生菌輔助治療後，從氣體「卡在」胃裡的感覺進展到能夠打嗝或排氣。在益生菌介入 2 個月後，脹氣跟便祕都改善了許多，回診自述已不會脹到無法入睡。

臨床表現及診斷 [18]

　　幾乎每個人在一生中都會遭遇到覺得腹脹不適的情況，也是腸胃相關

最常聽到的主訴，通常以腹部脹氣（gas, bloating）、噯氣（belching）、排氣（flatulence）等表現方式，有些人甚至嚴重到會脹痛到難以忍受，或出現腸道習慣改變（例如：便祕）。由於「脹氣」或「排氣」只是數種診斷的可能症狀之一，所以在診斷上必須要考慮包括：功能性胃腸障礙（functional gastrointestinal disorders, FGID）、功能性消化不良（functional dyspepsia）、大腸激躁症（IBS）和慢性特發性便祕（chronic idiopathic constipation）。

　　診斷主要需詳細詢問飲食的狀況，包括記錄飲食的時間（timing）、型態（pattern）、內容（content），例如：進食完後半小時內發生的會考慮是胃脹氣，半小時以上發生的考慮腸脹氣。若是胃部的診斷可考慮第一節「胃食道逆流」章節提到的，胃鏡及食道壓力測試等檢查。若是腸道的問題，若非機械性的腸道阻塞，其實大腸鏡往往找不出特定原因，要往腸躁症、特定食物敏感造成腸道過度刺激（乳糖不耐症、麩質不耐症）等方向，去一一排除可能的食物後，依治療的反應來推知可能的診斷。

脹氣的常見成因與治療[19]

　　脹氣其實是良性的症狀，排除腸道結構異常（腸道憩室或腸扭曲），大部分都可以靠調整生活習慣而改善。正因為沒有確切的診斷工具，因此了解「氣體」從哪來非常重要，腹脹的氣體來自於三大原因：

❶ 吞入太多空氣　（噯氣最常見原因）

也稱為「吞氣症」（Aerophagia），常見原因如狼吞虎嚥、吃太快或吃太多、喝水喝太快都容易將氣體吞入，造成胃內的空氣過多。另外，有些狀況如鼻塞、鼻子過敏也可能間接導致腹脹，因為呼吸不順暢導致無意識的使用嘴巴呼吸，或鼻涕倒流增加清喉嚨跟吞嚥口水次數，都會導致過多空氣進入腹部，導致胃脹氣。另外一種是焦慮者患者也能因為過度換氣而吞入大量空氣，以上都要在釐清原因後給予生活型態的衛教跟行為治療。

❷ 酸鹼中和產生的二氧化碳

例如胃酸過多與鹼性的胰液中和後產生碳酸，分解為水與二氧化碳，或是高油脂食物的脂肪酸分解後跟胰液中和。故胃酸不正常分泌過多（比如咖啡因、焦慮緊張），或是吃油膩食物時（詳見第二章消化道潰瘍章節），就會在小腸中增加氣體的產生，因此許多患者在改變為清淡飲食後脹氣的情況即改善。

❸ 腸道菌製造的氣體

也是腸脹氣（flatulence）最常見的原因，腸道產氣菌喜歡的食物、食物消化不良或沒有被完全吸收、腸道蠕動太慢導致食物滯留太久，都會讓食物被腸內菌持續發酵，產生大量的氣體。例如：麵包跟糕餅類食物會容易造成脹氣，跟烘焙過程中加入的改良劑、乳化劑、膨鬆劑、香料等添加物有關。另外，有些人對麩質過敏，也有可能是吃麥類製品就會脹氣的原因。

有時被列為健康食材的高纖維食物也容易造成脹氣，或是吃高蛋白質飲食也會因小腸消化吸收不全，造成產生充滿含氮廢物跟胺氣的臭屁。但也不用因噎廢食不敢攝取高纖維高蛋白，只要稍微調整都能夠減緩脹氣跟產氣。

　　另外一種情況叫做「小腸細菌過度生長」（Small intestinal bacterial overgrowth, SIBO）[20]，也是一種腸道生態系的不平衡。當某些腸道「非致病菌」過度增生，雖然不會造成感染，但卻會有腹脹、腹痛、腹瀉等症狀產生，通常跟某些藥物的使用（長期使用制酸劑、鴉片類藥物）造成胃酸分泌不足，或是胃腸手術造成腸道蠕動障礙等原因造成。SIBO 的診斷有分為侵入性的小腸吸取物的細菌培養，跟非侵入性的葡萄糖／乳糖的呼氣測試。儘管藥物治療發現非全身性的抗生素有助於改善症狀，但非藥物的飲食改善仍是第一線治療。包括「元素飲食」（elemental diet）跟「低FODMAP」飲食（可發酵性短鏈醣類多元醇）。

　　「元素飲食」顧名思義就是把需要的元素補足，通常是用好吸收的型態，給予身體所需的巨量營養素（碳水化合類、脂肪、胺基酸）跟微量元素（維生素、礦物質）的液態食物，這種流質飲食在醫學研究也證實，是發炎性腸道疾病的重要輔助治療方式。

　　「低FODMAP飲食」，是 Fermentable Oligo, Di and Monosaccharides and Polyols 的縮寫，主要是避免可發酵性的醣類、多元醇等，這些都是身體較難吸收，所以容易剩下成為腸道菌發酵來源的食物。所以常被列為健康食物的高纖維根莖澱粉類、麥類、豆類、洋蔥、大蒜、菊苣纖維、

杏仁奶皆在此列。另外，就是含乳糖的奶類跟含果糖的水果，含多元醇（polyols）的菇類、花椰菜，跟所有糖醇類代糖都有可能會跟腸道菌交互作用，產生過多氣體。根據研究顯示大約 70% ～ 80% 患者，在持續 6 ～ 8 週的低 FODMAP 飲食下，可以緩解腹脹、腹鳴、腹瀉等不適症狀（關於本飲食在腸躁症的章節再詳細討論內容）。

以上兩種飲食都建議要在專業醫師或營養師的指導下執行，但民眾也可先行減少其中提到的益產氣食物，看看症狀是否有改善。以我的臨床經驗，最常見的脹氣原因是食品添加物中的人工甜味劑、香料、膨鬆劑等，其次是高油食物、麥類跟奶類。所以在採取低脂、低碳、無添加物的飲食後，許多人的脹氣不藥而癒。若仍有脹氣的狀況，加入針對胃部相關的益生菌（詳見「消化道潰瘍」章節），也有助於脹氣的改善。

以下列出常見生活習慣跟飲食產氣原因、食物跟改善的方式：

常見產氣原因	改善方式
· 狼吞虎嚥、嚼口香糖	· 細嚼慢嚥、避免進食時說話、將口香糖改成喉糖
· 喝水太快	· 喝水時盡量使用吸管
· 高油脂、咖啡因攝取	· 低脂飲食、降低茶及咖啡的攝取
· 食品添加物	· 避免食用過度加工的食品
· 麩質及乳糖過敏	· 用米食取代麵食，用固態低脂起士取代奶類
· 高蛋白質飲食	· 蛋白質食物可分少量多次食用
· 高纖維飲食	· 將非水溶性纖維蔬菜換成水溶性纖維蔬菜
· 小腸細菌過度增生	· 元素飲食、低 FODMAP 飲食

功能性腸胃障礙（FGIDs）[21]

功能性腸胃障礙因為牽涉複雜的神經學部分，所以跟其他的脹氣原因分開來闡述。功能性胃腸道疾病（FGID）目前已被重新命名為「腸—腦交互作用障礙」（Disorders of gut-brain interaction, DGBI），可見其病生理跟大腦的關係很密切。FGID 跟許多疾病有重疊的部分，根據羅馬 IV 診斷（Rome IV criteria）標準，功能性消化不良（Functional dyspepsia, FD）、腸躁症（IBS，會在其他章節詳細討論）也涵蓋在裡面，與胃輕攤（gastroparesis）這類胃腸動力障礙的疾病也有症狀重疊的地方。雖然都沒有證據會有性命之虞，但都是屬於會深切影響患者生活品質跟身心健康的疾病，且不易診斷也不易治療（能在腸胃鏡看到結構問題的反而相對好處理）。以「功能性消化不良」為例，診斷必須具有下列一個或多個症狀：每週至少有 3 天發生進食後腹脹、吃一點就飽、上腹痛、上腹灼熱感，且上消化道內視鏡沒有任何結構異常發現。因此這類的診斷常會在排除結構、排除進食習慣跟食物影響後，再針對常見病生理原因建議可能的治療方式：

❶ 腸道動力改變（Altered gut motility）

腸道正確的推送食物有賴腸道肌肉層的自主神經系統（enteric nervous system, ENS）去調控。當參與的神經或肌肉細胞受損，就會導致腸道蠕動變慢，治療方式會使用跟腸神經叢有關的各種受體的拮抗劑或是促進劑。唯藥物的副作用較多，要醫師審慎評估過後再予以開立。

❷ 腸道屏障失能（Intestinal Barrier Dysfunction）

　　人體腸道的上皮細胞其實是個強大的屏障，上皮緊密連結蛋白（Epithelial tight junction proteins）就像個濾網構成「選擇性屏障」，不只可以選擇性地吸收必需的營養素、水和電解質，還能防止有害的毒素、代謝產物和病原體穿透腸道上皮細胞。但若因遺傳、致病或其他因素引起的，讓這些緊密連接蛋白減少，就會導致腸屏障功能出現障礙，也就是通俗的說法「腸漏症」（Leaky gut syndrome）。基於腸腔內部除了食物顆粒以外，還有許多可以誘導免疫作為抗原的小分子。當腸道屏障失能，就會激活各種腸道免疫反應、造成腸道動力改變、加劇內臟過敏反應、阻礙腸道功能，並且增加 FGID 患者的症狀嚴重程度。

❸ 腸道免疫失能（Gut Immune Dysfunction）

　　由上可知，健康而完整的腸道屏障對宿主防禦病原體，以及維持腸道的穩態至關重要。當腸道屏障失能接連來的就是免疫的失能，有多項研究都發現，在 FGID 患者的腸道中免疫細胞（如肥大細胞、T 細胞、巨噬細胞和嗜酸性顆粒細胞）的數量增加，導致過度激活的免疫反應。

❹ 內臟過敏（Visceral Hypersensitivity）

　　在腸道上有許多內分泌細胞跟神經免疫相關接受體，當食物被腸道菌分解成不同的代謝產物，便會和這些受體結合觸發不同的免疫反應，而內臟敏感性受到腸道免疫反應的影響，其影響方式也會跟發炎反應有關。因此內臟有高敏感性的人，可能會放大腸道機械性或化學性刺激的反應，例

如：有些人就會表現出加重的疼痛感和灼痛感，這也是 FGID 重要的病生理原因之一。

❺ 腸—腦軸變化（Altered Gut-Brain Interactions）

在之前的章節有提過，腸道功能在很大程度上受到大腦跟腸道之間的協調通信的影響。這種雙向相互作用對維持正常的腸道運動、內臟感覺、腸道屏障完整性、腸內分泌和免疫反應至關重要。宿主的情緒壓力也會透過腸腦軸影響了腸道的神經叢。許多 FGID 患者自述經歷過壓力、焦慮和抑鬱等心理狀況，表明這些壓力跟情緒都在 FGID 的發展中起了重要的作用。此外，已有研究證實，在腦部的功能性核磁共振檢查（functional brain MRI），發現這些患有 FGID 的患者大腦在處理信息傳遞時，有結構性或功能性的異常，例如：迷走神經反射（Vagovagal reflex）異常，食物進到胃時會觸發迷走神經纖維傳入延腦的背側迷走神經核（dorsal vagal nucleus），再傳出到胃腸道的平滑肌，調控食物進入後應該有的胃腸收縮，包括消化道的擴張讓胃腸道可以容納食物。但若此反射出問題，就會造成有些人只要一進食，就會因食物下不去而想嘔吐的狀況。

總之，大腦跟腸道的連結失能，致使腸道運動障礙和內臟敏感性增強，都會導致 FGID 的症狀。而大腦的生理變化常常跟失調的腸道穩態有關，因此不健康的飲食，的確會顯著阻礙到身體跟心理的健康。

❻ 腸道菌叢失衡（Gut microbial dysbiosis）

腸道菌叢的失衡在 FGID 中的比例非常高，特別是在腸躁症跟功能性

消化不良的人身上。此外，前述提到 1. ～ 5. 點都已被證實，跟腸道菌生態系的失衡有關。宿主與微生物之間的相互作用，還有腸道微生物組成改變，在 FGID 的病生理學發展占有關鍵角色。雖然目前尚不清楚詳細的機轉。

但值得注意的是，疾病的進展可能受到宿主飲食、免疫反應和環境的影響。此外，宿主與腸道微生物群或微生物產生的代謝物之間的相互作用，調節腸腦生理。

而腸道菌叢失衡之所以能影響疾病的產生，是跟其分解食物後產生的代謝產物有關。舉例來說，短鏈脂肪酸（SCFAs）是腸道微生物產生的重要發酵產物。與健康的對照組相比，便祕型腸躁症（IBS-C）患者的 SCFAs（丙酸鹽和丁酸鹽）降低，而腹瀉型腸躁症（IBS-D）患者的丁酸鹽水平升高，強調了短鏈脂肪酸在調節腸道運動中的重要作用。此外，微生物菌叢失調引起的膽酸變化，也可能是 FGIDs 的關鍵病理機制之一，因為在有腸道運動障礙和內臟疼痛的腸躁症患者身上，也發現膽酸的水平有升高的現象。

總之，微生物產生的代謝物對人體的生理學產生極大影響，並且可能成為未來 FGID 患者治療選擇的目標。

目前可用的治療方案包括改變生活方式、飲食和針對腸道微生物叢做為治療標的，包括糞便微生物群移植（fecal microbiota transplantation），藥物方面包括：促動力藥（Prokinetics）、解痙攣藥（antispasmodics）以及中樞和神經調節劑（centrally acting neuromodulators）。關於 FGIDs 的飲

食治療，2018 年發表在《Nutrients》[22] 期刊一篇隨機對照研究，針對 50 位 FGIDs 有乳糜瀉（celiac disease），吃無麩質飲食症狀仍持續的患者，介入「低 FODMAP 飲食」持續 21 天。經症狀表單評估後發現，比起對照組無麩質飲食，使用低 FODMAP 飲食的組別，其腹痛跟糞便型態都有顯著改善。目前的飲食除了低 FODMAP 以外，還未有大型的研究可證實。但有 FGIDs 的相關症狀的人，的確可以建議採取此飲食法搭配治療[23]。

另外值得注意的是，這類症狀患者可能因進食導致的腸胃不適，導致神經性厭食症或迴避／限制性進食障礙（ARFID），導致營養缺乏的情形，這個比例在幼年跟老年人群中應特別注意[24]。因此在實行特殊飲食治療的過程，建議還是要在有經驗的醫師及營養師的評估指導下執行，較不會有蛋白質或微量元素缺乏的疑慮。

最後，既然是「腸—腦交互作用障礙」（Disorders of gut-brain interactions, DGBI）的問題，在心理跟認知行為治療方面也是需要一起介入的部分。認知行為治療目前研究最多的是在腸躁症的運用上，例如：透過想像對於腸道蠕動的控制，加上正念（mindfulness therapy）治療來改善腹痛的情形。而治療 DGBI 的系統叫做「腦—腸行為療法」[25]（Brain-Gut Behavior Therapies, BGBT），可用於治療腸躁症（IBS）、功能性消化不良（FGIDs）等腸腦軸互動出現問題的疾病。《Gastroenterology》在 2022 年發表了來自羅馬基金會工作小組（A Rome Working Team）的共識文章，主張 BGBT 可改善胃腸道的症狀。此療法以腸腦軸為標的及理論基礎，分為疾病自我管理（Self-Management Programs）、認知行為療法（Cognitive-Behavioral Therapy）、腸導向催眠（Gut-Directed Hypnotherapy）、正念療

法（Mindfulness-Based Interventions）和人際取向心理治療（Psychodynamic-Interpersonal Therapy）五大類。

自我管理訓練減少與疾病相關的焦慮感和導正對於 DGBI 的常見謬誤，並讓患者更了解常見的症狀觸發因素，例如：飲食、壓力和身體活動，藉此提高自我信心、自我照顧和給予希望。

認知行為治療（CBT）是針對 DGBIs 中研究最透澈的 BGBTs 之一，有超過 30 項隨機對照試驗（RCTs）支持它在多種腸腦交互形式中的運用，包括小組式團體治療、網路交流或跟心理諮商師的密切互動。讓患者重建面對腸胃症狀或壓力的應對技能，並且還可以降低可能增加風險的先前不良飲食或生活習慣。

直覺催眠療法是醫學催眠的一種形式，通常由經過專門培訓的臨床醫生提供。有小型的證據表明催眠可以通過降低內臟過度敏感、腸道運動能力正常化的方式，來改善腸道症狀的感知。

基於正念療法的介入措施已廣泛運用在疾病相關的心理治療上，幫助患者根植正向的信念，即活在當下。既然痛苦是不可避免的，那就接納它並放下它，藉此減少壓力帶來的痛苦，並改善情緒調節。正念練習對 DGBI 的相關性，來自患者通常都有對壓力敏感的天性（高敏感人類），所以學習如何保持抗壓力以及處之泰然的情緒，對於症狀的減輕有很大的幫助。如我們所知的，恐懼總是會放大疼痛。在腸躁症的隨機對照研究中，已證明正念療法可改善便祕、腹瀉、腹脹和胃腸道特異性焦慮等特定症狀。此外，正念療法可以減少內臟過度敏感反應，並改善對症狀的認知評估，從而改善生活品質。

人際取向心理治療是專注於依附關係的心理治療，該治療著重在人際關係問題與症狀的改善。由訓練有素的心理治療師提供治療，其根基是牢固的互信以及協作關係，讓患者將能夠修復導致其 DGBI 症狀的負面情緒。針對具有嚴重持續症狀的患者，通常會推薦人際取向心理治療，例如：曾遇過因為進食而引起嘔吐症狀，或是跟其兄弟姊妹有爭執的情況。這些患者的疾病身分和相關的人際關係困難，已成為生活中的主要壓力源。無論是恐懼、負面情緒、創傷史、對胃腸症狀適應不良認知等，都可能是影響內臟感覺和胃腸道功能的重要治療標靶，常見治療的技巧包括有鞏固醫病關係、壓力管理、放鬆訓練。

其他特殊方法有催眠後暗示、感覺暴露、認知重建等。目前在臺灣仍缺乏較有系統的 BGBT 治療經驗，我未來也將會在診所結合心理諮商師，共同努力發展這個項目。腸道跟腦部的調控是由飲食以及心理治療作為介入手段，相輔相成。希望臺灣未來也能有結合飲食及心理治療自己的 BGBTs 臨床經驗，可供更多臨床醫師參考。

四、
越用藥越糟的慢性（頑固型）便祕

「醫師！我居然可以自行解便了！兩年來第一次！」

Amber 是一位 40 歲的女性，自述從兩年前服用失眠藥跟抗憂鬱藥後就排便困難，這兩年來都是「兩天用一次浣腸」才能解便。但在我請她停用浣腸，吃了建議的飲食法第五天後，居然發生久違的「自行解便」。她興奮到當天致電給外縣市的先生，先生也不可置信的說：「真的假的，妳不是一定要浣腸才能解嗎？」對她來說，光是能夠每兩、三天自行解便，都像作夢一樣美好。常言道，人活到老只求能夠滿足吃喝拉撒睡，可見正常排便這件事，對許多人來說，是重大影響生活品質跟身心健康的一件大事。

我本身就是個從頑固型便祕回復到正常的例子。以前學生時代曾經用過各式各樣的減肥方法，在我過去十幾年的減肥史當中，度過了非常痛苦的便祕時期。中藥、斷食、吃肉吃到飽時期便祕都非常嚴重，曾經用大腸鏡前清腸的藥物（Fleet）都沒有用。一聽到哪裡有賣「酵素梅」、「通便好物」就跟著團購亂試，始終沒有脫離要用西藥才能解便的生活。但是在自己摸索「4 + 2R 代謝飲食法」的這兩年，我已經完全不需要任

何外力，每天都可以解便一到兩次，能夠脫離藥物依賴，仿若重生。因此非常希望藉由門診臨床跟自身的經驗，在這個章節分享給頑固型便祕的人參考。

病生理學及診斷 [26-28]

慢性便祕（Chronic constipation）非常普遍，盛行率約 10％～ 15％，常見於女性及高齡者。但在臨床上常看到很多是「心理性的覺得便祕」，也就是並不符合醫學上對於便祕的定義，而是自己主觀認定覺得沒有「每天排便」就是便祕。也因為這樣心理性的焦慮，導致過度用藥或是使用一些坊間的產品，使得便祕越來越嚴重。有藥物依賴，一停掉相關產品或藥物就會發生更嚴重的便祕。

首先我們必須先了解便祕的定義，根據多國專家的共識而來的羅馬第四版（Rome IV）標準，將慢性便祕疾病分為四種亞型，而慢性的意思是，符合診斷的情況已持續三個月以上：

（1）功能性便祕（functional constipation, FC），（2）腸躁症伴隨便祕（irritable bowel syndrome with constipation, IBS-C），（3）鴉片類藥物誘導的便祕（opioid-induced constipation, OIC），以及（4）功能性排便障礙（functional defecation disorders），包括排便推進力不足和排便協同失調（dyssynergic defecation）。這些疾病的初始管理方法相似，皆側重於飲食跟生活型態。

「慢性便祕」功能障礙的病理生理學尚未完全釐清，因牽涉多種因素，包括飲食生活類型、遺傳易感性、結腸運動、吸收、社會經濟地位、日常行為以及生物（例如：懷孕）和疾病藥物等續發性因素。但普遍的假說還是與腸道疾病有關，即腸—腦軸之間的相互作用，包括內臟超敏反應（visceral hypersensitivity）、感覺／運動功能異常、結腸運輸延遲和中樞知覺的改變。讀到這裡你會發現，跟上一個章節講到「功能性腸胃障礙」的原因有許多重疊之處。慢性便祕的亞型當中，只有鴉片類藥物誘導的便祕（OIC）的機轉是確立的，主因就是胃腸道中鴉片受器（opioid receptors）的刺激導致腸道分泌和蠕動的減少，其他亞型的診斷標準如下：

「功能性便祕」的診斷須排除腸躁症、發炎性大腸疾病，以及腸道癌症等原因，而且符合以下的描述（Rome IV criteria）：

（1）有四分之一以上的時間排便都需要用力。

（2）有四分之一以上的時間糞便體積過大或過硬。

（3）有四分之一以上的時間感覺解便不完全。

（4）有四分之一以上的時間感覺到肛門直腸有阻塞。

（5）有四分之一以上的排便需要以手指幫忙解便。

（6）每週排便次數少於 3 次。

以上症狀至少符合兩者，再加上「不使用緩瀉劑，就鮮少有軟便」，就符合真正「功能性便祕」的診斷，才需要進一步處理。

而「腸躁症伴隨便祕」（IBS-C）：每週至少有 1 天腹痛發作，其疼

痛至少伴隨下列兩項相關症狀：

（1）排便頻率改變→變得不規律。

（2）糞便形態改變→變得較硬。

（3）疼痛與排便有關（排便後緩解）。

「功能性排便障礙」（排便推進力不足和排便協同失調）——這些患者必須滿足功能性便祕或腸躁症伴隨便祕的其中一樣標準，同時加上三項中的其中兩項直腸排便受損的特徵（要安排檢查才能得知）：

（1）異常氣球排出試驗（balloon expulsion test）：判斷直腸感覺功能和骨盆底肌的功能。

（2）肛門直腸排出功能異常伴隨肌電圖（EMG）異常結果。

（3）排便造影時發現直腸排便受損，但無結構性病變。

除了以上分類，也可由糞便的型態來判斷便祕的性質。一般食物殘渣到達大腸的最初呈現稀糊狀，在經過升結腸、橫結腸至降結腸時，水分會不斷被吸收變固體狀，並同時經由協調性的平滑肌收縮，將糞便往直腸方向推送。故糞便在大腸內停留時間愈久，水分被吸收愈多，就會變得越乾硬。因此我們可用「布里斯托爾糞便形態量表」（BSFS）來評估，在臨床上是十分實用的工具。如圖所示，第一型跟第二型是便祕常見的型態，第六跟第七型是屬於腹瀉，介於中間的是正常範圍。這個型態表也是比排便頻率更可靠的結腸運輸指標，從第一型到第七型代表運輸時間從慢到快（100 小時才到終點，跟 10 小時抵達終點的差別），這

個評估表比排便的頻率更能顯示腸道運輸時間的真實狀態。不過我也常常提醒，每個人的運輸時間都有一些先天的影響，就像有人一天就能跑到終點，有些人三天才跑到終點，跑步的速度有先天條件的限制。重點在是否有符合上述「功能性便祕」的條件，才叫做真的便祕，所以民眾也不用因為一、兩天沒有解便就感到焦慮。

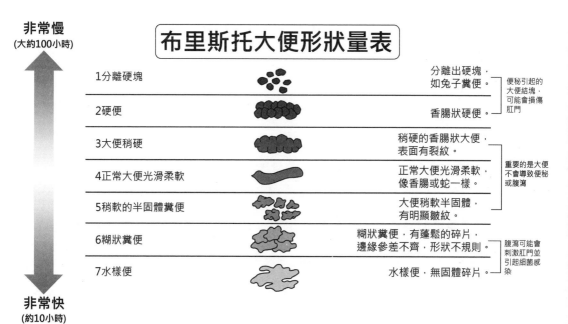

| 圖七 | 布里斯托爾糞便形態量表 （BSS）

資料來源：（1）Research Group of The Japanese Society of Gastroenterology, Study Group for Diagnosis and Treatment of Chronic Constipation: Clinical Practice Guidelines for Chronic Constipation 2017: 2017

（2）Lacy, B.E. et al: Gastroenterology, 150: 1393, 2016.

在以前的診斷上，會把功能性便祕列為「原發性便祕」之一，就是因為這些患者找不到便祕的原因。擁有正常的糞便通過速度、頻率，但患者感覺排便困難或大便過硬，也是最常見的便祕形態。相對於這種腸正常傳輸型（Normal-transit constipation），有些人則是真的通過速度過慢的慢傳輸型（Slow-transit constipation），這類人腸道的蠕動能力較差，患者會感到腹脹以及排便次數過少。

另外，要能順利解便，就必須有正常的排便反射，也就是直腸被成型的糞便撐開來後，個體要有想解大便的感覺（俗稱便意）。這種感覺是可以選擇馬上排便，也可抑制此感覺，等以後在適當的時間、地點才排便。但也有人一旦錯過了排便反射的時間，或常常憋住便意，長久去抑制想要排便的感覺，就有可能出現「骨盆底肌的功能異常」。一般排便的動作需要有腹部肌肉的收縮，以增加腹腔內壓力，在此同時外括約肌與恥骨直腸肌則要鬆弛，大便才能順利排出。「骨盆底肌功能異常」就是恥骨直腸肌與肛門括約肌未能放鬆，造成大便排出困難。患者感覺解便不完全，或需用力才能解便，或需手指幫忙解便，直腸膨出、直腸脫垂等結構性問題，也是數於骨盆底肌異常的範圍。

因此在臨床主訴上，醫師除了詢問有無其他的腸胃道症狀，例如：腹痛、腹脹和嘔吐，還會做理學檢查看看是否有結構的問題。另外，就

是要注意嚴重疾病（癌症相關）須警覺的症狀，包括意外的體重減輕、直腸出血，以及結直腸癌或發炎性腸道疾病的家族史。除了原發性的便祕，藥物以及疾病所引發的都是「續發性便祕」，通常停用藥物或是疾病治療後都能改善。以下表格列出常見疾病跟藥物引起便祕的原因，供大家參考：

常見疾病引起之 便祕原因	常見藥物引起之 便祕原因
・**腸道跟肛門相關疾病** 　發炎性腸病 　腸道激躁症 　阻塞性腸道疾病（例如：腫瘤） 　巨結腸症 　腸道狹窄 　直腸脫垂或直腸膨出 　肛裂、肛門狹窄、膿瘍 　痔瘡 ・**神經疾病** 　自主神經病變 　腦血管疾病 　先天性巨結腸症（Hirschsprung） 　多發性硬化症 　巴金森氏病 　失智症 　脊髓腫瘤或損傷	・**胃腸藥** 　制酸劑（含鋁或鈣者） 　止吐藥 　止瀉劑 　瀉劑濫用 ・**常見感冒藥** 　抗膽鹼激素性藥物 　抗組織胺藥物 （減少分泌） 　非類固醇抗發炎藥物 ・**神經科藥物** 　抗痙攣藥物 　抗巴金森氏症藥物 ・**身心科藥物** 　抗精神病藥物 　抗憂鬱藥

常見疾病引起之便祕原因	常見藥物引起之便祕原因
· 肌肉病變 　澱粉樣變性病 　營養不良性肌強直病 　硬皮症 **· 內分泌或代謝疾病** 　糖尿病 　血鈣過高／血鉀過低 　甲狀腺低下 　副甲狀腺亢進 　尿毒症 **· 心理因素／精神疾病** 　焦慮症 　憂鬱症 　身心相關疾病	**· 心血管疾病用藥** 　鈣離子通道阻斷劑 　利尿劑 **· 其他** 　鈣片（尤其是碳酸鈣） 　鐵劑 　鴉片類相關藥物（止咳藥、止痛藥） 　肌肉鬆弛劑

（資料來源：Hsieh C: Treatment of constipation in older adult. Am Family Physician 2005;72:2277-84.）

　　由表格可知，許多慢性疾病以及疾病的用藥都會造成便祕。除了藥物本身會影響體液分泌、神經賀爾蒙的傳導，以及平滑肌的作用以外，最重要的是這些疾病都跟腸道菌的失衡有關。而藥物本身也是個會影響腸道菌生態的因子，因此便祕其實和腸道菌的生態也有密切的關係。根據目前的證據顯示，腸道微生物群生態的失調（dysbiosis），可能導致「功

能性便祕」和「腸躁症伴隨便祕」這兩個占最大宗的亞型。主因當腸道菌失衡，也就是害菌過多或益菌不足時，害菌的毒素會刺激腸道壁，造成發炎、水分吸收過多、糞便乾硬等現象。

那我們能不能透過腸道菌相檢測來找出便祕的原因呢？

2016 年發表在《Gut》期刊上的文章[29]，證實糞便黏稠度與所有已知的主要微生物組標誌物密切相關。例如當蛋白質水解發酵的量上升，結腸運輸的時間就會延長，這部分說明了增肌減脂使用的高蛋白質飲食，會導致排便的頻率延長的原因。另外，食物中有害的代謝產物也會造成時間的延長，這能解釋為何有些人吃不健康的高糖高油飲食後，會有便祕的發生。

這個研究也發現糞便的黏稠度和腸道菌物種豐富度呈現負相關，可以對照前面所說的「布里斯托爾量表」（BSS）。量表分數越高（糞便越稀）的有越低的生物豐富度，這也就能解釋為何肥胖者有較高的腹瀉盛行率，因為肥胖者比一般人有高的腸道菌相失衡的比例，包括有較低的腸道微生物豐富度。在 BSS 評分量表上可以看到明顯的不同腸型分布：普雷沃氏菌（Prevotella, P）腸型在稀便受試者中更為豐富，而瘤胃球菌科—擬桿菌（Ruminococcaceae-Bacteroides, RB）腸型則占較硬的糞便樣本的大宗。這個結果暗示一件重要的事，就是腸道菌的組成跟生長都會影響著腸道運輸時間的長短。

那這些腸道微生物們控制腸道速度的原因是什麼呢？

可能跟能量的獲取有極大的關係。丹麥哥本哈根大學研究人員在 2022 年 12 月發表於《Microbiome》期刊的最新研究[30]，通過 85 名過重成年人，來探究其腸道菌跟能量吸收的關係。連續六天用顯影劑去看食物通過整個消化道的時間、糞便的熱量密度，以及腸道菌跟體重之間的關係。

這個研究結果發現，每個受試者之間糞便裡熱量密度的差異，不能用過去習慣的飲食模式，或糞便樣本中的細菌細胞數目的差異來解釋，而是跟微生物生態系統的結構有關。例如：三種常見的腸型，擬桿菌型（簡稱 B）、普雷沃氏菌型（簡稱 P）、瘤胃球菌型（簡稱 R），B 型態的人糞便中的熱量密度最少，而且食物通過腸道的時間最短；R 型態則是排出的糞便有更高的熱量密度，但是食物通過的時間卻最長；P 介於中間。值得注意的是，B 型的人體重明顯多於 R 型的人。另外，在 B 型態中的人，可發現糞便的能量密度與觀察到的腸道菌豐富度指數（Shannon's index）呈正相關。為了評估腸型之間潛在的功能差異，比較了腸型之間的糞便代謝產物，和尿液中蛋白質水解產物的水平。發現與 B 型個體相比，在 R 型個體的糞便中觀察到更高水平的支鏈短鏈脂肪酸（異丁酸、2-甲基丁酸和異戊酸），和更高水平的微生物來源的蛋白水解代謝物，表示腸型之間存在結腸對蛋白質水解程度的差異。

這告訴了我們幾個很重要的訊息。第一個就是，腸道運輸的時間長（傾向便祕），反而是有更多的能量從糞便中被排出，而不是被吸收（所

以這些人的體重較輕），且傾向有更豐富的腸道菌相。反而是腸道運輸時間短的人（傾向腹瀉），糞便中排出的熱量較少，有可能身體吸收的能量反而比較多，造成體重較重；也可能是菌種較不豐富，所以腸道菌能夠利用食物製造出的熱量也少，因果關係尚待更多研究釐清。其實在2020《Scientific reports》[31] 期刊就有提到，一隻會提升代謝的「瘦子菌」Oscillospira，之所以會說瘦子菌，是因為這個菌被發現與體重的質量指數（BMI）呈負相關。而且在便祕的人身上比較多，機轉是因為這隻菌喜歡膽汁多的環境，所以高蛋白質食物跟延長食物排空這兩件事，都打造了適合牠生長的環境。而且還要加上低飽和脂肪，因為高脂肪會抑制牠生長，可見延長食物排空真的不代表人就會吸收過多的熱量。許多心因性便祕覺得自己不排便就會胖的人，真的可以破除迷思了。這也就是為何坊間許多產品，就是利用了一般人以為「頻繁排便」就會瘦的迷思，而加入了致瀉成分，破壞自然的生態系，導致未來更高機率的頑固性便祕。

第二點，這個研究其實讓我們了解到，如果每個人的腸道都是宇宙裡獨一無二的一顆行星，那它就會有自己公轉自轉的週期，有自己的晝夜節律。就像地球是 24 小時，但有些星球一個晝夜是 200 多天，每個人如果有獨一無二的腸道菌相，就會有自己的運輸節律。重要的是這樣的節律是否暗示著有其他病理性的原因，或是表示某種生活型態的異常需要被注意跟改進。排便這件事，其實只是提醒我們要往健康的腸道菌相跟生活型態前進。

再此提醒，雖然本章在介紹便祕的原因跟治療方案，但腹瀉也絕對

不是好現象，例如：偽膜性結腸炎（Pseudomembranous colitis），這種抗藥性細菌過多造成的感染，也是腹瀉表現，表示腸道的正常吸收水分跟營養的屏障被破壞，生態失衡。以此推斷，所有會讓人腹瀉的減肥手段，包括某些減肥西藥、中藥若加入瀉劑，很多人都會反應停藥後發生更嚴重的便祕跟復胖加快。這是因為身體在腸道屏障破壞後的修復過程，會希望加倍吸收回之前流失的營養，而延緩排空速度以增加吸收。望讀者在面對便祕時的處理手段，可以參考接下來，以重建原本健康多樣性高的腸道菌相為目的的「非藥物治療方式」。

慢性便祕的非藥物治療方式 [32-37]

❶ 治療頑固型便祕的起手式──請先停掉所有的致瀉成分產品

根據健保署 108 年用藥資料庫統計，國人排名前十大用藥，便祕相關藥品占了兩大項，每年用量至少 4.6 億顆，顯示國人有便祕問題不在少數。為了快速解決排便問題，民眾往往會用瀉藥或浣腸劑。但長期使用浣腸劑恐會成癮，且使用不當甚至可能會造成直腸受傷或穿孔。另外，部分瀉藥長期服用，也恐造成藥物依賴性。

除了某些續發性跟結構性原因，便祕的主要原因還是跟腸道菌相、水分、纖維攝取、運動跟作息等有關。但是現代人瀉劑的濫用，卻成為現在頑固性便祕很大的原因。早期許多標榜幫助排便的「酵素」、「益生菌」、「順暢梅」、「順暢茶包」都加了番瀉葉（sennapor、sennoside），或番瀉苷這個常用在幫助排便的中西藥成分（劑量高於11.5mg 列為藥品）。衛福部食藥署在 2020 年 7 月預告「阿勃勒（Cassia fistula）果實之使用限制」草案，阿勃勒果實從 2021 年 1 月 1 日起不得作為食品原料使用。由於已製造的食品一般都有 2～3 年的有效期，所以理論上 2024 年以後市面上都不應該再有相關成分的產品。而當初被禁止原因，主要是因為阿勃勒（臘腸樹）內含的活性成分主要為「羥基蒽類衍生物」，根據科學性資料評估，若長期食用有肝毒性的風險。歐洲食品安全局（European Food Safety Authority, EFSA）2018 年針對「羥基蒽類衍生物」（Hydroxyanthracene Derivatives）的安全性進行了評估，指出食品中含羥基蒽類衍生物可能會造成 DNA 損傷及癌症發生。而這個羥基蒽類衍生物在人體的食用量很難評估，因此禁止放在食品中當作原料。

不過須注意的是，還有其他有瀉劑效果，但仍未禁止的食品原料還在繼續被使用，例如：望江南（Senna occidentalis）又稱羊角豆、石決明，其實就是臘腸樹屬，亦稱阿勃勒屬（Cassia），內含蘆薈大黃素（aloe emodin）、大黃素（emodin）、蒽醌（anthraquinones）、蒽酮（anthrones）。這些在研究中都是發現具有體外基因毒性，而蘆薈萃取物顯示可能具有體外基因毒性，也可能是因為當中含有羥基蒽類衍生物所致。還有「決明子萃取物」也需要注意，根據衛福部《食品安全週報》第 800 期指出，決明子也是一種天然瀉劑，常利用加工加熱的方式來減少其致瀉成分。然而，每個人體質不同，有些人食用加工處理後的決明子產品，還是會產生輕瀉的可能。而也有廠商利用未加工的決明子致瀉成分來達到「順暢」的訴求，使用上還是要小心注意。目前市面上還是有很多產品的成分都包含這些輕瀉成分，若是醫師開立的處方，民眾還會心懷戒慎認為

不可多吃。但最可怕的就是這些包含在「食品」當中的藥物成分，讓民眾以為是「天然如纖維」般的食品而天天服用，造成身體損傷或依賴性。停藥後變成頑固性便祕，不可不慎。再次提醒讀者，需要長期依靠某種產品才能自行排便並非是正常的情形，還是要依循健康的方式來慢慢戒除這些產品的依賴性。

當然，就像戒安眠藥的人初期會有睡不好的情況，戒掉瀉劑的人初期一定會有排便不順的情況（因為過去都是靠過度刺激腸道神經叢）。但是我在臨床上看到許多人花一、兩個月的時間，調整水分、飲食內容（益生源）佐以適當的益生菌跟後生元（益生菌的代謝產物），都能夠越來越改善。可是腸道菌的破壞用藥兩週就可能有長期影響，想要重建腸道黏膜屏障跟生態需要更長時間的飲食改變。

❷ 充足的含礦物質水分

慢性便祕的初始治療，從檢視水分的量與質開始。一項針對慢性便祕患者的隨機對照研究發現，與分配隨意液體攝入量（每天約 1 公升）的組別相比，每天分配 2 公升礦泉水的患者排便的頻率增加，這其中當然也可能包含礦泉水裡面的鎂具有軟便作用的關係。所以儘管水還沒有強而有力的科學證據，但基於結腸強大的吸水能力，一般都會建議糞便較硬的患者，一天至少喝到 1,500 ～ 2,000cc 以上的水，尤其是有脫水現象的人，水的補充更為重要。

臨床上看到有些進行特殊飲食的人，也可能會因脫水導致便祕：（1）

高蛋白飲食、（2）高脂肪生酮／阿金飲食、（3）低碳飲食、（4）間歇性斷食、（5）完全斷食，這幾種飲食法都可能造成脫水。通常減脂增肌的人常會攝取每 1.2 ～ 1.5g/kg 的高蛋白飲食，而增加蛋白質水解這件事本身也會讓腸道蠕動較慢。若糞便屬於 BSS 問卷的第一或第二型，那就表示真的要比過去的飲水量再增加 1、2000cc 以上，才能有正常的軟便。這個依據是 2002 年康涅狄格大學營養科學系（UConn's Department of Nutritional Sciences）的一項研究，此研究發現吃越多的蛋白質，應該喝的水就要越多。

這項研究針對五名康涅狄格大學的跑步運動員，以四個星期為單位輪流攝入低、中和高量的蛋白質。他們的膳食經過仔細計劃和審查，與大學餐飲服務部合作提供特殊膳食，並每兩週評估一次運動員的水合狀態，由運動機能學的教授，也是體溫調節跟人類表現的專家參與。美國農業部為普通人設定的每日蛋白質推薦攝入量取決於體重，體重 150 磅的人推薦每日攝入量（RDA）為 70 克蛋白質（大概是體重 1 倍多），而 RDA 幾乎只是這個研究「低量蛋白飲食」的建議量而已。

「中量蛋白質飲食」包括兩倍以上推薦的蛋白質攝入量（這是一般有增肌減脂需求的典型量），而高蛋白飲食則略高於建議水平的 3 到 4 倍。（根據過去運動員的研究的確發現攝入體重 4.4 倍都還算安全）。結果發現，隨著飲食中蛋白質含量的增加，某些水合作用指數往往會受到影響。當運動員攝入最高量的蛋白質時，他們血液的尿素氮（BUN）達到異常

範圍；當蛋白質攝入量減少時，該值恢復正常。這個測試表明高蛋白飲食導致腎臟產生更濃縮的尿液，不過這個現象在恢復正常飲食後就消失了。

　　因此研究員認為，對於運動員和非運動員來說，無論他們是否感到口渴，在攝入高蛋白飲食時增加液體攝入量都很重要。這個研究對象在尿素氮升高時，其實並沒有特別口渴的感覺，表示口渴並不能當作水分夠不夠的參考。因為當你口渴的時候，可能已經缺水過頭了。

　　對於運動員來說，體液減少 2% ～ 3% 就會對運動表現和心血管功能產生負面影響。因此建議普通成年人每天雖然只需喝到 2,000cc ～ 3,000cc 左右的水，但如果你正在鍛鍊或吃大量蛋白質的人就必須增加液體攝入量，並避免攝入過量的咖啡因或任何其他利尿劑。

　　其實不只是吃高蛋白質飲食含氮廢物會增加，減肥或健身的人本身就會有大量的含酸代謝廢物產生（乳酸、酮酸、尿酸），脂肪分解後也會有許多有害的荷爾蒙釋放。另外，低碳飲食本身會增加貧血的機率，所以保持充足的體液跟腎臟的灌流量非常重要。我在臨床上遇到許多吃高蛋白飲食而便祕的人，都在水分喝足 4,000cc 以上後有所改善。至於水分是否足夠，判斷尿液的顏色是否清澈如水，糞便是否柔軟，比口渴與否更為準確。但請注意若有心肝腎功能異常者，便祕的原因更多是和疾病本身有關，不但不適合高蛋白質飲食，水量的攝取還是要跟專業醫師討論。

　　談完水分的量，再來就是水的「質」。過去研究發現，富含硫酸鎂

的水的通便功效主要歸功於它們所含的鎂化合物。氫氧化鎂（$Mg(OH)_2$）通常用作滲透性瀉劑，劑量大於2克／天。在胃中，會和胃酸的質子（H^+）反應，產生鎂離子（Mg^{2+}）和水。如果以高劑量服用氫氧化鎂，在腸道中會轉化為碳酸鎂（$MgCO_3$），因無法完全吸收的滲透效應，從腸壁吸收水分保溼和軟化糞便。但不建議老年人或腎功能不全患者過度使用電解質水，因為高血鎂症的風險可能更高。

其他礦物質水可能可以緩解便祕的機轉，包括刺激膽囊收縮素（CCK）和胜肽 YY（PYY）的分泌，進而調節腸蠕動，還有調節管腔內水分的分泌。此外，硫酸鹽也可能扮演益生元的角色，作為微生物選擇性利用的基質，對某些硫酸鹽還原細菌有益處。亦有動物實驗發現，碳酸氫鹽鹼性水可能通過血清素系統，而促進排便的作用。

過去一項雙盲、隨機、安慰劑對照研究，在 100 例功能性便祕患者中研究富含碳酸鈣／硫酸鎂的礦泉水療效。礦泉水的總礦化含量為 2.666 毫克／升（鈣 573 毫克／升，鎂 105 毫克／升，硫酸鹽 1.535 毫克／升），二氧化碳含量為 2.650 毫克／升。功能性便祕患者接受 1 升／天的礦泉水或碳酸自來水（安慰劑）6 週，發現與自來水相比，用富含硫酸鹽的礦泉水治療 3 週後，排便頻率有所改善，但在 6 週後差異不再顯著。

在另一項針對功能性便祕女性患者的對照試驗中，與飲用天然低礦物質水相比，每天飲用 1 公升硫酸鎂礦泉水，可以大幅降低患者便祕和硬便或塊狀糞便的比例，此改善在治療的第二週可見。（總礦化含量為

2,513毫克／升，鈣549毫克／升，鎂119毫克／升，硫酸鹽1,530毫克／升，鈉14.2毫克／升，鉀4.1毫克／升、碳酸氫鹽383.7毫克／升和硝酸鹽4.3毫克／升。）

　　還有一項研究探討177例功能性便祕患者，補充液體與高纖維飲食的相關性。為期兩個月的時間，這些患者被隨機分為兩組，皆食用標準飲食，每天提供約25克纖維。第1組（58名患者）被允許隨意飲水，而第2組被指示每天喝2公升碳酸氫鹽鹼性水（每升含113.7毫克鈉，11.6毫克鉀，30.5毫克鎂，206.1毫克鈣，689.3毫克碳酸氫鹽）。在整個研究過程中監測依從性，並根據排便頻率和瀉藥使用評估結果。此研究發現，當液體攝入量增加到2.0 L ／天，每天攝入25克纖維的患者大便頻率才有顯著增加。這也提醒我們，如果只是增加纖維量卻沒有足夠的水分，可能無法有效增加排便頻率。

　　雖然臨床上不會特別指定要飲用哪一種水，但對於水分攝取已經增加，但仍未有顯著改善的便祕患者，基於上述實驗可嘗試含礦物質的鹼性水每天2,000cc，觀察一到兩週看排便頻率是否有改善。

❸ 吃對膳食纖維（Dietary Fiber）

　　糞便大部分來自微菌，給牠們需要的食物才能增加微菌跟糞便的數量，非水溶性纖維是鋼筋骨架，水溶性纖維跟微菌是水泥，給了足量的水分跟材料，自然運送越來越順暢。慢性便祕的治療指引都會建議患者「增加膳食纖維攝入量」，而關於膳食纖維跟MACs（Microbiota-accessible carbohydrates, MACs，腸道菌可利用碳水化合物）的介紹，詳見之前「碳水化合物與腸道的親密關係」章節。

膳食纖維在結腸中被微生物群發酵，會產生氣體（CO_2、CH4、H2）和短鏈脂肪酸（SCFA），即丁酸鹽、乙酸鹽和丙酸鹽，製造滲透差來加速腸道的運輸速度。此外，丁酸鹽也是結腸黏膜的重要能量來源，可作用於腸神經叢，增加腸道蠕動。溶解度也對可發酵性有影響，因為它增加了分子沿腸道的分布及增加腸道微生物群代謝的機會。

纖維另一個重要的角色是可以抓住水分，增加糞便的水合作用。先前提到糞便的稠度與其含水量密切相關，即使是微小的變化也會導致糞便稠度的變化。正常的糞便約 74％都是水，而硬便含有不到 72％的水，軟便至少含有 76％的水，因此那差距 2％的含水量就大大影響糞便的型態。糞便稠度的微小變化，影響到結腸是否可以順利的蠕動向遠端移動，幫助排空。結腸的蠕動波會根據糞便軟硬，而有不同的振幅和頻率，例如：最硬的糞便主要由高振幅波推動，而白天更頻繁的低振幅波主要與氣體或軟便運動有關。因此含水量的增加有利於讓白天低振幅波的推進活動持續，從而導致每日排便次數的增加。

可快速發酵的可溶性纖維存在於豆類、麥類、馬鈴薯、米飯。作為一種益生元，這類纖維可以增加糞便的產量（所以低碳水飲食的糞便量都會偏少），而且也會有比較多的短鏈脂肪酸和氣體的產生。適度被發

酵過的可溶性纖維可以保留大量水分，形成膠狀，使糞便稠度正常化，也是目前針對治療功能性便祕和腸躁症伴隨便祕，被研究最廣泛的一種纖維。

而非水溶性纖維，通過對黏膜的刺激作用於腸道運輸，進而誘導水和黏液的分泌，尤其是木質素跟纖維素這類不可溶性、也不可發酵的纖維，因其幾乎保持原狀通過腸道，固可吸水膨脹增加糞便體積跟促進腸道蠕動。

過去 Suares 等人的一項系統性回顧分析（systematic review）了 6 個，針對慢性便祕患者的隨機對照研究，其中 4 個使用可溶性纖維（3 個使用洋車前子，4 項使用菊苣纖維和麥芽糊精的組合），2 個使用不可溶性纖維，如麥麩和黑麥麵包。與基線相比，可溶性纖維可改善整體症狀，包括用力、排便疼痛和糞便稠度，還增加了每週排便的平均次數。而不可溶性纖維則是看到相互矛盾的數據。

另外，一個針對便祕有研究的 MACs 就是 L- 阿拉伯糖（L-arabinose）。L- 阿拉伯糖是一種天然的五碳糖，具有甜味，但可以抑制蔗糖在人體小腸內的分解，從而減少血糖的上升和熱量的攝入。因本身不被小腸所吸收，如同纖維一般可進入結腸，促進腸道內的益生菌（尤其是雙岐桿菌）生長，可增進腸道蠕動而改善便祕的狀況。過去動物實驗發現，L- 阿拉伯糖可加速腸道蠕動跟糞便的數量與重量。

總之，儘管膳食纖維治療慢性便祕較無大型研究的支持，但它仍然

被歐洲跟美國胃腸病學會建議作為第一線治療，而且建議是用可溶性纖維。我在臨床也會使用菊苣纖維、難消化麥芽糊精、L-阿拉伯糖這類水溶性低黏性，兼可發酵性的纖維作為補充劑治療。

❹ 有實證的助排便食物

食物在慢性便祕的病理生理學和治療中有關鍵作用。其有益的地方不只是含纖維這麼簡單，還有其他食物中的複雜成分參與排便的協同合作（例如：多酚、山梨糖醇等）。此外，也發現天然食物中的纖維比起人類加工分離出的纖維，對腸道的影響更大。其原因跟原型食物自身的特徵有關，例如：食物的分子大小、基質的孔徑等，都會在人體起複雜的變化，而改變消化酶的作用和纖維的可利用性。所以比起單獨補充特定纖維，以「食物」的方式攝取纖維更為優先建議。以下舉出幾項有實證研究的助排便食物，供大家參考。

（1）西梅乾

過去某些研究就是針對具有通便性的食物來分析。一項隨機臨床試驗，比較了西梅乾（李子做成的果乾）和洋車前子對慢性便祕患者的影響。40 名受試者在 8 週內進入單盲隨機交叉研究，接受西梅乾（50 克，纖維 = 6 克／天）或洋車前子（11 克，纖維 = 6 克／天）。研究發現與洋車前子相比，西梅乾每週的排便頻率跟糞便黏稠度都有顯著改善。作者認為，西梅乾最強大的通便作用除了纖維之外，還存在山梨糖醇（14.7 g / 100 g）和多酚（184 mg / 100 g）。

(2) 奇異果

奇異果富含維生素及其他營養素，如纖維、鉀、維生素 E 和葉酸等各種生物活性成分，包括抗氧化劑、植物營養素和酵素都能提供代謝益處。

在 Rush 等人進行的一項研究中，招募了 42 名年齡大於 60 歲的受試者。在為期 6 週的研究期間，參與者被隨機分配到兩個試驗組之一。 一組僅在前 3 週食用奇異果，而另一組僅在後 3 週食用奇異果。奇異果的攝入量為，每天每 30 公斤體重可食用 1 顆（100 克）奇異果，也就是 60 公斤的人可以吃兩顆。研究結論，食用奇異果與排便頻率、糞便量和柔軟度，以及排便容易程度顯著增加有關。作者認為助排便機轉除了來自膳食纖維，還有奇異果裡一種特殊的成分——奇異果蛋白酶（actinidin），這是在水果中發現的一種半胱氨酸蛋白酶，包括奇異果、鳳梨、芒果、香蕉、木瓜和無花果都含有這種酵素，具有蛋白水解活性，可增強蛋白質消化，並縮短胃腸道轉運時間，還具有抗發炎作用。

Eady 等人進行的另一項研究，找了 32 名受試者，每天食用 3 種金黃色果肉奇異果（一天 5 克纖維），或是 14.75 克混合纖維粉（含 5 克膳食纖維／天）為期 16 週的隨機、單盲、交叉研究，發現與一開始以及用纖維粉治療相比，每天食用三個奇異果的每週完全自發性腸蠕動的次數顯著增加、糞便稠度也有所改善，但須注意金黃色奇異果的甜度較高，有代謝問題者須酌量食用。

另外一個由 Chey 等人進行的一項隨機研究，比較 79 位慢性便

祕患者分別使用綠色奇異果（一天兩顆）、洋車前子（一天 12 克）和李子（一天 100 克）的效果，共計介入 4 週的研究。發現三種治療都增加自發性排便的頻率、改善糞便稠度跟降低腹脹感，以上三種也是目前研究用於便祕最多實證的食物。

（3）亞麻籽

亞麻籽（Linum usitatissimum），含有大量的 α-亞麻油酸、亞油酸、木脂素、纖維等多種生物活性成分。亞麻籽常被稱為功能性食品，對人類有許多健康益處。其實不只是油脂，它還含有可溶性和不可溶性纖維，每 50 克亞麻籽含有約 13.3 克的膳食纖維，相當於每日推薦攝入量的一半。其脂質含量和黏液成分具有潤滑和軟化糞便的特性。在一項隨機對照試驗中，招募了 90 名功能性便祕的患者：其中 60 名患者接受了富含亞麻籽粉的食物（50 g／天），另外 30 名患者使用乳果糖漿（lactulose，一種緩瀉劑）（15 mL／天），持續 4 週。接受亞麻籽粉的組別在排便頻率和腹部疼痛均有所改善，排便困難度少於乳果糖漿服用者。

（4）酸奶 （由益生菌發酵而成的乳製品）

目前為止，含有益生菌的發酵乳對便祕的機轉仍然知之甚少。有個研究找了 26 位有慢性便祕的志願者，接受每天 200 克含有乾酪乳桿菌（Lactobacillus casei）和動物雙歧桿菌（Bifidobacterium animalis ssp. ）的發酵乳治療 4 週，發現便祕症狀明顯改善。該研究

作者推測這是由於三種潛在的機制：幫助改善腸道菌群，減少發炎，對於代謝途徑的正向輔助。

Maki 等人評估了克菲爾菌發酵乳（kefir-fermented milk），對 42 例有身心障礙的患者作為便祕的預防手段。參與者每餐服用 2 克的冷凍乾燥後的克菲爾粉，持續 12 週。與起始相比，克菲爾的攝入量顯著減少了便祕。作者得出結論，在日常飲食中添加這類有益生菌的發酵產品，可能對患有慢性但不嚴重的便祕者有益。

(5) 木耳

木耳也是我在門診當中常常推薦的食材之一。Kim 等人研究了 34 例功能性患者食用木耳患者的影響，他們安排了安慰劑、單獨木耳、木耳再加上致瀉成分添加劑（cascara sagrada）三組的雙盲研究，發現在單獨食用木耳和含有添加劑組的組別，排便頻率、用力情形、排便不完全感、便意、糞便稠度和排便滿意度均有顯著的改善。

(6) 海帶／海藻類

海帶／海藻類含有豐富的可發酵益生元纖維，幫助緩解便祕。2020 年在《Mar Drugs》的研究表明，海藻的高纖維含量使其充當天然瀉藥。它還可以增強腸道健康並改善消化。藻類的特徵在於細胞壁多醣的結構，大多數這些多醣可被視為纖維，膳食纖維的占比相當大，占其乾重的 36％至 60％。與陸生蔬菜相比，可溶性膳食纖維非常高（約 55％至 70％，平均含量為 24.5 克／ 100 克，而不溶性纖

維平均含量為 21.8 克／ 100 克），可幫助腸道菌的生長。例如：紅藻、角叉菜屬和紫菜（海苔）可溶性纖維含量都較高（15％～ 22％乾重）。 另一方面，褐藻如墨角藻或海帶則是具有較高的不可溶性纖維含量（27％～ 40％乾重）。海藻的可溶性纖維／不溶性纖維的比率（S/I），大於陸生蔬菜中觀察到的值。另外，還多了非常多的糖醇類（例如：甘露醇、己糖醇），所以可以增加腸道的蠕動，也是推薦的改善便祕食材。

動物實驗發現，使用斜葉馬尾藻（Sargassum plagiophyllum）的萃取物，用於給予止瀉藥洛哌丁胺的便祕小鼠模型（loperamide-induced mice），可增加腸道收縮的頻率，降低腸道運輸時間，增加便祕小鼠的糞便含水量。此外，也發現用 500 mg/kg 的馬尾藻萃取物介入 14 天的便祕小鼠，其盲腸內容物中的雙歧桿菌數量，顯著高於未介入的便祕小鼠。此研究讓我們發現藻類對便祕的幫助，可能來自於雙歧桿菌數量的上升。

❺ 剛剛好的睡眠與起床時間 [38]

2022 年 8 月在《Frontiers in Neurology》期刊有討論到慢性便祕跟睡眠的關係。這個研究利用了 2005 年至 2010 年的美國國家健康和營養檢查調查數據，以有完成睡眠和腸道健康問卷的 11,785 位成年人（≧ 20 歲）的資料來做觀察性研究。睡眠時間分為四組：極短睡眠（＜ 5 小時／晚），短睡眠（5 ～ 6 小時／晚），正常睡眠（7 ～ 8 小時／晚）和長睡眠（≧ 9 小時／晚）。慢性便祕被定義為布里斯托糞便量表 1（分離硬塊，如堅果）

或類型 2（香腸狀但為塊狀）。

結果發現，超過一半的人都沒有正常睡眠時間，有 4.3％的男性和 10.2％的女性有便祕的問題。睡眠時間短（5～6 小時／晚）的男性便祕機率增加 1.54 倍的風險，而睡眠時間過長（≧ 9 小時／晚）的女性則增加 1.58 倍的便祕風險，可見在男女性有著不同的差異。

目前研究有幾種潛在的途徑，可以解釋睡眠時間短與慢性便祕之間的相關性。首先，就寢時間短可能會改變胃腸道生理的晝夜節律，提高夜間覺醒的頻率，導致在睡眠期本來應該要休息，而減少活動的結腸產生過多的收縮，因而讓白天的食物攝入無法引發正常的結腸反射。其次，睡眠時間短會改變「快速動眼期（REM）」睡眠階段，也會使腸道神經運作紊亂。第三，來自實驗研究的新證據表明，短睡眠時間可能通過改變炎症標誌物，如白細胞介素（IL-6）和 C 反應蛋白（CRP）的水平來惡化便祕的發生。

雖然新出現的證據揭示了睡眠不足對胃腸道功能的負面健康影響，但很少有研究關注睡眠過多的風險。2022 年這項研究暗示過長的睡眠時間，也會增加女性慢性便祕的風險。可能的解釋為過長睡眠時間反而使睡眠片斷化不連續，而導致微生物生態的失調和腸道相關症狀惡化、跳過了早餐、減少了白天的活動、增加抑鬱症風險。

因此不管是過少或過多的睡眠時間，都會影響到腸道菌跟腸道正常的節律，而引發排便不順，包括影響免疫系統和神經系統的功能，增加發炎和壓力的風險。這些因素都可能對腸道功能產生負面影響，因此睡眠時間建議為 6～8 小時的時間，最能夠幫助排便正常。另外，養成固

定的解便時間也能夠改善便祕，最佳的建議時間為起床後或早餐 15 ～ 20 分鐘後，因為這兩個時間大腸蠕動增加（胃—結腸反射），有助於排便。此外也要避免長期抑制想排便的感覺，如果上班時間比較倉促，可以調整起床時間，讓排便反射的訓練有足夠的時間。

❻ 關於壓力和老化引起的便祕[39]

在上述關於腸腦軸的敘述，可以知道排便跟自主神經還有情緒有極大的關係。之前有一個日本研究，針對 7,998 名 9 至 10 歲的兒童調查便祕的原因，發現女孩比男孩更容易便祕（5.1% vs 2.8%），便祕的學童有高比例缺乏身體活動、超重、水果和蔬菜攝取不足、不吃早餐、頻繁易怒、不願上學，以及與父母互動不頻繁。顯示情緒和環境對便祕的影響從很小的時候就可以發現軌跡。在此我提出幾個實證，可以改善便祕的紓解壓力的方式。而這些方式的機轉，都跟藉由腸腦軸的途徑改善腸道菌相有相關。

（1）冥想[40]

有一些研究指出，冥想可以幫助減輕壓力、改善情緒、增強免疫力和調節腸道功能，這些都可能對預防或改善便祕有正面的影響。一項近期發表於《General Psychiatry》期刊上的最新研究指出，定期進行深度冥想，持續練習數年，可能有助於調節腸道微生物群，降低身心問題風險。研究者發現，長期冥想者的腸道菌群與健康人相似，而非冥想者則與抑鬱人群相似。

（2）運動

　　運動除了是一種紓壓的方式，也能夠促進血液循環，刺激腸道蠕動，增加糞便含水量和體積，促進排便。2019 年初，《Scandinavian Journal of Gastroenterology》有一篇關於運動對便祕影響的系統性文獻回顧與統合分析研究，比較心肺運動和阻力訓練改善便祕的效用，發現「每週 140 分鐘以上的心肺運動」能顯著改善便祕。這樣的頻率跟 ACSM 建議民眾保持健康的運動指引，至少維持每週 150 的中等運動強度，或每週進行三次持續 20 ～ 60 分鐘的高強度運動十分吻合。在 2023 年，一項針對產後女性的研究發現，越早開始運動，日後也比較不容易便祕，建議每天進行 10 分鐘的快走，或是像跳繩這樣的垂直震動式運動，也有助於便祕的改善。

（3）按摩 [41]

　　在 2022 年，一項實驗老年學的研究指出，使用精油按摩腹部連續三週，每次 15 分鐘可以有效減少老年人的便祕，並提供了一種簡單易行的按摩方法：

— 首先讓老年人仰臥時，墊一個薄被子放置在膝蓋下方，用以放鬆腹部，並提供輕微的下肢彎曲。

— 參與者被告知正常呼吸並放鬆腹部。

— 以手掌或手指以順時鐘方向進行系統性的按摩動作約 5 分鐘，起點在右下開始，對升結腸施加向上的壓力。經過橫結腸方向再往降結腸，用揉捏按摩的方式刺激腸道收縮。

— 隨後通過振動的方法繼續按摩，以刺激神經系統並放鬆肌肉。

❼ 認知行為治療

在青少年和成人（包括老年人）中，認知行為療法主要側重於「恢復正常的排便機制」，並推薦使用於神經肌肉協同作用失調，而引起的功能性便祕患者。例如花時間排便和及時回應排便的衝動，以防止直腸感覺和功能受損。

生物反饋訓練（Biofeedback training）和物理治療（physiotherapy）旨在幫助患者，更能控制在排便過程中起作用的骨盆底肌肉。但此方法對功能性便祕的幼兒受尚未有實證可支持。但研究發現，一項帶有獎勵制度的結構式如廁訓練計劃，指導孩子每天至少嘗試排便兩次或三次（每頓飯後），可以防止糞便嵌塞的發生，並降低大便失禁的風險。對於兒童，應討論父母對大便失禁的養育態度，例如：沮喪和過度保護，因為它們可能也會惡化便祕。關於認知行為治療，在「功能性腸胃障礙」章節也有提到，對於「腸躁症伴隨便祕」這一亞型的患者，不失為一個有效的方案。

❽ 關於益生菌與後生元的使用 [42]

既然便祕跟腸道菌叢失衡（Gut microbial dysbiosis）有關，除了藉由益生質（飲食跟營養）來改變，很多人也好奇益生菌的角色跟實證。圖示為腸道菌的代謝產物會通過與腸道上皮細胞上的接受器結合，影響中樞神經（CNS）、腸道神經叢（ENS）、免疫系統、腸道內分系環境而產生便祕症狀。

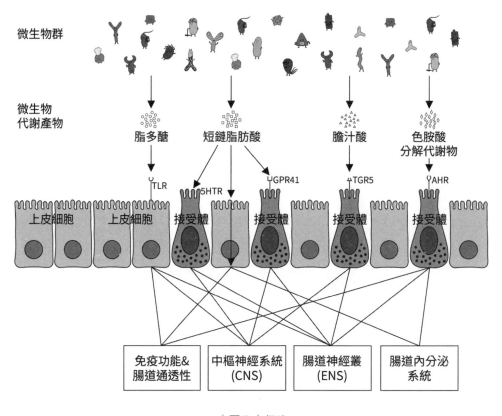

微生物群

微生物
代謝產物

脂多醣　短鏈脂肪酸　膽汁酸　色胺酸
分解代謝物

TLR
5HTR
GPR41
TGR5
AHR

上皮細胞　上皮細胞　接受體　接受體　接受體　接受體

免疫功能&
腸道通透性

中樞神經系統
(CNS)

腸道神經叢
(ENS)

腸道內分泌
系統

| 圖八 | 便祕

（資料來源：Nutrients 2022, 14, 3704 .微生物和代謝物調節便祕生理學的機制。）

　　由圖可知，腸道菌的確會影響腸道的活動力。雖然很難確定便祕患者的典型微生物群特徵跟一般人的差別，但微生態療法引起了極大的關注，益生菌的潛在作用機制也得到了廣泛的研究。益生菌可以通過 a. 調節腸道微環境、b. 腸上皮防禦反應和 c. 腸道分泌功能，以及調節神經來緩解便祕。

益生菌介入的動物及人類研究都是藉由提升雙歧桿菌和乳酸桿菌的豐富度，來改善排便頻率。有些是使用後生元（腸道菌的代謝產物，胺基酸的一種）來促進腸道的活動。以下列出益生菌對便祕有幫助的可能機轉和相對應菌株。

機轉	常見的對便祕有助益的益生菌
調節腸道環境	乾酪乳桿菌（L. casei） 長雙歧桿菌（B. longum） 嬰兒雙歧桿菌（B. infantis） 雙叉雙歧桿菌（B. bifidum） 短雙歧（B. breve） 動物雙歧桿菌（B. animalis） 青春雙歧桿菌（B. adolescentis） 植物乳桿菌（L. plantarum）
調節腸道神經叢跟中樞神經功能	丁酸梭菌（Clostridium butyricum） 鼠李糖乳桿菌（L. rhamnosus） 羅伊氏乳桿菌（L. reuteri）
調節腸道分泌及內分泌	植物乳桿菌（L. plantarum）

當益生菌在腸道中占主導地位時，病原體對宿主幾乎沒有影響。而如果環境逆轉，病原體則可以在腸道疾病中發揮關鍵作用。服用益生菌的治療，算是一種幫助改變環境的手段。雖然不一定可以定植，但可以增加特定微生物群落的相對豐度，例如：雙歧桿菌和乳酸桿菌屬，在人

多勢眾之下，自然可減少潛在致病微生物群落的豐度，而讓主控權再度拿回益生菌這邊。

此外，一項對小鼠的研究表明，給予雙歧桿菌屬改善便祕癥狀，主要是通過提高厚壁菌與擬桿菌的比例，增加乳酸桿菌的豐度，減少致病菌屬的豐度。由於每個人的腸道菌都跟指紋一樣獨一無二，因此須注意每種益生菌對腸道菌群的不一致影響。也就是說，每個人吃同一種益生菌也可能會有很大的差異結果。微生物不會在腸道內閒著，牠們必須保持活躍的代謝才能在環境中生存。因此益生菌不僅會影響其他腸道微生物的士氣，還會影響腸道微生物群的發酵產物，尤其是 SCFAs 和色胺酸（tryptophan）代謝產物，這些都是可以改善腸道蠕動和分泌的代謝產物。

另外，益生菌也可以調節中樞神經系統依賴性的運動反射，例如：可以增強老鼠腸間神經元（myenteric neurons）的興奮性，並調節排便的感覺神經與腸腦軸相互作用。總之，研究表明益生菌可以通過腸腦軸改善便祕癥狀，但這也需要進一步在人體研究中得到證實。

一些研究表明，複方益生菌比單方更可有效改善便祕。有研究結合三種益生菌：嗜酸乳桿菌（L. acidophilus）、長雙歧桿菌（B. longum）和嗜熱鏈球菌（S. thermophilus）或六種以上菌株。當複方益生菌與益生元（稱為合生元的組合，通常是寡糖類）結合使用時，可以看到改善便祕的協同作用。近期的系統性回顧和薈萃分析收集 15 項，跟成人便祕相關的隨機對照試驗得出的結論，是使用複方益生菌可以縮短 13.75 小時胃的

轉運時間、一週增加 0.98 次排便頻率。但單獨使用一隻益生菌（例如：長雙歧桿菌）則無此作用。這些研究的使用菌數量都在每天一百億左右，而兒童的劑量介於 50 億左右，這些研究目前沒看到顯著的不良反應。

不過根據 ESPGHAN/NASPGHAN 針對功能性便祕兒童指南的建議，益生菌（例如：雙歧桿菌和乳酸菌）雖然已被建議作為功能性便祕的潛在治療方式，但由於研究存在較大異質性，且缺乏隨機對照試驗，所以對於兒童的治療還未列入指引。水分跟纖維攝入還是非藥物治療的優先推薦方案，因為大多數兒童和成人都未能達到每日纖維建議量（5 歲以上兒童每天 0.5 克／公斤，成人 14 克／每 1,000 千卡）。不過也要注意，纖維攝入量增加到超過正常需要量是沒有好處的。總之，益生菌在治療成人便祕方面似乎比在兒童中更有效，在兒童的使用應該更為謹慎。

目前益生菌在腸胃疾病的使用並未有共識，是由於個體間的差異大，而造成研究結果的矛盾結果。且每個研究用的益生菌的菌株、樣本量、便祕的癥狀和嚴重程度，以及方法學的品質都參差不齊。此外，患者初始腸道微生物組的組成會影響益生菌的功能，這也解釋了益生菌對宿主影響的高度變異性。益生菌產品的另一個問題是，並非所有益生菌都通過臨床前動物實驗進行系統性的測試，這可能是數據相互矛盾的重要原因。

有鑒於目前的研究沒有清楚的描述便祕的症狀和嚴重程度，或分析

每個人初始的腸道微生物群狀態，目前尚不清楚哪些便祕患者可以從益生菌介入中受益更多。雖然益生菌的使用通常被認為是安全的，但兒童和免疫功能障礙的個體仍需要格外小心。另外，「非活性益生菌」（又叫死菌益生菌）已被證明可有效改善便祕，這告訴我們益生菌的非活性成分，如代謝產物或身上帶有的蛋白質，可能是能改善便祕的微生物替代療法。另一方面，有證據表明糞便微菌相移植（FMT）可能有效緩解便祕患者的胃腸道症狀，並透過調節微生物菌群來改善腸道蠕動和排便功能。但因為 FMT 目前也只有鮮少的隨機對照試驗，所以要被考慮做為可用的臨床療法，還需要更多的實證來佐證。而且糞便捐獻者的挑選還有移植的成本，都讓這個療法更充滿不確定性跟挑戰性，或許較適合為最後線的療法，運用在常規醫療也無法改善的難治性患者。

綜上所述，益生菌對成人便祕的治療效果尚無明確的共識。目前有限的證據並不鼓勵使用益生菌常規治療兒童便祕。考慮到單體的高異質性、宿主便祕狀態的差異，以及菌株特異性效應，未來需要確定便祕患者的症狀和嚴重程度來做隨機對照試驗，也需要臨床前動物研究進行初步篩選有效的單物種或多物種益生菌，以確定理想劑量。故我建議益生菌的使用之前，還是需要先嘗試過上述飲食及生活型態的改變後，諮詢專業的醫師確認相關便祕症狀、益生菌的菌株及數量，並且定期追蹤使用後的便祕相關症狀改善情形，以確認使用的效益。益生菌跟纖維一樣，過量使用並沒有益處，反而可能有潛在壞處，例如：現在許多益生菌的產品都包含著某些致瀉成分（望江南、石決明、羊角豆等），民眾誤以

為是益生菌的功效而長期服用，反而會造成未來的頑固性便祕，在挑選上不可不慎。

結語：

「便祕」，其實就是腸道神經叢跟腸道微菌，為了因應外界環境（飲食、壓力、作息）的變化，而自行調整後的結果。只要我們在改善過程盡量避免用不當外力去干預它，慢慢從生活型態跟飲食改變，身體自己會找回最平衡的生態系和腸道蠕動狀態。

五、
大腸激躁症

　　Dustin 是一位 40 幾歲的工程師，一開始來門診是因為想要治療肥胖，還有改善睡眠呼吸中止症。問了病史，發現自年輕時，常常因不明原因的腹脹、腹痛、腹瀉，以及便祕交錯而覺得困擾。有去診所使用過相關的消脹氣跟抑制腸胃蠕動的藥，反而變成便祕而不敢使用藥物。後來去看腸胃科做了大腸鏡，除了一些息肉沒看到其他問題，長期以來也有全身慢性疼痛的問題，不確定是否跟體重上升有關，故來就診。問起來他在焦慮的時候腹瀉的情況會加劇，後來我停掉他所有的胃腸用藥，先嚴格限制所有水果、奶製品、高加工食品，並以低脂高植物性蛋白質飲食介入，偕同診所的心理諮商師和瑜伽老師教導放鬆的方式。患者在一個月後自述情況已有很大的改善，包括不再腹痛跟腹脹，並且可看到成型糞便，也有較正常的排便頻率。

流行病學與病生理原因[43]

　　目前腸躁症（Irritable Bowel Syndrome，以下簡稱 IBS）在全世界盛行率大約是 10～25%，跟臺灣的盛行率差不多。全球有近八億人為腸躁症所苦，在女性部分為 14%，男性則是 8.9%，女性較多，機率大概是男性

的 1.5 ～ 3 倍。根據《Alimentary Pharmacology & Therapeutics》期刊，臺灣腸躁症患者與無腸躁症者相比：發生睡眠障礙的情況高出 2 倍，因腸胃症狀導致影響工作或學習的比例高出 2.5 倍，但只有約 15％ 的人會經過求診得到正確治療。其中 50％ 的患者在 35 歲時就會出現症狀，50 歲以上的個體中患病率逐漸下降。IBS 不管在美國或臺灣都造成很高的醫療負擔，至少占胃腸病科門診轉診患者的 20％，且在美國 IBS 患者的年度醫療保健相關費用比一般人要高出約 50％，其中包括就診、藥物、放射診斷，以及實驗室檢測的費用。IBS 也與腹外和腹部手術風險增加有關，患者接受膽囊切除術的可能性是一般人的三倍，接受闌尾切除術或子宮切除術的可能性是一般人的兩倍。

大腸激躁症（Irritable Bowel Syndrome）過去發生原因不明，但近年來的研究證實是「腸—腦軸」失調所出現的功能性腸胃障礙（functional gastrointestinal disorder, FGID，詳見第三節）的其中一個亞型。腸—腦軸的失調會改變胃腸系統的運動、感覺、自主和分泌功能，進而改變腸道動力、腸道通透性、內臟敏感性和腸道微生物群組成。腸道微菌相的失衡和腸道發炎、敏感性增高有關，而所有引起腸道生態失衡的原因——包括幼兒時期的影響、不良飲食習慣、壓力情緒、腸道感染等都可能讓影響加劇。腸—腦軸之間牽涉到中樞神經系統和腸神經系統（enteric nervous system, ENS）之間的相互作用，腸神經系統（ENS）構成周邊神經系統最大的組成部分，是一個嵌入腸壁內的神經節叢，內有在腸道運動，以及分泌、吸收和免疫中發揮作用的神經膠質細胞，在胃腸功能中扮演不可或缺的角色。腸壁內的腸嗜鉻細胞（enterochromaffin cells）釋放的血清素

（Serotonin），會刺激腸道蠕動，並調節分泌造成腹瀉（分泌過多）或便祕（分泌減少）。

　　究竟 IBS 患者的腸道菌相跟一般正常人的差異在哪裡呢？在一項 1,340 名受試者研究中發現[44]，IBS 患者的雙歧桿菌、乳酸桿菌和普氏糞桿菌下降，導致病菌上升（大腸桿菌和腸桿菌）；另一項涉及 16 篇文章和 777 名 IBS 患者的統合分析發現厚壁菌門：擬桿菌門比例（F/B rito）增加，源自厚壁菌門的增加和擬桿菌門的減少，這和肥胖者還有憂鬱症患者的菌相有相似的表現。另外，IBS 的患者腸道生態的 α 多樣性顯著減少（表示物種豐富度下降、患寡也患不均），而 β 多樣性也不同（就像沙漠跟雨林的生態系迥異一樣）。

　　亦有證據表明，低度發炎和免疫功能障礙也在 IBS 的症狀中發揮影響。研究發現，IBS 患者的促發炎細胞激素水平升高，部分原因可能是壓力所導致。目前臨床上並無確切根治大腸激躁症的治療方式，主要是合併藥物治療、低腹敏飲食、生活型態改變，還有心理治療。由於止瀉止痛、抗痙攣、精神科藥物也只是治標不治本，因此近年來的重點放在飲食、生活型態，以及心理治療的落實，透過腸—腦軸的雙管齊下來改善腸躁症的症狀。

臨床診斷與共病症

　　至少在 6 個月前開始，在過去 3 個月內，平均每週至少 1 天的復發性腹痛為主要條件。其他合併條件包括與「排便有關的腹痛、脹氣，排便後會暫時紓解」、「排便次數改變（如便祕或腹瀉）」、「大便形態

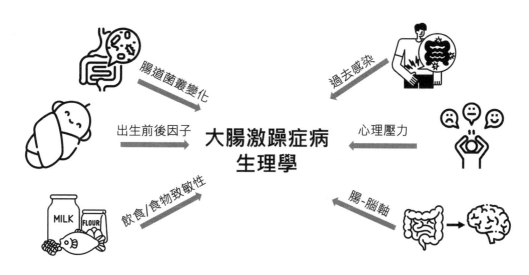

| 圖九 | 大腸激躁症的病生理學因子（Journal of Clinical Medicine 12.7 (2023)：2558）

改變（硬塊、稀軟便或水便）」，三項符合兩項者，其嚴重者影響生活品質與工作效率，即可診斷。（依照羅馬準則第四版（Rome IV Criteria, 2016）判斷標準）。

IBS 可以根據布里斯托大便形狀量表（BSFS，詳見第四節便祕章節）進一步細分為子類，該量表以 1-7 的等級表徵糞便稠度從硬到軟。IBS 的亞類包括以便祕（constipation）為主的 IBS（IBS-C）、以腹瀉（diarrhea）為主的 IBS（IBS-D）、混合（mixed）排便習慣的 IBS（IBS-M）和未分類（unclassified）的 IBS（IBS-U）。IBS-C 通常在 BSFS 中表現為 1-2 型，IBS-D 在 BSFS 中表現為 6-7 型。IBS 患者可能同時有便祕和腹瀉的表現。IBS-U 為符合 IBS 的診斷標準，但不能歸入其他三種亞型。值得注意的是，另一個以腸道菌叢失衡為特徵的臨床病症——小腸細菌過度生長（SIBO）

（詳見第八節）有可能跟 IBS 的診斷有所重疊，因為症狀繼發於腸道內攝入的碳水化合物發酵，造成小腸細菌過多導致氣體產生，表現為腹痛、腹脹、脹氣和排便改變，因此也需要排除此診斷。

　　一項針對 1,443 名受試者進行的橫斷面研究發現，在患有 IBS 的患者中，有 21％的人合併有胃食道逆流，14％的人患有消化不良。一項統合分析發現，有功能性消化不良（functional dyspepsia）的患者中，IBS 的盛行率為 37％，與沒有功能性消化不良的患者相比，增加了八倍的機率。其他研究也發現，胃食道逆流和 IBS 這兩種疾病的確存在明確的關係。

　　除了腸胃相關共病症，其他腸胃以外的，最顯著的就是慢性疼痛（chronic pain，包括纖維肌痛症）、慢性疲勞症候群（chronic fatigue syndrome）以及幾種精神疾病。纖維肌痛症（fibromyalgia）的特色就是在影像學上沒有肌肉或關節的發炎，但仍出現的肌肉骨骼疼痛，一般認為 IBS 患者纖維肌痛症的盛行率為 31.6％ 至 63％，有人估計高達 81％。「功能性腸道疾病嚴重程度指數（FBDSI）」是經過驗證，可用來評估 IBS 患者疾病嚴重程度的工具，發現 IBS 伴隨纖維肌痛的患者與僅患有 IBS 的患者相比，其 FBDSI 評分顯著更高。例外還有 35 ～ 40％ 的慢性骨盆腔疼痛患者也符合 IBS 的標準。另外慢性疲勞綜合症，也稱為肌痛性腦脊髓炎，是一種特徵為極度疲勞，但不能歸因於任何潛在的健康狀況的疾病。在一般人群中的盛行率往往相當低（1 ～ 3.28％），但在 IBS 的人身上終生盛行率卻高達 92％。

　　最後，IBS 也被發現跟許多心理精神疾病有共病現象。研究發現，

44% 的 IBS 患者有精神病診斷，而高達 69.6% 的患者有心理合併症（即高焦慮或憂鬱評分）。IBS 患者的心理合併症與較差的預後相關，

在符合 IBS 診斷標準的患者中，26 ～ 45.5% 的患者有憂鬱症狀，30 ～ 39.1% 的患者有焦慮症狀。這些比率明顯高於一般人群中憂鬱症（6.4 ～ 21%）和焦慮症（7.3 ～ 20.8%）的盛行率。一項針對 2005 年參與者的研究發現，IBS 患有廣泛性焦慮症（基於 DSM-IV 標準）的機率是一般人的五倍多！

另外，也發現跟創傷後壓力症候群有關，一項針對 339 名女性退伍軍人的研究發現，有 IBS 症狀的女性退伍軍人中有 51% 符合 PTSD 標準（基於密西西比戰鬥相關 PTSD 評分標準），而沒有 IBS 的退伍軍人中這一比例為 30.9 %。一些研究也顯示，既往的創傷史是發生 IBS 的獨立危險因子，視創傷事件的類型分別為 50 ～ 115% 的風險增加。

在 COVID-19 大流行期間，發現患有 IBS 的個體其胃腸道症狀和心理疾病都有惡化的趨勢，可見缺乏完整的腸道免疫的人在經歷病毒感染後，可能會讓腸道失衡相關症狀更加嚴重。

非藥物治療方式[45]

由於飲食在 IBS 的發病機制中也扮演關鍵作用，所以以下的治療方式會著重在如何用飲食來調整腸道菌生態，進而改善失衡的腸腦軸。

❶ 以腸道菌組成爲標的的治療方案（The Microbiome as a Target of IBS Management）

a. 第一步 ：減緩症狀——「低 FODMAP 飲食」

在之前「功能性腸胃障礙與脹氣」章節有提到這個飲食，主要是避免攝取短鏈碳水化合物，或「可發酵」的寡糖（乳寡糖／果寡糖）、雙醣（乳糖）、單醣（果糖）和多元醇（糖醇）（FODMAP）的食物時，由於這些難消化的碳水化合物若未被充分消化進入大腸，就會在大腸發酵、吸收水分、產生二氧化碳、氫或甲烷氣體，導致腸子伸展和膨脹，造成強烈的腹痛或腹脹，因此會惡化腸躁症患者的症狀。雖然這些食材對健康的一般人來說都是益菌的食物，但是在某些「腸道菌相失衡」相關疾病患者身上（例如：功能消化系統障礙（FGID）、腸躁症（IBS）、發炎性大腸疾病（IBD）、小腸細菌過度增生（SIBO）、某些自體免疫疾病、溼疹、纖維肌痛症等等），反而因為「壞菌」過多，與腸道中的 FODMAPs 相互作用時，會引起一系列不適症狀的方式，並非治本的飲食。

以下列出幾種可吃（低 FODMAPs）跟需要限制的（高 FODMAPs）品項：

食物種類	低 FODMAPs	高 FODMAPs
五穀根莖類	米粉、糙米、馬鈴薯、藜麥、山藥、糯米（米類較為安全）	麵粉、玉米、小麥胚芽、含麩質的麥類（麵包、麵條、餅乾）
蛋白質	雞蛋、豆腐、雞肉、豬肉、牛肉、海鮮類	豆漿、原型豆類（黃豆、扁豆、紅豆）、香腸

食物種類	低 FODMAPs	高 FODMAPs
奶類	無乳糖牛奶、無乳糖起士、無乳糖優格、杏仁奶	牛奶、羊奶、優格、煉乳、含奶醬料
蔬菜	萵苣、胡蘿蔔、小黃瓜、豆芽菜、四季豆、白菜、茄子	大蒜、豆類、洋蔥、韭菜、花椰菜、菇類、秋葵、苦瓜
水果	草莓、鳳梨、奇異果、葡萄、香蕉、橘子、百香果、葡萄柚、檸檬、哈密瓜	藍莓、西瓜、桃子、李子、蘋果、芭樂、荔枝、芒果、木瓜、無花果、水果乾
油脂	大部分堅果類、橄欖油、花生油、菜籽油、玉米油	奶油、巧克力、腰果、酪梨、杏仁
其他	大部分辛香料、醬油、芝麻醬、花生醬、芥末、番茄醬、醋	糖醇類食品添加物、高果糖、菊粉、蜂蜜

b. 第二步：治療根源——「失衡的腸道菌失相」的飲食

飲食是腸道菌叢的主要調節劑之一，飲食模式對於腸道菌叢相關疾病具有決定性作用。目前研究已知，可用不同的巨量營養素來源去改變腸道菌相，例如：植物性蛋白質的攝取與雙歧桿菌和乳酸菌等共生生物的增加，以及脆弱擬桿菌和產氣莢膜梭狀芽孢桿菌等病原微生物的減少有關。另一方面，高脂飲食、動物性飲食與腸道中厭氧菌和擬桿菌、大腸桿菌的豐度增加有關，因此可以考慮減少動物性來源，以及採取低

脂肪飲食。眾所皆知高纖維飲食與豐富的腸道菌多樣性、雙歧桿菌和乳酸菌的豐富度相關。因此一個低脂／高纖維，富含植物性蛋白質的飲食，可增加腸道微生物的多樣性。相反，大量攝取超加工食品的西方飲食會促進與疾病相關的微生物群。越來越多的證據表明，以植物性飲食為主（例如：地中海飲食）的飲食策略，在減輕腸躁症狀方面其實跟低FODMAPs 飲食有相同功效，並且對生活品質的影響較小。

因此腸躁症的治療飲食應該增加天然植物性食品的攝取量，結合規律的飲食模式和嚴格限制超加工食品。我所提倡的「4 + 2R 代謝飲食法」即是符合這樣的原則，以階段性飲食循序漸進的改善多樣性，在臨床上也可以看到腸躁症患者的症狀明顯改善（例如：糞便可成型不再水瀉、不再腹痛）。

c. 益生菌在腸躁症的角色 [46]

益生菌的食用對腸道微生物群具有特定的有益特性。最近一項針對35 篇隨機對照研究的統合分析發現，食用益生菌可顯著改善 IBS 的症狀，包括腹部不適、疼痛、腹脹和脹氣，這些結果與其他幾項統合分析的結果一致。益生菌的消耗跟腸道對大腦訊號的傳遞有關，透過腸—腦軸對情緒產生影響。例如，一個針對 IBS 患者進行的隨機、雙盲、安慰劑對照研究，發現益生菌（長雙歧桿菌 NCC3001）導致憂鬱評分降低，功能性磁振造影（fMRI）顯示，杏仁核和額邊緣區域在曝露於負面情緒刺激時的反應減弱。除了微生物組成的調節之外，還有一些理論認為益生菌可以改善黏膜屏障功能，並減少腸道通透性。也有證據顯示益生菌可誘

導細胞激素的產生，包括 IL-10，調節宿主免疫反應而降低發炎反應，這些都跟腸躁症的機轉息息相關。

研究發現，含有乳酸菌的益生菌與腹痛、脹氣評分和生活品質的改善有關，而雙歧桿菌則改善了全身性的 IBS 症狀。因此推測，多菌株益生菌比起單株益生菌更可以有效地改善 IBS 症狀。但是鑑於現有數據有限，以及現有研究的顯著異質性，使用益生菌治療 IBS 尚未被胃腸病學界普遍接受。目前美國胃腸病學會還沒有關於使用益生菌治療 IBS 的官方指引。雖然有 10 個以上針對腹瀉型 IBS 的隨機對照研究，但是因為證據等級相當低，反應相當的異質性（跟使用的益生菌菌種配方不同、受試者菌相不同有關），因此未來仍需要有更多大規模的隨機對照試驗，來進一步闡明益生菌在 IBS 治療中的作用。

❷ 心理治療和認知行為療法 [47-49]

美國胃腸病學會（American College of Gastroenterology）中有將認知行為作為建議使用來改善腸躁症的整體症狀。其內涵主要是增加復原力（Resilience），所謂復原力或是韌性／抗壓力（Resilience），其實是一種心理素質，包括在逆境中的復原力跟適應力，復原力對於健康促進和壓力應對至關重要。由於腸躁症（IBS）是一種腸腦交互作用（DGBI）的疾病，因此如何在症狀嚴重的情況下，透過改變心理壓力反應、心理障礙來調節腦—腸—微生物軸功能障礙，成為某些研究想要探討的重點。而且研究也發現，IBS 的患者確實有比較低的心理認知能力跟復原力，比較傾向負面思考跟憂鬱情緒，因此針對心理層面的治療在 IBS 患者身上

十分重要。

有項研究表明，IBS 患者的心理困擾和憂鬱症狀可以透過他們的整體正向疾病認知評估，以及透過社會支持、感知樂觀情緒等而得到好處。除了認知行為治療的「辯證行為治療」（dialectical behavioral therapy（DBT）），看似有助於增加心理素質以外，亦有 52 人的研究發現，有介入「腸道催眠療法」（gut- directed hypnotherapy, GDH）後，生活品質感受度提高、症狀嚴重程度降低和心理困擾減少的結果。其他像冥想（mediation）或是正念療法（mindfulness-based therapy）也有較佳的證據等級。2022 年一項針對患有腸躁症的成人受試者，進行六篇隨機對照試驗的系統性分析，評估以冥想為基礎的療法對腸道症狀、生活品質、焦慮和憂鬱的影響。結果發現，「正念組」不管在生活品質和精神量表得分（即正念意識）都有較高的分數，且腸胃症狀跟疼痛評分也在統計上顯著較低。

❸ 以調節身心為宗旨的運動介入 [50]

某些強調調整身心靈的運動介入，對於 IBS 也是可以考慮的方案，例如：瑜伽（yoga）。在 2022 年一篇研究，將診斷有 IBS 的成年人隨機分配到每週 8 次線上的瑜伽課程，或是僅提供建議的對照組，發現介入瑜伽的組別在腸胃症狀的分數有減輕的趨勢（以嚴重程度表 [IBS-SSS] 來評估），因此瑜伽可以是個安全的考慮介入方式。

另外，太極拳是一種身心同時影響的運動，已被證明對多種功能性疾病有效。在 2022 年一項針對 27 名便祕型腸躁症患者介入太極拳的研究，試驗在 7 週內透過現場視訊會議，以小組形式每週進行 8 次太極拳訓

練，發現此治療方案除了具有中等至極佳的可行性，治療滿意度也非常好。這份研究數據提供了太極拳作為腸躁症干預的初步證據，也希望未來有更多的大型研究證實效果。

壓力與飲食常是誘發腸躁症的原因，未來治療腸躁症的方向會同時結合營養師、醫師，以及腸胃相關經驗的精神科醫師或心理諮商師，做整合醫療模式（IBS integrated care），以達到最佳治療成效。

六、
發炎性腸道疾病

Eric 是一位 25 歲男性，因慢性腹瀉、血便、黏液便，甚至於伴有發燒、體重減輕及食慾不振等現象而就診，被診斷為克隆氏症（Crohn's disease）中重度〔Harvey-Bradshaw 指數（HBI）評分為 17，一種疾病症狀評估指標，越高分代表越嚴重〕，因為對傳統治療（包含抗生素、引流與免疫抑制劑）反應不佳，故轉而使用「英夫利西單抗」（infliximab，一種嵌合單株抗體藥物）治療。在治療 37 週後，由於治療臨床反應不佳，故將治療劑量從 5 毫克上調至 7.5 毫克／公斤。患者症狀有所改善，但未達臨床緩解的標準。使用英夫利西單抗治療 1 年後，他的 HBI 評分從 17 分降為 5 分。

後來改用僅以穀物、豆類、蔬菜和水果為主的植物性飲食（plant-based diet）後，他無需藥物即可進入臨床緩解期，並且在後續大腸鏡檢查中也沒有再顯示有克隆氏症的跡象，HBI 的分數降至為 0 分。

流行病學與症狀[51-52]

發炎性腸道疾病（Inflammatory Bowel Diseases，以下簡稱 IBD）是消化道慢性發炎的疾病，依發炎位置跟嚴重度的不同（如圖所示），主要分成潰瘍性結腸炎（Ulcerative colitis, UC）和克隆氏症（Crohn's disease,

CD）。在歐美的盛行率較高（盛行率上升至1％），在亞洲國家原本較低，但在臺灣的盛行率隨著飲食西化有逐年升高的趨勢，根據健保署統計健保資料庫，至 2022 年為止臺灣約有 4,500 人領有潰瘍性結腸炎重大傷病卡，盛行率大約是 10 萬分之 19.6，潰瘍性結腸炎的病人以男性居多，男女比例約為 1.4 ～ 1.6；克隆氏症者約 1,900 多人，盛行率約 10 萬分之 8.3，集中在 20 ～ 39 歲，另一高峰為 60 ～ 80 歲，男女比例 1：1。

　　症狀表現在克隆氏症因範圍廣泛，除了腹痛、腹脹、腹瀉，有些人可能會發燒及體重減輕。潰瘍性結腸炎的症狀則集中在結腸跟直腸，除了腹脹、腹痛，特色為解血便，糞便中帶有黏液，甚至失禁或裡急後重（想解又解不出來），因為是復發性大腸黏膜層持續發炎，症狀可能長達 2 ～ 3 個月以上。目前診斷是靠內視鏡檢查及切片來判讀病兆範圍及發炎程度。

發炎性腸道疾病
導因於自體免疫系統失調，依據疾病侵犯部位又區分成兩種類別

克隆氏症(CD)

從口腔到直腸都可能發炎，但較常發生在小腸或大腸，發炎部位呈段落性。

侵犯部位較深，可能影響整層腸壁。

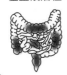
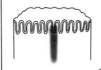

潰瘍性大腸炎(UC)

多半從直腸往大腸內部延伸進去，發炎部位呈連續性。

發炎情形多在較淺黏膜層。

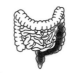

| 圖十 | 發炎性腸道疾病的種類

（資料來源：https://www.liver.org.tw/journalView.php?cat=78&sid=1190&page=1）

病生理原因與合併症[53-54]

　　發炎性腸道疾病（IBD）是自體免疫相關疾病，在過去的十年中，臨床研究確立了免疫抑制療法（使用生物製品和小分子）的有效性和安全性，同時，以實驗性飲食誘發的腸道發炎的模型也讓急病的機轉越來越被釐清。大量的證據表明，高糖、高油、高加工的西方飲食所導致的營養素失衡，直接影響腸道黏膜免疫反應，以及改變腸道微生物群而加劇了腸道發炎。也就是說，飲食和宿主的免疫反應，決定了腸道微生物的組成和功能，微生物的組成和功能一旦失衡（dysbiosis），就會引起諸多發炎相關疾病。由於機轉跟肥胖的成因非常接近，因此肥胖也被認為是IBD 的危險因子。IBD 的合併症相當多，例如：克隆氏症的合併症可能發生於腸胃道之外，且包括：貧血、皮疹、關節炎、葡萄膜炎和倦怠。可能會因為感染出現皮疹、壞疽性膿皮症或結節性紅斑。也常發生腸阻塞，而且罹患腸癌的風險更大。潰瘍性大腸炎的合併症分成腸內跟腸外，腸內包括大量出血、猛爆性腸炎、麻痺性腸阻塞造成的毒性巨結腸症、腸狹窄、直腸裂縫或膿瘍，也有較高的大腸直腸癌罹患率；至於腸道外，有 5% 的人會合併原發性硬化膽管炎，導致肝硬化或膽管癌。其他器官包括皮膚的結節性紅斑跟壞疽性膿皮症、結膜炎虹膜炎等眼睛病兆、風溼性關節炎，還有凝血功能的異常。

　　關於詳細的致發炎飲食源頭，可以依據營養素的種類來分類，碳水化合物部分發現，缺乏纖維的簡單碳水化合物攝取過量容易導致腸道發炎。相反，複合碳水化合物（通常來自蔬菜），以及它們經細菌分解的

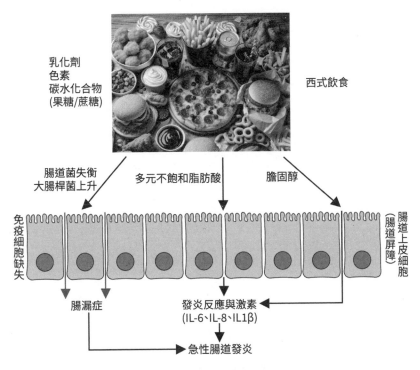

乳化劑
色素
碳水化合物
(果糖/蔗糖)

西式飲食

腸道菌失衡
大腸桿菌上升

多元不飽和脂肪酸

膽固醇

免疫細胞缺失

腸道上皮細胞
(腸道屏障)

腸漏症

發炎反應與激素
(IL-6、IL-8、IL1β)

急性腸道發炎

| 圖十一 | 飲食造成腸道發炎的路徑

(資料來源："Diet fuelling inflammatory bowel diseases: Preclinical and clinical concepts."
Gut 71.12 (2022)：2574-2586.)

代謝物（例如：丁酸鹽）可以透過維持腸道屏障完整性，來維持腸道穩態和宿主免疫反應。而飽和脂肪因為會降低腸道菌的多樣性跟豐富度，也被認為是致發炎的要素。另外，動物性肉類富含的長鏈脂肪酸（LCFA，飽和脂肪跟多元不飽和脂肪酸）也被認為是促發炎的物質。蛋白質方面，發現以植物性蛋白質取代動物性蛋白質可以減緩腸道的發炎，而乳清蛋白跟植物性蛋白一樣，可以促進雙歧桿菌和乳酸菌生長，且會降低某些伺機性致病菌的量（脆弱擬桿菌和產氣莢膜梭菌）；動物性蛋白質會餵

養出許多發炎性菌種，例如：大腸桿菌、鏈球菌和腸球菌等，所以被認為和腸道發炎相關。至於食品添加物方面，目前發現糖精或三氯蔗糖（俗稱蔗糖素）等人工甜味劑，會促進小鼠跟人體內的菌叢失調（擬桿菌增多，乳酸菌減少），伴隨著過多的變形菌門和大腸桿菌的增生。乳化劑被發現會擾亂腸道微生物群落結構，並促進腸道發炎的易感性，在甜點、糕點、糖衣外面常見的二氧化鈦，被發現會損害腸道的通透性。食用色素主要是會引介致炎性的卵形擬桿菌和糞腸球菌的增生，以上各種飲食的因素，可能都會導致腸道整體環境對於發炎的易感性，飲食絕對不是IBD 的單一因子，但諸多不健康的飲食失衡加諸起來，就造就一個發炎性腸道的背景環境。

以下列出跟發炎性腸道疾病相關的飲食：

食物種類	致腸道發炎（宜避免）	保護腸道（較安全）
碳水化合物	果糖、蔗糖、葡萄糖	高纖維澱粉、蔬菜、菊苣纖維
脂肪	長鏈脂肪酸（包括飽和脂肪跟多元不飽和脂肪酸的總量）	單元不飽和脂肪酸（例如：橄欖油）目前傾向對腸道較好
蛋白質	動物性蛋白質（乳清以外）	植物性蛋白質、乳清蛋白
食品添加物	人工甜味劑（糖精、蔗糖素、阿斯巴甜）、二氧化鈦、食用色素、人造乳化劑、麥芽糊精	多元醣醇類（木醣醇、麥芽糖醇、異麥芽酮糖醇）

究竟 IBD 患者的腸道菌相跟一般正常人的差異在哪裡呢？許多研究表明，IBD 患者糞便中厚壁菌門比例降低，變形菌門和擬桿菌門成員豐度增加，而且生物多樣性減少，製造丁酸鹽的好菌也下降（因此很多治療 IBD 的研究正朝丁酸鹽補充劑進行），另外跟次級膽汁酸的代謝途徑異常有關。從腸道菌相的分布可知，克隆氏症跟潰瘍性結腸炎患者的菌相仍然有差異，這些差異值得未來作為精準營養介入的參考。

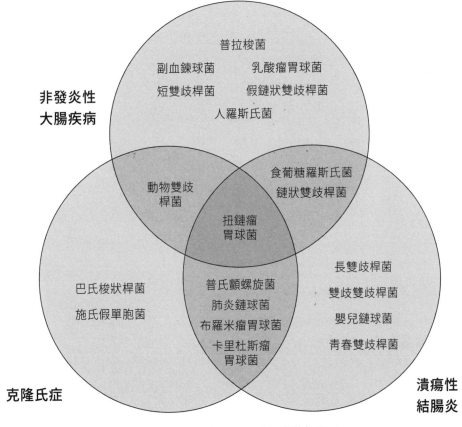

正常人、發炎性腸道疾病的患者菌相異同

非藥物治療方式[55-60]

目前的研究表明，IBD 是由異常的黏膜免疫反應引起的，而黏膜免疫反應是由先天遺傳變異和後天暴露（包括飲食和腸道微生物群）所決定的。有研究發現一群本來潰瘍性結腸炎已經緩解的病人，在吃到西式飲食後復發（穀物產品、油、馬鈴薯、加工肉類、調味品和醬汁、糖、蛋糕和糖果），因此如何找出一個幫助緩解和避免復發的飲食至關重要。

在 2019 年的 Cochrane 資料庫綜述中，總結了目前所有 IBD 介入的飲食研究，但其實結論是並沒有「適合推薦所有人的 BD 飲食」，臨床上還是要視個體的情況再做建議。目的不在於完全緩解，而在搭配藥物正規治療時可以幫助緩解症狀，以及減少復發。根據歐洲臨床營養與代謝學會（ESPEN）針對發炎性腸道疾病（IBD）的臨床營養指南，認為營養不良在發炎性腸道疾病（IBD）中非常普遍，尤其是克隆氏症，一些患者觀察到較高的能量和蛋白質需求（緩解期成年 IBD 患者，其每日蛋白質需求量 1 g/kg，而活動期成年 IBD 患者，需要 1.2 ～ 1.5 g/kg）。然而，並不建議 IBD 患者常規服用特殊飲食。只有當腸內營養失敗時才需要腸外營養。營養支持療法比較建議用在克隆氏症，特別是在兒童中，而潰瘍性結腸炎則證據較少，以下介紹幾種有實證的飲食內容：

❶ 全腸道營養（Exclusive enteral nutrition, EEN）

全腸道營養（又叫元素飲食，elemental diet）的內涵是使用流質營養品，不吃其他固體食物 6 ～ 8 週的時間。因為飲食內容單一又嚴格，其實遵醫囑性並不高，但的確是輕中度兒童跟青少年克隆氏症的第一線治

療飲食（嚴重患者效果不佳），可以誘導輕度至重度腸道黏膜癒合。因為這些配方奶粉雖然有一些添加物，但通常都是乳清或酪蛋白，去掉乳糖和麩質，而且很顯著減少了來自長鏈（飽和）脂肪酸的能量攝取（與傳統西式飲食相比），這可能是可以緩減症狀的原因。但因為飲食內容過於單一，所以長期也會影響腸道菌的多樣性，所以後來才衍伸出部分腸內營養（partial enteral nutrition, PEN），搭配全食物的「克隆氏症排除飲食（CDED）」，旨在減少對微菌相和腸道屏障產生不利影響的飲食成分的暴露，而且增加飲食的順從性。

隱憂就是流質營養品通常含有許多食品添加劑，基本上它們不含纖維。眾所周知，這兩種情況都會損害腸道微生物群和腸道健康，而且裡面的蔗糖和來自魚油的脂肪，在小鼠腸道發炎模型中顯示出有害影響。故即使是使用元素飲食，也要挑選無任何添加物的蛋白質補充劑，才能達到減緩腸道發炎的目的。

❷ 克隆氏症排除飲食（CDED）

在過去研究發現，排除會讓腸道發炎、會破壞腸道黏膜層，或引起生態失調的特定飲食成分，再搭配部分的流質營養，其實比起純流質更能增加順從性，而且效果可能會更好。在一項針對 78 名輕度至中度兒科克隆氏症患者的前瞻性研究中，使用元素配方奶提供 50％的熱量，剩下一半熱量由食物供應，但限制西式飲食（減少過多的動物脂肪、油炸和加工食品、乳製品、乳化劑、人工甜味劑、軟性飲料和小麥製品）。在六週之後將配方奶降至 25％的熱量供應，75％來自排除飲食可吃的原型

食物。這種 CDED 與前六週 EEN，後六週是含有 25％ 熱量配方奶的無限制自由飲食相比，在 12 週後看到更好的耐受性和效果。

更具體地說，這項研究有 75％ 接受部分腸內營養的 CDED 飲食的患者，處於不需要使用類固醇藥物就臨床緩解的狀態，這跟微菌相的組成改變（例如：害菌變形菌門數量減少）有關。 另一項包括 44 名患有輕度至中度 CD 的成年患者的研究，將患者分配到接受 CDED 加上元素飲食，或是單獨接受 CDED 治療 24 週，結果發現接受 CDED 和元素配方治療的患者中有 68％ 達到了臨床緩解，而單獨接受 CDED 的患者也有 57％ 達到了臨床緩解。類似隨機臨床分配研究在 2019 年的《Gastroenterology》期刊再次被證實，這些數據支持使用 CDED 合併 PEN，來針對輕度至中度的克隆氏症兒童的症狀緩解，比起單純的元素流質飲食，CDED 加 PEN 的組合比 EEN 的患者顯著，使症狀持續緩解，並產生與緩解相關的糞便微生物組的變化。

以下列出 CDED 中不能吃的東西包括：

- 含麩質的麥類：麵包、麵條、餅乾。
- 食品添加物：乳化劑、人工甜味劑、鹿角菜膠（carrageenan）、三仙膠（xanthan gum）、蔗糖素（sucralose，又稱三氯蔗糖，為常見的代糖）等。
- 高脂肪肉類：牛肉、加工肉品與魚。
- 乳製品。
- 添加物有很多的醬料：奶油、番茄醬、美奶滋。
- 油炸或油膩的食物。

．所有超加工食品。

此飲食法目前在克隆氏症較為推薦為補助治療，但潰瘍性結腸炎目前並未列入推薦。

❸ 地中海飲食（The Mediterranean diet）

地中海飲食是有名的健康飲食，包括蔬菜、水果、豆類、穀物、魚類和不飽和脂肪。在義大利一項由 84 名潰瘍性結腸炎和 58 名緩解期克隆氏症患者組成的前瞻性研究中，發現 6 個月的地中海飲食建議，加上傳統藥物治療後，患者的生活品質得到改善，疾病發作的風險似乎也降低。嚴格遵守地中海飲食的人被發現有較多的纖維降解菌，例如：普雷沃氏菌和某些厚壁菌門。有鑑於地中海飲食對心血管疾病、非酒精性脂肪肝疾病和憂鬱症的療效已有充分的證據，故對於發炎性腸道疾病緩解期患者不失為一安全性和高依從性的建議。

❹ 植物性飲食（plant-based diet）

由於腸道發炎腸來自飲食中過量的肉類和較低的蔬果纖維，故引發了人們對植物性飲食（富含水果、蔬菜、堅果、豆類和穀物）作為 IBD 的治療的興趣。半素食飲食 （semi-vegetarian diet, SVD）與植物性飲食類似，但每週允許攝取牛奶、雞蛋和魚，每兩週可攝取一次肉類。在一項單中心研究中，22 名透過藥物或手術獲得緩解的克隆氏症患者在住院期間接受 半素食飲食的緩解比例為 94%，而對照組的比例為 33%。然而，另一個 1,254 名 IBD 患者的研究，發現素食飲食總體上沒有任何益處（疾

病活動度、併發症發生率），但是克隆氏症患者素食組的併發症發生率低於肉食飲食患者（分別為 42% 和 12%）。另外也有幾個年輕（25 歲）或年長（68 歲）克隆氏症的個案報告（case report），發現植物性飲食對生活品質有很大的提升，因此使用植物性飲食在生物學跟病理學上是合理的，但尚需要更多高品質的證據來了解它們在治療 IBD 中的作用。

❺ 抗發炎飲食（Anti-Inflammatory Diet, AID）

IBD 抗發炎飲食（IBD-AID）旨在減少腸道炎症，從而降低 IBD 發作的頻率和嚴重程度，並維持緩解。基於一個理論：某些碳水化合物，成為促發炎病原微生物得以在腸腔中繁殖的基質，進而引發並維持一系列腸道發炎。故 IBD-AID 有五個組成部分：（1）碳水化合物攝取量的調整，（2）益生元（Prebiotics）和益生菌（Probiotics）的攝入，（3）脂肪攝取量的調整，（4）飲食攝取量、食物不耐症和營養素缺乏的審查，以及（5）改變食物質地以改善營養吸收，並減少直接膳食纖維的攝入。

飲食內容具體包括瘦肉、家禽、魚類、消除特定碳水化合物（高度加工或精製碳水化合物、乳糖）、添加益生元和益生菌（洋蔥、韭蔥、發酵蔬菜、新鮮發酵優格、克菲爾菌、味噌、天然可溶性益生元）、改良脂肪內涵（採用植物油、omega-3 豐富的油、低總脂肪和飽和脂肪），並包括有限的乳製品（只能吃優格、陳年起司）。此外，飲食從柔軟的泥狀質地開始，逐漸發展到更固體食物，以慢慢提高耐受性。最近發表的一項隨機對照試驗，評估了糞便微生物移植（FMT）聯合「抗發炎飲

食」，對 66 名輕到中度潰瘍性結腸炎患者誘導和維持緩解的效果。在這項研究中，與接受標準藥物治療的患者相比，有被移植抗發炎飲食的菌相患者，在 8 週時的緩解率顯著較高（60％ vs. 32％），且在治療後繼續吃抗發炎飲食仍能維持此緩解率。這項研究提供了間接證據，表明「抗發炎飲食」可能有助於維持 FMT 後的緩解。由於多項 AID 作用的臨床試驗正在進行中，故目前還須等待更多的臨床結果，才能讓臨床醫生放心給予推薦。

其他像低 FODMAP 飲食（詳見腸躁症章節）、無麩質飲食（The gluten-free diet（GFD））、特殊碳水化合物飲食（The specific carbohydrate diet（SCD））都曾有相關研究發現「可能」可以幫助緩解症狀。但由於缺乏一致性的結果，且有緩解的案例多屬於特殊情況（例如：本身就有腸躁症、乳糜瀉或是麩質不耐），故目前皆只能當作參考，並不作為活動性 IBD 患者的治療性飲食。建議 IBD 患者的飲食還是要依據個人具體情況，跟醫師及營養師諮詢後，在監督下執行特殊飲食。

❻ 其他研究中有討論的補充劑到底該不該補充？ [61-64]

(1) 鐵（iron）

鐵對患有慢性發炎疾病者的健康有特別強烈的影響。平均有 13%～90% 的 IBD 患者出現缺鐵現象，它的缺陷可能會加劇病情的嚴重性，並導致患者臨床狀況的加速惡化。基於缺鐵是此疾病最常見的腸外併發症之一，也是 IBD 患者貧血最常見的原因之一，所以

缺鐵的症狀並不典型，包括慢性疲勞和虛弱。而 IBD 患者由於胃腸道持續慢性發炎或腸道切除、營養不良狀態等鐵吸收減少和失血等因素，都是產生鐵缺乏的原因。

因此建議所有 IBD 患者應接受貧血篩檢，包括血球計數、血清鐵蛋白和 C 反應蛋白水平，以及轉鐵蛋白的飽和度（TSAT）。儘管有新的研究顯示補充鐵有正面作用，但在不存在貧血的缺鐵狀態下，補鐵的好處仍未知。故歐洲臨床營養與代謝學會（ESPEN）強烈建議要治療缺鐵（必要時腸外注射）。在歐洲克隆氏症和結腸炎組織（ECCO）制定的 2015 年指南指出，與口服補鐵相比，靜脈補鐵後可能會出現更快、更有效的患者結果，而且能耐受度較高，矯正潰瘍性結腸炎患者的鐵缺乏症，對改善生活品質有重大影響。

(2) 魚油（fish oil）

雖然有些研究觀察到 omega-3 脂肪酸與 IBD 有顯著的保護性關聯，但也有研究顯示，與安慰劑相比，使用魚油的克隆氏症患者，一年臨床緩解率較佳。然而在研究結束時，與對照組相比，復發的數量並沒有減少。這項研究（EPIC 實驗）的作者認為，魚油的補充並不能防止復發，只能延緩其發作。兩個系統性回顧表明，omega-3 脂肪酸對潰瘍性結腸炎的緩解維持沒有正面作用。最近大型前瞻性隊列的流行病學研究進行的系統分析表明，當多元不飽和脂肪酸（PUFA）的「總攝取量」增加，反而會帶來克隆氏症的風險，使克隆氏症患者的胃腸道症狀惡化。而元素飲食之所以有效可能來自於減少了多元不

飽和脂肪酸（PUFAs，包括 omega-6 和 omega-3）的攝取量。

　為什麼本來在心血管可以發揮抗發炎效果的魚油反而有害呢？因為多元不飽和脂肪酸被小腸上皮細胞吸收後，正常會併入細胞膜並被氧化。而在腸道上皮有一個叫做 GPX4 的蛋白質，可以抑制脂肪的過氧化，避免引發腸上皮細胞中的一連串發炎信號的傳導。但當 GPX4 活性受到損害時，例如：在細胞的內質網發生壓力（由遺傳或環境引起）的情況下，飲食中過量的多元不飽和脂肪酸就會引發類似克隆氏症的代謝性腸炎，甚至克隆氏症患者本身就有更高 GPX4 受損的機率。因此目前歐洲臨床營養與代謝學會（ESPEN）指南並不建議，IBD 患者補充魚油來作為緩解手段。

(3) 薑黃素（curcumin）

　　薑黃素是印度美食中使用的香料，並已用於阿育吠陀和傳統中藥中，用於治療發炎相關疾病。咖哩、薑、芥末等都是含有薑黃素的食物，薑黃素在腸道上皮細胞中具有抗氧化和抗炎特性，可透過抑制 IFN-γ 訊號傳導發揮作用，從而影響上皮細胞的遷移，影響腸道屏障功能並幫助傷口癒合。在一項納入 50 名輕中度 UC 患者的多中心隨機安慰劑對照試驗中，口服和直腸美沙拉嗪（Mesalazine）藥物治療中添加了薑黃素（3 克／天），發現添加薑黃素的臨床緩解率和內視鏡緩解率（38% vs. 0%，$p = 0.04$）皆增加。在另一項包括 89 名患者的隨機對照試驗中，比較了接受薑黃素（2 g/ 天）與安慰劑，以及美沙拉嗪（Mesalazine）和柳氮磺胺吡啶（sulfasalazine）治療靜止期

潰瘍性結腸炎患者的復發率發現，追蹤六個月以上復發率有顯著降低，故薑黃素經過臨床醫師評估後，或可成為加入飲食中的調味料使用。

(4) 維生素 D

在活動期的 IBD 患者，因為接受類固醇治療可能合併維生素 D 缺乏時，應監測血清 25—（OH）—維生素 D 的水平，並在必要時予以鈣質或維生素 D 補充治療，以預防骨質疏鬆的風險。流行病學統計發現，血液中維生素 D 的含量較高者，其克隆氏症（風險比 hazard ratio=0.54）與潰瘍性大腸炎（風險比 =0.65）的發病風險較低。故在有骨鬆風險的患者可依據指引，攝取每日 800 ～ 1200 國際單位的維生素 D。

(5) 益生菌的角色

根據歐洲臨床營養與代謝學會（ESPEN）指南，益生菌可能對潰瘍性結腸炎有幫助，但對克隆氏症沒有幫助，因此不推薦做為克隆氏症的患者使用。輕中度活動期的潰瘍性結腸炎患者，若無法耐受傳統藥物治療，可考慮將精選過菌株的益生菌製劑（羅伊氏乳桿菌「VSL＃3」）作為替代治療方案，可考慮多菌株益生菌。目前特定益生元或抗生素都不建議，至於糞便菌相移植（FMT）目前尚未有足夠證據支持或反對。

七、
腸道微生物過度增生

　　Julie 是一位 30 幾歲女性，因為自體免疫疾病長期使用類固醇，另外也因類固醇使用期間易反覆感染故長期服用抗生素。來診間的原因本來是希望藉由飲食治療類固醇造成的肥胖，同時也有因吃東西後常不明原因腹痛、腹脹，以及腹瀉的主訴，尤其是吃到豆類製品或某些粗纖維蔬菜容易脹氣。因此一開始給予以蛋白粉為主的流質飲食（類似元素飲食），豆類製品跟蔬菜在後期循序漸進的加入，避開所有高脂肪肉類、嚴禁食品添加物，並以植物性飲食為主，視情況在脹氣嚴重時加入特定乳酸桿菌輔助。過了兩個月後，飲用豆漿或是高纖維食物也不再脹氣，腹痛也不復存在。

背景與危險因子[65-66]

　　人類腸道內有大於 3,000 種以上不同種類的菌種，且腸道總微生物數量可到達 10 的 14 次方 CFU/ml（每毫升菌落形成單位），包括細菌、病毒、真菌、古細菌和原生動物。而厚壁菌門和擬桿菌門占主導地位，占人類腸道微生物群的 90 ％，厚壁菌門（Firmicutes phylum）有超過 200 種不同的細菌屬，包括常聽到的乳酸菌（Lactobacillus）、梭菌

（Clostridium）、腸球菌（Enterococcus）和瘤胃球菌（Ruminococcus），而擬桿菌門（Bacteroidetes phylum）主要以擬桿菌屬（Bacteroides）和普氏菌屬（Prevotella）為特徵。另外，人體腸道中可能有多達 10％的厭氧微生物為產甲烷古 菌（Archaea）。

在胃裡由於胃液的酸性和通過時間短，菌濃度較低，大約是 10 的 3至 4 次方 CFU/ml。即使胃是不利於細菌生長的環境，但仍然發現有厚壁菌門（乳桿菌、鏈球菌、梭菌、韋洛氏菌）、變形菌（埃希氏菌）、放線菌（雙歧桿菌）和念珠菌。同時胃中最常見的病原體是幽門螺旋桿菌（一些研究表明，全世界 50％ 以上的人口都存在這種情況）。

其實十二指腸不是適合微生物生長的地方，要一直到空腸後（以擬桿菌、乳桿菌、鏈球菌為主），小腸的菌數濃度會增加至 10 的 4 至 5 次方 CFU/ml，到迴腸後增加至 10 的 8 次方。除了原本空腸的常見菌屬，又增加了梭菌屬（Clostridium）、腸球菌屬（Enterococcus）、韋榮球菌屬（Veillonella）和腸桿菌科（Enterobacteriaceae）。到大腸的菌數量最高，菌量濃度可在 10 的 8 至 10 次方 CFU/ml，重達 1.5 ～ 2kg，大多數細菌是絕對厭氧菌（擬桿菌屬、梭菌屬、瘤胃球菌屬、梭桿菌屬、丁酸弧菌屬、消化鏈球菌屬、真桿菌和雙歧桿菌）、需氧和兼性需氧（腸桿菌科的革蘭氏陰性菌，乳酸桿菌屬裡的格蘭氏陽性菌、腸球菌屬和鏈球菌屬）並包含少量真菌、病毒和古細菌。之前提過微生物組成或數量的改變〔稱為菌叢失衡（dysbiosis）〕會破壞人體的體內平衡，且可能導致發炎性

腸道疾病、腸躁症，以及糖尿病、肥胖和過敏等代謝性疾病。而 SIBO（Small Intestinal Bacterial Overgrowth，小腸細菌過度生長）、LIBO（Large Intestinal Bacterial Overgrowth，大腸細菌過度生長）、SIFO（Small Intestinal Fungal Overgrowth，小腸真菌過度生長）和 IMO（Intestinal Methanogen Overgrowth，腸道產甲烷菌過度生長），就是典型的幾種「數量的失衡」。

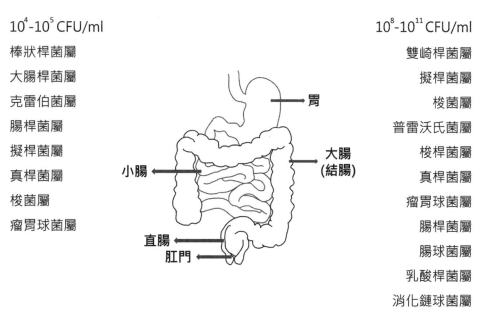

10^4-10^5 CFU/ml

棒狀桿菌屬
大腸桿菌屬
克雷伯菌屬
腸桿菌屬
擬桿菌屬
真桿菌屬
梭菌屬
瘤胃球菌屬

10^8-10^{11} CFU/ml

雙崎桿菌屬
擬桿菌屬
梭菌屬
普雷沃氏菌屬
梭桿菌屬
真桿菌屬
瘤胃球菌屬
腸桿菌屬
腸球菌屬
乳酸桿菌屬
消化鏈球菌屬

胃

大腸
（結腸）

小腸

直腸
肛門

│ 圖十三 │ 小腸跟大腸常見的細菌居民分布

· 小腸細菌過度生長（Small Intestinal Bacterial Overgrowth, SIBO）

經由以上介紹，SIBO 可以定義為小腸中存在的結腸特異性細菌數量，等於或大於 10 的 5 次方（菌落形成單位／毫升）。特徵包括有過多的鏈球菌、葡萄球菌、擬桿菌屬和乳酸桿菌屬，且增加了腸桿菌科病原體中的

埃希氏菌屬（Escherichia）、克雷伯氏菌屬（Klebsiella）和變形桿菌屬（Genus Proteus）這類致病菌的細菌數量。這些過量的菌因為消耗過多的碳水化合物而產生氫氣，所以會造成腹痛、腹脹、脹氣、腹瀉等，進而導致吸收不良、營養缺乏、貧血或低蛋白血症，也會產生過多的內毒素脂多醣（LPS）造成腸道滲透性增加，刺激發炎反應，並導致慢性炎症。

診斷 SIBO 的黃金標準，傳統上是從空腸抽吸物直接採樣和培養，現在更常見的是透過非侵入性測試進行評估，包括乳果糖（LBT）和葡萄糖（GBT）的氫吹氣測試。檢查前會請先請病人喝適量的乳果糖或葡萄糖，每 20 分鐘進行一次吹氣，當檢測數值符合診斷標準或滿 180 分鐘可停止檢測。

導致 SIBO 的因素，或可以說是危險因子有以下幾種大類：

❶ 解剖結構的問題

包括腸壁的結構和功能不完整，像腸道瘻管、狹窄和外科手術這類會顯著影響腸道蠕動的因素，也可能導致微生物群失調，特別是任何促進結腸內容物停滯或暴露的變化，例如：空腸的憩室疾病。

❷ 胃酸過少

包括使用抑酸的藥物，文獻發現氫離子幫浦阻斷劑（一種常見的胃潰瘍用藥），會稍微增加 SIBO 的風險。

❸ 腸道的動力障礙或不足

會造成小腸推進的任何顯著障礙，例如：硬皮症、迴結腸括約肌壓力不足等也可能誘發 SIBO。SIBO 和蠕動之間的關係可能是雙向的，例

如：甲烷的過度產生也會延遲腸道的運輸。

❹ 免疫缺陷

某些遺傳性和後天性的低丙球蛋白血症（hypogammaglobulinemia），以及細胞免疫疾病（例如：人類免疫缺陷病毒感染（HIV）），也會造成腸道生態的混亂。

❺ 發炎性腸道疾病

尤其是任何損害防禦機制和／或促進瘀滯的疾病，例如：放射性腸炎或發炎性腸道疾病（IBD）。近年來許多研究重新審視了 IBD 中 SIBO 的盛行率。根據描述，高達 62％ 的 IBD（潰瘍性結腸炎和克隆氏症）患者存在 SIBO，這也就是為何有些個案單獨使用抗生素治療，即可改善症狀和疾病活動指數。由於克隆氏症會造成腸道的狹窄，故盛行率更高。其他腸道發炎相關的狀況，例如：乳糜瀉中 SIBO 的平均盛行率為 20％，跟麩質不耐造成的腸道不正常運動相關。

❻ 肝胰相關疾病

SIBO 發現跟胰臟炎和慢性肝病有關。慢性胰臟炎中，因胰臟酶的耗損、發炎過程引起的腸道蠕動減少、麻醉藥物對腸道蠕動的影響，以及在某些情況下存在腸阻塞，故高風險會產生 SIBO。一篇統合分析顯示，慢性胰臟炎患者的 SIBO 平均盛行率為 36％。在一項研究中，SIBO 的存在與慢性胰臟炎的酒精病因、糖尿病、服用氫離子幫浦子阻斷劑，以及需要酵素替代療法有關。另一項統合分析估計，慢性肝病中 SIBO 的平均盛行率在 36％ 至 68％ 之間，例如：在肝硬化患者身上，會產生肝腦病變影響腸道運動、免疫力和腸道屏障功能受損，以及腔內環境的變化都

可能是導致 SIBO 的因素之一。

❼ 代謝相關疾病

　　所有慢性、長期、低強度發炎有關的複雜疾病（例如：肥胖），都會影響微生物群的生態。而肥胖所造成的瘦素和飢餓素的異常水平，也會對腸道蠕動產生負面影響。與正常人相比，肥胖者中觀察到的擬桿菌屬細菌相對於厚壁菌門細菌的減少，可能會導致熱量攝取過多、短鏈脂肪酸產生增加和脂肪細胞的增生，從而增加脂多醣內毒素和腸道的通透性，進而導致發炎。肥胖個體似乎有較高的 SIBO 風險，估計盛行率為 41％，使得肥胖與 SIBO 同時發生，形成惡性循環。其他代謝疾病亦然，例如：糖尿病患者也常伴隨胃腸道疾病的產生，第一型和第二型糖尿病患者的 SIBO 盛行率明顯高於一般人，這也是跟腸道菌叢的失調有關。腸道生態系的失衡可能會刺激免疫系統，並導致細胞激素增加，進而損害胰島素受體。另一方面，糖尿病患者的自主神經病變和高血糖亦會損害胃腸蠕動，為細菌的過度生長創造有利的環境。值得注意的是，某些減重手術，例如：Roux-en-Y 胃繞道手術似乎會增加肥胖受試者 SIBO 的發生率，而可調節胃束帶則沒有這種發現，可見減重手段是否會影響腸道的結構也是很重要的因素。

❽ 腸躁症（IBS）[67]

　　在最新的系統性回顧和統合分析中，計算出 IBS 中 SIBO 的總盛行率為 38％，這兩種疾病都會刺激免疫系統，從而增加腸黏膜中的促發炎細胞因子，並可能增加其通透性而產生類似的腸道症狀（腹痛、腹脹、腹瀉或便祕）。一項統合分析針對 6,500 多名 SIBO 患者進行了檢查，透過

乳果糖呼氣試驗診斷的患者中發現，有 49% 被診斷為 IBS，而透過葡萄糖呼氣試驗診斷的患者則有 19% 被診斷為 IBS。在文獻中，診斷為 IBS 的患者中，同時有 SIBO 的盛行率為 4% 至 78%。另外研究還發現，患有 IBS-C（便祕型腸躁症）的患者比患有 IBS-D（腹瀉型腸躁症）的患者更容易出現細菌過度生長的狀況。

❾ 其他跟 SIBO 有關的疾病

包括囊性纖維疾病、心臟衰竭、甲狀腺功能低下、巴金森氏症、憂鬱症、系統性硬化症、慢性腎衰竭。

‧大腸細菌過度生長（Large Intestinal Bacterial Overgrowth, LIBO）

大腸細菌的改變比較常發生在短期的情況，例如：做大腸鏡前，需要飲用某些幫助「清腸」的液體，通常是聚乙二醇（polyethylene glycol, PEG），研究發現在服用完後的糞便結果顯示：梭狀芽孢桿菌和厚壁菌門細菌減少（乳酸菌數量明顯減少），變形菌門跟腸桿菌科細菌的增加，整體看起來是往比較不好的方向。此外，在大腸鏡檢 30 天後，發現鏈球菌科增加了四倍，這可能表示腸道的通透性增加。不過也不用太緊張，因為這些改變在 30 天後慢慢恢復到大腸鏡檢查前的狀態。這種短期的腸道菌叢失調，和開發中國家嚴重腹瀉的兒童身上所觀察到的情況相似，但如果在做完大腸鏡後的 30 天都還持續有腹痛、腹脹的情況出現，那就是類似 SIBO 的狀況，可能需要積極作處理了。關於大腸的菌叢失衡，除了飲食的影響（例如：高脂肪低纖維），抗生素治療是導致此疾病最重要的因素之一，使用廣效抗生素治療各種疾病的過程中，可能造成胃腸

道細菌總數的減少，顯著改變其組成，並大大降低了物種多樣性，尤其以厚壁菌門細菌對抗生素最為敏感，細菌群甚至可以從 74% 減少到僅剩 7.5%。另外擬桿菌門的細菌平衡從 23.3% 下降到 16.8%，而變形菌門的比例卻急劇增加（從 1.1% 到 75.5%）。若把抗生素停掉後會回復嗎？儘管研究觀察到停止抗生素使用後，微生物菌相會慢慢恢復到用抗生素之前類似的狀態，但也有研究發現，在治療後兩年仍跟治療前有顯著差異。這暗示著，要完全回到抗生素治療前的狀態是很困難的。

・小腸眞菌過度生長（Small Intestinal Fungal Overgrowth, SIFO）

　　除了細菌，人類腸道中還有尚未確認的真菌，包括念珠菌屬（Candida）、枝孢菌屬（Cladosporium）、隱球菌屬（Cryptococcus）和酵母菌屬（Saccharomyces）。許多糞便樣本中也可以發現馬拉色菌屬（Malassezia spp.）、散囊菌目（Eurotiales spp.）、葡萄球菌目（Botrysphaeriales spp.）等等，這些真菌和細菌與飲食的互動息息相關，例如：在吃高碳水化合物飲食的人身上，除了富含普雷沃氏菌和古菌——甲烷短桿菌（Methanobrevibacter），其中真菌中的念珠菌和酵母菌也會呈現正相關。又例如飲食中的脂肪酸攝取增加的人，身上念珠菌的數量也會增加。因此研究人員得出結論，普雷沃菌屬、瘤胃球菌屬、念珠菌屬和甲烷短桿菌屬之間表現出互養性（在能量缺乏的壓力下幫助彼此生存，可支援對方的發酵過程）。普雷沃菌屬和瘤胃球菌屬發酵念珠菌產生的糖，而甲烷短桿菌屬則利用細菌發酵產物合成甲烷和二氧化碳。

　　菌叢失調也適用於真菌，特別是息肉和大腸癌患者。研究中發

現這類患者真菌多樣性降低，子囊菌門（Ascomycota）、擔子菌門
（Basidiomycota）、毛孢子菌（Trichosporon）和伺機性馬拉色菌（Malassezia
opportunistic fungi）都有增加的趨勢，而這些真菌的不平衡可能有利於大
腸直腸癌的進展。哪一種人比較有可能罹患 SIFO 呢？通常是免疫力有缺
失的人，例如：HIV 陽性患者、癌症患者、控制不佳的糖尿病患者、器
官移植患者、兒童、老年人和住院患者、接受化療、服用免疫抑制劑或
抗生素的患者等等，更有可能面臨 SIFO 的風險。這類患者因為免疫力的
下降（嗜中性球趨化性和黏附性異常、影響消滅細胞內病原體的能力），
致使真菌過度生長。當引起全身性真菌感染時，就會發生包括小腸真菌
過度生長的情形。患有真菌過度生長和合併症的人，例如：糖尿病或正
在接受抗生素治療或化療的人，可能會經歷更多加劇的腸胃道症狀——
例如：8 ～ 10 次的水樣腹瀉、帶黏液便、急尿、腹脹或嚴重腹痛。然而，
最近的研究表明 SIFO 也會影響健康和免疫功能健全的個體，並導致某些
胃腸道不適的主訴，未來也需要更多研究探討真菌在人類健康和疾病中
扮演的角色。

·腸道產甲烷菌過度生長（Intestinal Methanogen Overgrowth, IMO）

「產甲烷菌過度生長」（IMO）是一個比較新的議題，必須跟細菌過
度生長做出區別，是因為產甲烷菌是原核生物中的古細菌（archaeons），
要和細菌做出區隔。古細菌的過度生長也可能發生在結腸和整個身體，
古細菌會利用腸道中的碳水化合物發酵產生的氫氣來產生甲烷。約 30％
的小腸細菌過度生長的患者體內，同時存在過量的古細菌或產甲烷的厭

氧生物。

　　研究表明，甲烷與腸躁症和便祕之間存在很強的正相關性，除了便祕以外，IMO 的症狀還包括腹脹、腹痛和腸蠕動減弱，不過症狀會比 SIBO 的患者輕微，且較不會出現維生素 B12 缺乏症。診斷與 SIBO 一樣，基於乳果糖或葡萄糖呼氣測試，任一時間只要濃度大於等於 10 ppm，就表示有產甲烷菌的定植。目前抗生素是 IMO 最常見的治療方法（rifaximin 或 neomycin）。

非藥物治療方式[68-71]

　　目前在臨床常見的抗生素治療，其實證據等級為低到中等，但已被廣泛使用。因抗生素的副作用大、復發機率高，其實並不是最推薦的方式。至於益生菌的使用，根據現有文獻和美國胃腸病學會（ACG）的聲明，由於研究的人群數量較少，研究品質較低，因此跟糞便微菌移植（FMT）一樣，目前還沒有足夠的證據支持這些方法治療 SIBO 的功效。

　　在之前第三節「惱人的脹氣以及功能性腸胃障礙（FGIDs）」提到脹氣常見原因之一，就是腸道菌失衡導致的「小腸細菌過度增生」（SIOB），也會產生過多的氣體造成脹氣跟腹痛，因此有人探討將腸躁症（IBS）的治療飲食——「低 FODMAP 飲食」用在 SIBO 的患者身上。但在 2022 年的綜述表明，「單一」益生菌、纖維補充劑和正念（mindful）飲食對 SIBO 存在有利的關聯。而「低 FODMAP 飲食」對腸道微生物群卻有點福禍未知——畢竟這是個腸道菌相失衡的疾病，杜絕益菌的食物顯然只是個治標不治本的做法。故臨床上較建議的「非藥物」實際做法：

❶ 治療造成 SIBO 的潛在疾病

如上述的可能共病症，肥胖、糖尿病等疾病，因疾病本身造成的發炎，以及腸道生態系的破壞與 SIBO 互為因果，故積極治療疾病也能減少惡性循環，根除細菌過度生長和可能相關的營養缺乏。

❷ 限制對腸道菌會有破壞的飲食

有些已知容易誘發腸道發炎的食物，例如：乳糖、果糖、蔗糖、葡萄糖、飽和脂肪、反式脂肪、紅肉、食品添加物等應該列入限制。最近的一項薈萃分析評估了 SIBO 與肥胖之間的關聯，發現肥胖個體的 SIBO 風險比非肥胖個體高出三倍，凸顯了飲食在腸道微生物群中的重要性。因為富含糖和脂肪的西方飲食已被證明，會減少肥胖個體的有益腸道微生物，因此糖跟脂肪在 SIBO 患者身上應有所限制。

❸ 飲食教育的建立

在系統性回顧研究中，研究者發現，「低 FODMAP 飲食」能改善整體 IBS 症狀的成功關鍵，在於飲食教育。也就是教導「少量多餐」、「避免暴飲暴食」、「避免大量攝入產氣食物」、「避免攝取高脂飲食」等降低脹氣的飲食方式。需要融入生活中，對於纖維的攝取也應該視情況循序漸進，例如：使用在「發炎性腸道疾病」的「元素飲食」（Elemental Diet）也可以運用在某些症狀正嚴重的患者身上。當營養物質在小腸的前幾英尺內被吸收完畢後，就可以限制營養物質向小腸遠端運送而造成過度生長。在一項回顧性研究中，124 名以甲烷或氫氣為主的 SIBO 患者，

在接受元素飲食治療至少 2 週後，到第 15 天有 80％ 的受試者呼氣測試正常化。呼氣測試正常的患者症狀改善了 66％，而呼氣測試持續異常的患者症狀改善了 12％，因此也可視情況用於臨床。

目前並沒有科學證據支持「特定的 SIBO」飲食，。所以需要強調的是，胃腸道中發現的細菌類型和數量取決於個人的飲食背景。 另一項隊列研究的統合分析評估了日常飲食、腸道微生物群和腸道發炎的關係，將腸道疾病患者與一般人群進行了比較。根據觀察，富含植物性食品、天然食品，以及多元不飽和脂肪酸和多酚來源的飲食有可能預防腸道發炎過程，這些建議對於增加腸道微生物群的豐富度似乎是合理的。

❹ 個人化益生菌須謹慎使用

雖然治療 SIBO 時「用好菌取代壞菌」的概念很有趣，但幾乎沒有客觀證據支持這一觀點（因為有時很難界定所謂的好壞的閾值）。 在一項針對 10 名患有腹痛和 SIBO 的兒童進行的回顧性研究中，他們接受了雙歧桿菌和乳酸菌菌株的治療，其中 4 名兒童在 15 個月內症狀得到改善 。在 PLACIDE 試驗（迄今為止益生菌領域最大的安慰劑對照隨機研究，有超過 3,000 名受試者）審視了雙歧桿菌和乳酸菌菌株，在預防抗生素相關腹瀉和困難梭狀桿菌感染中的作用，反而發現服用益生菌的患者出現明顯較多的腹脹和脹氣，因此益生菌的使用並非常規，而是要依個體狀況（case by case）去調整跟建議，例如：我在門診用的「衛適佳」益生菌，也是針對特定的脹氣患者給予作為輔助療法。

總結以上，由於飲食在 SIBO 研究的證據質量較低，還缺乏大型研究的支持，因此不管是限制性飲食或是抗生素的使用都不應該長期使用，以避免破壞腸道生態系的副作用產生。SIBO 的建議治療仍然是經驗性的，臨床醫師應清楚辨別腸道菌相失衡的根本原因、糾正營養缺乏的問題，還有循序漸進加入腸道好菌需要的重要食材，幫助重建腸道菌相。至於 SIFO 的治療很複雜，需要針對每位患者進行量身定制。目前除了某些抗真菌藥物以外，非藥物的治療方式仍須進一步研究病理生理學、診斷學才能找尋 SIFO 的飲食治療方針。但可以確定的是——健康的腸道細菌生態有助於抑制真菌的過度生長。

八、
胃腸道瘜肉與癌症

Luke 是一位 40 幾歲男性，本身體型肥胖，自述最近排便情況有改變，想上大號卻解不出來、解不乾淨，且伴隨大量黏液，因直系親屬有胃癌跟大腸癌的病史，所以到家醫科門診就診。問了飲食習慣自述餐餐以肉為主，而且常常會熬夜使用電腦，晚睡晚起，偏好炸物。故醫師先開立了糞便潛血檢查，結果發現是陽性，後續安排大腸直腸鏡檢查，看到有多顆息肉。在切除後回診醫師解釋為增生型息肉，建議未來 5 年左右就要定期做大腸鏡檢，並且也衛教了需要多蔬果跟減少肉類紅肉和加工肉類攝取的建議。

流行病學與危險因子[72-77]

胃腸道癌症是目前癌症死亡的主要原因之一，依據國民健康署癌症登記資料和衛生福利部死因統計，胃癌位居國人十大癌症發生第 8 位及死因第 7 位，每年新發生個案有 3,700 人，男性發生率為女性的 2 倍。近年來由於食物保鮮儲存方法顯著改善、民眾飲食衛生觀念提升、減少生食生水以及共飲共食等習慣，再加上幽門桿菌除菌率的上升，胃癌發生率有顯著的下降。但是大腸癌的發生率卻居高不下，發生、死亡人數，

每年呈快速增加的趨勢，居所有癌症發生率及死亡率的第 2 位及第 3 位。根據 2019 年癌症登記資料顯示，大腸癌發生人數為 17,302 人，平均每天有 47 人罹患大腸癌。而國人平均每 13 人就有 1 人，終其一生可能罹患大腸癌，全臺每年約 1 萬 5、6 千名患者。2019 年至 2022 年的大腸直腸癌人數為世界最高的地區，除了早期篩檢有落實外，國人的生活型態也占有很大的影響。

以美國 2020 年的統計來看，新增癌症病例 1,806,590 例，癌症死亡 606,520 例，其中胃腸道癌症是主要原因之一。診斷及死亡率最高的是大腸直腸癌（CRC），再來是胰臟癌（在美國五年存活率僅 9%），其次是肝癌、胃癌和食道癌。而肥胖是胃腸道癌症的危險因子，肥胖的主要原因是高脂肪飲食（HFD）。它含有大量的脂肪酸，但是纖維、維生素和礦物質的含量卻很低。

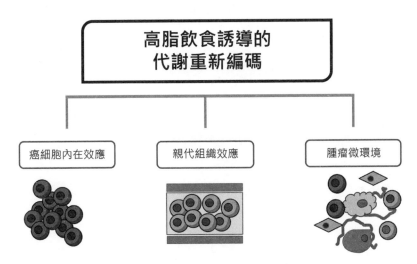

| 圖十四 | 高脂飲食跟腸胃道癌症的關係

（資料來源：Tong, Yao, et al. "High fat diet, gut microbiome and gastrointestinal cancer." Theranostics 11.12（2021）：5889.）

膳食脂肪可能是胃癌的危險因子，而瘦體素被認為在與肥胖相關的胃腸道惡性腫瘤中發揮重要作用，參與血管生成、細胞凋亡、細胞增殖和細胞遷移等作用。一項研究發現，在高脂肪飲食餵食 8 ～ 20 週期間，胃壁細胞出現粒線體損傷，並伴隨黏膜厚度的增加。游離脂肪酸（FFA）的脂質毒性會誘發壁細胞的死亡和癌前病變的發生。

流行病學研究已證實西式飲食（western diets）和大腸直腸癌之間的關聯，其中高脂肪飲食對大腸直腸癌的發生和轉移皆有確認的機轉。這些機轉包括和肥胖相關的路徑（JNK 路徑），跟發炎相關的路徑、跟膽酸相關的路徑（FXR antagonists）等等，這些肥胖造成的發炎激素會改變微環境，促成腫瘤細胞的生長。其中高脂食物會造成內毒素血症和代謝紊亂，這跟腸道微生物的組成改變有關。高脂食物通常也伴隨著大量膽酸的產生，而且高脂飲食無論持續時間長短，都會對微生物組成產生立即或長遠的影響。例如：增加耐膽微生物〔理研菌（Alistipes）、嗜膽菌（Bilophila）和擬桿菌（Bacteroides）〕的豐富度，並降低能夠代謝植物多醣的厚壁菌門的水平（羅斯氏菌屬、直腸真桿菌和瘤胃球菌屬）。

致癌危險因子	相關癌症
加工肉品 & 紅肉	國際癌症總署指出：每天攝取超過 50 克（約 1.33 兩）的加工肉品，或 100 克（約 2.66 兩）的紅肉（豬、羊、牛）會增加 17% 罹患大腸癌的風險。

致癌危險因子	相關癌症
肥胖	造成發炎反應、胰島素抗性增加、賀爾蒙紊亂。 已知肥胖相關癌症：大腸直腸癌、乳癌、胰臟癌、子宮內膜癌、卵巢癌、腎臟癌、甲狀腺癌、多發性骨髓癌。
高脂肪飲食	藉由改變腸道菌相引發身體的免疫反應、增加內毒素血症。已知高脂飲食相關癌症：食道癌、胃癌、肝癌、大腸直腸癌、胰臟癌。
高鹽、燒烤、煙燻、經亞硝酸鹽處理過後的（nitrate）紅肉及加工肉品[78]	以胃癌來說，高濃度的食鹽攝取可能會導致胃黏膜的受損，增加內生性突變的機會。硝酸鹽是一般常見的食品添加物，硝酸鹽經還原菌作用可還原成亞硝酸鹽，亞硝酸鹽和胺類作用可產生亞硝胺。在 2022 年一篇統合分析發現，硝酸鹽暴露與胃癌呈正相關，與其他癌症部位無關。而亞硝酸鹽醃製肉類產生致癌的 N- 亞硝基化合物（NOC），經煙燻的肉類會產生致癌的多環芳烴（PAH），肉類的高溫烹調也會產生致癌的雜環芳香胺（HAAs）等，都可能導致 DNA 損傷以及促進腫瘤生長。

診斷方式與預後

以大腸直腸癌來說，目前政府補助 50 至未滿 75 歲民眾，每 2 年 1 次免費的定量免疫法糞便潛血檢查。若為陽性建議盡速至醫院接受大腸鏡檢查，以免錯失早期治療機會。但糞便潛血液並不是百分之百，所以建議若有排便習慣改變、糞便中有血或黏液、糞便性質和形狀改變、常有「裡急後重」（Rectal tenesmus）：想上大號卻解不出來、解不乾淨的感覺、不明

原因貧血或或體重減輕等症狀，再加上有危險因子：包括年齡（50 歲以上）、動物性脂肪攝取過量、肥胖、缺乏運動、抽菸，以及大腸直腸癌家族史等人，可以直接自費做大腸直腸鏡檢查，才是診斷的黃金標準。

在大腸鏡檢中若看到息肉或腫瘤，會再送病理檢驗，依病理分類（例如：原位腺癌、腺癌、黏性癌、鱗狀細胞癌、腺鱗狀癌、未分化癌等）確認是良性或是惡性，醫師會在回診時解釋報告，並且建議大腸鏡檢的追蹤時間（視息肉類型可能半年到兩年不等）。目前依統計，早期發現早期治療下，第 0 期大腸癌存活率高達 90％，故早期診斷才是關鍵。

2007 年世界衛生組織建議，早期診斷及篩檢的項目有乳癌、子宮頸癌、大腸直腸癌及口腔癌，而胃癌並「沒有」標準的或常規例行性的篩檢檢查，是因為像上消化道內視鏡檢查、腸胃道鋇劑攝影檢查等在研究中，並沒有發現這樣的例行檢查可以降低發生率或提高存活率，所以除非是以下幾種高風險者：例如患有慢性胃萎縮或惡性貧血的年長者、胃黏膜有異常者、部分胃部切除、胃中有瘜肉、家族性大腸瘜肉症（FAP）、遺傳性非瘜肉大腸癌（HNPCC），這些人比較能從例行檢查中得到好處。需要注意的是，胃癌病人大多沒有特定的臨床症狀。有些病人表現胃不適的症狀，可被一般抗潰瘍藥物緩解；有些會有胃以外的症狀，包括體重減輕、食慾不振、疲倦，故也需提高警覺，盡早得到正確的診斷。多半會有很好的預後，早期發現的胃癌約有 90％病人有 5 年的存活率。

胃腺癌可分為腸型、瀰漫型、混合型，其中，25％～ 50％為瀰漫型，其預後較腸型差。在 2023 年《Lancet Oncology》[79] 刊登了一篇為期 16 年的前瞻性研究結果，該研究是迄今為止最大的遺傳性瀰漫型胃癌隊列研

究，為早期遺傳性瀰漫型胃癌的最佳胃鏡取樣檢查方案，提供了可靠的支持性臨床證據。

胃腸道癌症與微生物的關係

　　腸道微生物叢會透過直接或間接的細胞損傷或改變腫瘤微環境，而和腸胃道癌症的發生直接相關。臨床研究表明，某些特殊的菌——具核梭桿菌（F. nucleatum）、口腔消化鏈球菌（Peptostreptococcus stomatis）、微小單胞菌（Parvimonas micra）和莫雷梭菌（Solobacterium moorei）、大腸桿菌（E. coli）脆弱擬桿菌（Bacteroides fragilis）與大腸直腸癌的發生跟轉移都有顯著相關。另外，腺瘤（adenoma）是大腸直腸癌最重要的癌前病變。研究發現腺瘤患者的腸道微生物多樣性明顯減少，其中患者糞便中瘤胃球菌科（Ruminococcaceae）、梭菌科（Clostridiaceae），還有毛螺菌屬（Lachnospiraceae）這類產生短鏈脂肪酸的好菌顯著減少，而芽孢桿菌（Bacillus）和 γ 變形菌（Gammaproteobacteria）則顯著上升。除了細菌，噬菌體（Temperate bacteriophages）也被證明與大腸直腸癌的發生和進展有關，因為它們與宿主細菌群落相互作用，並透過改變其組成加速結直腸癌的發生。而在腸道微生物功能方面，脂多醣（LPS）、多胺（polyamine synthesis）的合成、丁酸的代謝和氧化磷酸化都會與大腸直腸癌的發生有關。

　　上述提到的微生物們在高脂環境下容易作亂，高脂肪飲食有點像動漫《進擊的巨人》裡面的超大型巨人，將腸道屏障這個城牆一腳踹破，

造成城牆裡一片混亂。本來在城外徘徊的巨人（致病菌），或是本來城內的強盜（伺機性致病菌）趁亂在城裡燒殺擄掠（脂多醣、發炎激素），讓警備軍團在疲於奔命中無法維持正常的秩序，造成城內彈盡糧絕（腸壁的原料——丁酸被耗盡）。這波混亂抑制了 NK 細胞針對腫瘤細胞的細胞毒性和 T 細胞免疫的活性，讓腫瘤細胞逃過免疫細胞的攻擊而得以壯大。這些壞菌幫忙腫瘤細胞偷渡（轉移）以外，還促進癌細胞的增生，像是產生大腸桿菌素的大腸桿菌會誘導 DNA 的磷酸化跟損傷，促進好人（正常細胞）發生染色體的畸變和分裂增加。透過上調 COX-2 這個跟發炎有關的酵素，促進了大腸直腸癌的發展（所以有研究發現，COX-2 抑制劑可能會降低大腸直腸癌的風險，但目前不建議例行使用）。而產腸毒素脆弱擬桿菌（ETBF）就是所謂的伺機性致病菌，平常也是一般守法居民，但環境不好時就會放出脆弱擬桿菌毒素（BFT），來活化結腸上皮細胞中的 Stat3 通路，加上驅動 IL-17 這個免疫路徑的發炎反應，來觸發一些趨化因子（CXCL1），導致遠端結腸中骨髓細胞（myeloid cells）向腫瘤微環境聚集並導致癌症。細菌所釋放的毒素可以上調結腸上皮細胞的精胺氧化酶（spermine oxidase），導致自由基的產生而使細胞的 DNA 損傷，還可以降解結腸的黏液，讓大腸桿菌更能黏附在上皮細胞上，抑制抑癌基因、活化癌症基因跟腫瘤血管生成，助紂為虐的促進癌症發展。

是不是感覺這是一場混戰？當然其他變形菌門的壞蛋也沒閒著，像沙門氏菌就會敲邊鼓的促進脂多醣的產生（等於是在放一把火），加重發炎的環境。某些細菌降低丁酸鹽的產生，也會促進癌症的形成。目前

飲食造成的微生物菌相改變和大腸癌形成的機轉有非常多的研究，也支持了紅肉跟加工肉類在調節大腸直腸癌進展中的作用。

胃腸道癌症的預防飲食[76、80-82]

　　既然高脂飲食可以透過改變腸道微生物的組成，來影響胃腸道癌症的發展，那我們是否可以藉由飲食調控微生物，來預防癌症的產生呢？答案是可以的。根據流行病學和臨床研究，癌症的發展來自這些腸道菌的失衡，而腸道菌的失衡來自飲食的內容，飲食中的致突變物質會導致正常途徑的突變。同樣，基於飲食的療法和飲食成分對癌症也有預防作用，因為 DNA 的代謝和修復取決於飲食因子，食物中有生物活性的化合物，通過表觀遺傳機制、基因修飾和營養基因相互作用，以及預防由於氧化應激而造成的損害，可以預防癌症的發生。大腸直腸癌是一種可預防的癌症類型之一，調整飲食習慣、規律運動、體重控制，還有戒菸戒酒都可以有助於預防腸胃道相關癌症。以下是一些有實證的營養素跟食物，依世界癌症研究基金會／美國癌症研究所實證的等級分為高中低：

證據 等級	致癌 危險因子	相關癌症
高	纖維 (Fiber)	例如：蔬菜、水果、全穀類和豆類都含有大量纖維，有助於促進腸道蠕動，減緩食物在腸道停留的時間，稀釋致癌成分、增加對於抗癌有助益的短鏈脂肪酸產生菌數量，幫助體重控制。
	多酚類 (Polyphenols)	膳食多酚具有抑制 DNA 甲基轉移酶和修飾組蛋白的能力，因此可以預防癌症。
	建議食物：全穀類、豆類食物 除了纖維，還包含抗氧化物質和植化素的抗癌特性、減少肥胖、改善胰島素敏感性，並降低胰島素水平，亦有助於降低癌症產生。	
中	鈣質	與脂肪酸和游離膽汁酸結合，抑制細胞增殖，促進細胞凋亡，抑制氧化 DNA 損傷，調節結直腸癌症相關細胞信號通路。
	維生素 D	可抗增殖、促分化和凋亡、抗發炎、抑制侵襲和轉移，抑制血管生成。
	葉酸	參與 DNA 甲基化和 DNA 合成的必需營養素，在致癌的過程扮演抑制的角色。
	建議食物：低脂乳製品或鈣強化食品、含鈣蔬菜（例如：菠菜、秋葵、大蒜和洋蔥等）、豆腐、堅果	

證據 等級	致癌 危險因子	相關癌症
低	硒（Selenium）	動物研究發現硒在預防結腸癌和肝癌方面的作用。抗癌機轉爲硒的抗氧化作用、幫助 DNA 修復、抑制細胞增生、降低發炎。
	其他維生素 （A、B 群、C）	因抗氧化作用、抑制細胞增生、促凋亡、發炎減少等機制，被認爲在預防癌症的產生可能有角色。

以上的研究需要注意的是，維生素礦物質目前還是傾向於以食物的方式來補充，因為有些世代研究也發現，服用過多的維生素 A、B6、D、E 和硒，以及鈣質跟諸多癌症風險有相關。儘管很少有來自隨機對照試驗的結論性數據支持飲食調整，或營養補充對預防結直腸癌的功效，但一些食物的證據已經被認為是有效的，包括減少紅肉和加工肉、增加纖維、攝取牛奶鈣和全穀物，這幾項在前瞻性隊列研究中具有一致性。

結語

養成的良好生活型態、維持高纖維（蔬菜水果）低脂低鈉飲食、少吃肉類及高油脂食物（炸物）、以植物性飲食取代動物性飲食、盡量不碰過度加工的食物、維持正常體重體脂，高風險族群及早篩檢等都是預防腸胃道腫瘤的方式。

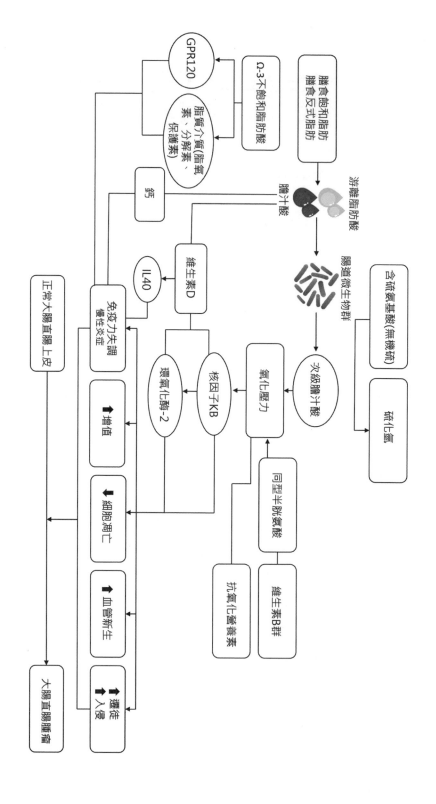

|圖十五| 微量營養素預防大腸癌的機轉

（資料來源：Song, Mingyang, Wendy S. Garrett, and Andrew T. Chan. "Nutrients, foods, and colorectal cancer prevention." Gastroenterology 148.6 (2015)：1244-1260.）

本章參考資料

1 MOC, CME. "GERD: a practical approach." *Cleveland Clinic Journal of Medicine* 87.4 （2020）: 223.

2 El-Serag HB. Time trends of gastroesophageal reflux disease: a systematic review. Clin Gastroenterol Hepatol 2007; 5 （1）:17–26. doi:10.1016/j.cgh.2006.09.016

3 Badillo R, Francis D. Diagnosis and treatment of gastroesophageal reflux disease. *World Journal of Gastrointestinal Pharmacology and Therapeutics.* 2014;5 （3）:105–112. doi: 10.4292/wjgpt.v5.i3.105

4 Schuitenmaker, Jeroen M., et al. "Associations between sleep position and nocturnal gastroesophageal reflux: a study using concurrent monitoring of sleep position and esophageal pH and impedance." *The American Journal of Gastroenterology* 117.2 （2022）: 346-351.

5 Kung, Yu-Min, et al. "Allergic rhinitis is a risk factor of gastro-esophageal reflux disease regardless of the presence of asthma." Scientific Reports 9.1 （2019）: 1-8.

6 Choi JM, Yang JI, Kang SJ, et al. Association between anxiety and depression and gastroesophageal reflux disease: results from a large cross-sectional study. J Neurogastroenterol Motil. 2018;24 （4）:593-602. doi:10.5056/jnm18069

7 Yang, Fan, et al. "Analysis of Psychological and Gut Microbiome Characteristics in Patients With Non-erosive Reflux Disease." Frontiers in Psychiatry 12 （2021）.

8 家庭醫學與基層醫療 第三十一卷 第八期

9 Kavitt RT, Lipowska AM, Anyane-Yeboa A, et al: Diagnosis and treatment of peptic ulcer disease. Am J Med 2019; 132: 447-56.

10 Malik, Talia F., Karthik Gnanapandithan, and Kevin Singh. "Peptic ulcer disease." （2018）.

11 王煌輝、蕭慧雯、廖建彰、葉兆雲、Wang, Hwang-huel、Xiao, Huen-wen、Liao, Chien-chang、Ip, Siu-wan （民95），Factors Associated with Peptic Ulcer in Taiwan: A Case-Control Study，中臺灣醫學科學雜誌，頁1-8。

12 Jaynes M, Kumar AB: The risks of long-term use of proton pump inhibitors: a critical review.

Ther Adv Drug Saf 2018; 10: 2042098618809927. 4.

13 Castellana C, Pecere S, Furnari M, et al: Side effects of long-term use of proton pump inhibitors: practical considerations. Pol Arch Intern Med 2021; 131: 541-9

14 Serafim, Catarina, et al. "A review of the role of flavonoids in peptic ulcer （2010–2020）." Molecules 25.22 （2020）: 5431.

15 Muni Raja Lakshmi K, Kiran M, Sai Prasanna K. A review on natural plants for phytochemical constituents and pharmacological activities. J Drug Delivery Ther. 2021;11 （2）:232-236. doi: 10.22270/jddt.v11i2.4593

16 Goderska, Kamila, Sonia Agudo Pena, and Teresa Alarcon. "Helicobacter pylori treatment: antibiotics or probiotics." Applied microbiology and biotechnology 102.1 （2018）: 1-7.

17 Huang, Gen, et al. "Establishment of a risk assessment system for peptic ulcer recurrence and its value in individualized intervention." American Journal of Translational Research 13.4 （2021）: 2969.

18 Wilkinson, John M., Elizabeth W. Cozine, and Conor G. Loftus. "Gas, bloating, and belching: approach to evaluation and management." *American family physician* 99.5 （2019）: 301-309.

19 Cotter, Thomas G., Mark Gurney, and Conor G. Loftus. "Gas and Bloating—Controlling Emissions: A Case-Based Review for the Primary Care Provider." *Mayo Clinic Proceedings*. Vol. 91. No. 8. Elsevier, 2016.

20 Rao, Satish SC, and Jigar Bhagatwala. "Small intestinal bacterial overgrowth: clinical features and therapeutic management." *Clinical and translational gastroenterology* 10.10 （2019）.

21 Singh, Rajan, et al. "Current Treatment Options and Therapeutic Insights for Gastrointestinal Dysmotility and Functional Gastrointestinal Disorders." *Frontiers in Pharmacology* 13 （2022）.

22 Roncoroni, Leda, et al. "A low FODMAP gluten-free diet improves functional gastrointestinal disorders and overall mental health of celiac disease patients: A randomized controlled trial." *Nutrients* 10.8 （2018）: 1023.

23 Pomenti, Sydney, Julie Devinsky, and Daniela Jodorkovsky. "Diet for Functional Gastrointestinal Disorders/Disorders of Gut–Brain Interaction." Medical Clinics （2022）.

24 LUO, Yuying; SHAH, Brijen J.; KEEFER, Laurie A. Special Considerations for the Management of Disorders of Gut-Brain Interaction in Older Adults. *Current Treatment Options in Gastroenterology*, 2022, 1-12.

25 Keefer, Laurie, et al. "A rome working team report on brain-gut behavior therapies for disorders of gut-brain interaction." *Gastroenterology* 162.1（2022）: 300-315.

26 Aziz, Imran, et al. "An approach to the diagnosis and management of Rome IV functional disorders of chronic constipation." Expert review of gastroenterology & hepatology 14.1（2020）: 39-46.

27 Bharucha, Adil E., and Brian E. Lacy. "Mechanisms, evaluation, and management of chronic constipation." Gastroenterology 158.5（2020）: 1232-1249.

28 Ohkusa, Toshifumi, et al. "Gut microbiota and chronic constipation: a review and update." Frontiers in medicine 6（2019）: 19.

29 Vandeputte, Doris, et al. "Stool consistency is strongly associated with gut microbiota richness and composition, enterotypes and bacterial growth rates." Gut 65.1（2016）: 57-62.

30 Boekhorst, Jos, et al. "Stool energy density is positively correlated to intestinal transit time and related to microbial enterotypes." Microbiome 10.1（2022）: 1-10.

31 Chen, Yi-ran, et al. "High Oscillospira abundance indicates constipation and low BMI in the Guangdong Gut Microbiome Project." Scientific Reports 10.1（2020）: 9364.

32 Bellini, Massimo, et al. "Chronic constipation: is a nutritional approach reasonable?." Nutrients 13.10（2021）: 3386.

33 Vriesman, Mana H., et al. "Management of functional constipation in children and adults." Nature Reviews Gastroenterology & Hepatology 17.1（2020）: 21-39.

34 Liu, Z.-M.; Xu, Z.-Y.; Han, M.; Gu, B.-H. Efficacy of pasteurised yoghurt in improving chronic.

35 Khuituan, Pissared, et al. "Sargassum plagiophyllum Extract Enhances Colonic Functions and Modulates Gut Microbiota in Constipated Mice." Nutrients 14.3（2022）: 496.

36 Peñalver, Rocío, et al. "Seaweeds as a functional ingredient for a healthy diet." Marine Drugs 18.6（2020）: 301.

37 Laxative effect of L-arabinose and sucrose mixture in constipation mice[J]. Science and Technology of Food Industry, 2012, （23）: 362-363. doi: 10.13386/j.issn1002-0306.2012.23.008.

38 Yang, Shuai, et al. "Association of sleep duration with chronic constipation among adult men and women: Findings from the National Health and Nutrition Examination Survey （2005-2010）." Frontiers in Neurology 13 （2022）: 903273.

39 Yamada, Masaaki, Michikazu Sekine, and Takashi Tatsuse. "Psychological stress, family environment, and constipation in japanese children: The Toyama birth cohort study." Journal of epidemiology 29.6 （2019）: 220-226.

40 Sun, Ying, et al. "Alteration of faecal microbiota balance related to long-term deep meditation." General Psychiatry 36.1 （2023）.

41 Lafcı, Di dem, and Ma firet Ka ikçi. "The effect of aroma massage on constipation in elderly individuals." Experimental Gerontology 171 （2023）: 112023.

42 Pan, Ruili, et al. "Crosstalk between the Gut Microbiome and Colonic Motility in Chronic Constipation: Potential Mechanisms and Microbiota Modulation." Nutrients 14.18 （2022）: 3704. constipation: A randomised, double-blind, placebo-controlled trial. Int. Dairy J. 2015, 40, 1-5.

43 Camilleri, Michael, and Guy Boeckxstaens. "Irritable bowel syndrome: treatment based on pathophysiology and biomarkers." Gut 72.3 （2023）: 590-599.

44 Shaikh, Sofia D., et al. "Irritable Bowel Syndrome and the Gut Microbiome: A Comprehensive Review." Journal of Clinical Medicine 12.7 （2023）: 2558.

45 Dale, Hanna Fjeldheim, et al. "Diet-microbiota interaction in irritable bowel syndrome: looking beyond the low-FODMAP approach." Scandinavian Journal of Gastroenterology （2023）: 1-12.

46 Wang, Yan, et al. "Probiotics therapy for adults with diarrhea-predominant irritable bowel syndrome: a systematic review and meta-analysis of 10 RCTs." International journal of colorectal disease 37.11 （2022）: 2263-2276.

47 Fadgyas Stanculete, Mihaela, et al. "Irritable Bowel Syndrome and Resilience." Journal of Clinical Medicine 12.13 （2023）: 4220.

48 Babo , Cristian-Ioan, Daniel-Corneliu Leucu a, and Dan Lucian Dumitra cu. "Meditation

and Irritable Bowel Syndrome, a Systematic Review and Meta-Analysis." Journal of Clinical Medicine 11.21（2022）: 6516.

49 D'Silva, Adrijana, et al. "Meditation and Yoga for Irritable Bowel Syndrome （MY-IBS Study）: A Randomized Clinical Trial." *Official journal of the American College of Gastroenterology| ACG*（2022）: 10-14309.

50 Staller, Kyle, et al. "Virtual Tai Chi program for patients with irritable bowel syndrome with constipation: Proof of concept feasibility trial." Neurogastroenterology & Motility 34.11 （2022）: e14429.

51 Andre F, Andre C, Emery Y, Forichon J, Descos L, Minaire Y. Assessment of the lactulose-mannitol test in Crohn's disease. Gut. 1988 Apr;29（4）:511-5. doi: 10.1136/ gut.29.4.511.

52 家庭醫學與基層醫療第二十九卷第八期。

53 Adolph, Timon E., and Jingwan Zhang. "Diet fuelling inflammatory bowel diseases: Preclinical and clinical concepts." Gut 71.12 （2022）: 2574-2586.

54 Liu, Caiguang, et al. "Food additives associated with gut microbiota alterations in inflammatory bowel disease: Friends or enemies?." Nutrients 14.15 （2022）: 3049.

55 Rosa, Reddavide, et al. "The role of diet in the prevention and treatment of Inflammatory Bowel Diseases." Acta Bio Medica: Atenei Parmensis 89.Suppl 9 （2018）: 60.

56 Levine, Arie, et al. "Crohn's disease exclusion diet plus partial enteral nutrition induces sustained remission in a randomized controlled trial." Gastroenterology 157.2 （2019）: 440-450.

57 Bischoff SC, Bager P, Escher J, Forbes A, Hébuterne X, Hvas CL, Joly F, Klek S, Krznaric Z, Ockenga J, Schneider S, Shamir R, Stardelova K, Bender DV, Wierdsma N, Weimann A. ESPEN guideline on Clinical Nutrition in inflammatory bowel disease. Clin Nutr. 2023 Mar;42（3）:352-379. doi: 10.1016/j.clnu.2022.12.004. Epub 2023 Jan 13. PMID: 36739756.

58 Reznikov, Elizabeth A., and David L. Suskind. "Current Nutritional Therapies in Inflammatory Bowel Disease: Improving Clinical Remission Rates and Sustainability of Long-Term Dietary Therapies." Nutrients 15.3 （2023）: 668.

59 Saha, Srishti, and Neha Patel. "What Should I Eat? Dietary recommendations for patients with inflammatory bowel disease." Nutrients 15.4（2023）: 896.

60 Sandefur, Kelsea, et al. "Crohn's disease remission with a plant-based diet: A case report." Nutrients 11.6（2019）: 1385.

61 Ratajczak, Alicja Ewa, et al. "Does folic acid protect patients with inflammatory bowel disease from complications?." Nutrients 13.11（2021）: 4036.

62 Astore, Courtney, Sini Nagpal, and Greg Gibson. "Mendelian Randomization Indicates a Causal Role for Omega-3 Fatty Acids in Inflammatory Bowel Disease." International Journal of Molecular Sciences 23.22（2022）: 14380.

63 Radziszewska, Marcelina, et al. "Nutrition and supplementation in ulcerative colitis." Nutrients 14.12（2022）: 2469.

64 Schwärzler, Julian, et al. "PUFA-induced metabolic enteritis as a fuel for Crohn's disease." Gastroenterology 162.6（2022）: 1690-1704.

65 Banaszak, Michalina, et al. "Association between Gut Dysbiosis and the Occurrence of SIBO, LIBO, SIFO and IMO." Microorganisms 11.3（2023）: 573.

66 Quigley, Eamonn MM. "The spectrum of small intestinal bacterial overgrowth（SIBO）." Current gastroenterology reports 21（2019）: 1-7.

67 Shaikh, Sofia D., et al. "Irritable Bowel Syndrome and the Gut Microbiome: A Comprehensive Review." Journal of Clinical Medicine 12.7（2023）: 2558.

68 Rezaie, Ali, Mark Pimentel, and Satish S. Rao. "How to test and treat small intestinal bacterial overgrowth: an evidence-based approach." Current gastroenterology reports 18（2016）: 1-11.

69 Souza, Claudineia, Raquel Rocha, and Helma Pinchemel Cotrim. "Diet and intestinal bacterial overgrowth: Is there evidence?." World Journal of Clinical Cases 10.15（2022）: 4713.

70 Souza, Claudineia, Raquel Rocha, and Helma Pinchemel Cotrim. "Diet and intestinal bacterial overgrowth: Is there evidence?." World Journal of Clinical Cases 10.15（2022）: 4713.

71 Wielgosz-Grochowska, Justyna Paulina, Nicole Domanski, and Ma gorzata Ewa Drywie . "Efficacy of an irritable bowel syndrome diet in the treatment of small intestinal bacterial overgrowth: a narrative review." Nutrients 14.16（2022）: 3382.

72 Tong, Yao, et al. "High fat diet, gut microbiome and gastrointestinal cancer." Theranostics 11.12（2021）: 5889.

73 Bailie, Lesley, Maurice B. Loughrey, and Helen G. Coleman. "Lifestyle risk factors for serrated colorectal polyps: a systematic review and meta-analysis." Gastroenterology 152.1（2017）: 92-104.

74 YYang, Jia, et al. "High-fat diet promotes colorectal tumorigenesis through modulating gut microbiota and metabolites." Gastroenterology 162.1（2022）: 135-149.

75 Hofseth, Lorne J., et al. "Early-onset colorectal cancer: initial clues and current views." Nature reviews Gastroenterology & hepatology 17.6（2020）: 352-364.

76 Song, Mingyang, Wendy S. Garrett, and Andrew T. Chan. "Nutrients, foods, and colorectal cancer prevention." Gastroenterology 148.6（2015）: 1244-1260.

77 World Cancer Research Fund/American Institute for Cancer Research. Continuous Update Project: Keeping the science current. Colorectal Cancer 2011 Report: Food, nutrition, physical activity, and the prevention of colorectal cancer. Available at: http://www. dietandcancerreport.org/ cancer_resource_center/downloads/cu/Colorectal-Cancer-2011-Report.pdf. Accessed March 18, 2015.

78 Picetti, Roberto, et al. "Nitrate and nitrite contamination in drinking water and cancer risk: A systematic review with meta-analysis." Environmental Research 210（2022）: 112988.

79 Leee397. 5. et al., Endoscopic surveillance with systematic random biopsy for the early diagnosis of hereditary diffuse gastric cancer: a prospective 16-year longitudinal cohort study. The Lancet Oncology, 2023. 24（17）: 1017）

80 Aldoori, Joanna, et al. "Omega-3 polyunsaturated fatty acids: moving towards precision use for prevention and treatment of colorectal cancer." Gut 71.4（2022）: 822-837.

81 Nasir, Ayesha, et al. "Nutrigenomics: Epigenetics and cancer prevention: A comprehensive review." Critical reviews in food science and nutrition 60.8（2022）: 1375-1387.

82 Abu Ghazaleh, Nadine, Weng Joe Chua, and Vinod Gopalan. "Intestinal microbiota and its association with colon cancer and red/processed meat consumption." Journal of Gastroenterology and Hepatology 36.1（2021）: 75-88.

第六章

其他軸

一、
腸—肝軸（Gut-liver Axis）——
非酒精性脂肪肝的純飲食治療

　　Cindy 60 歲，30 幾年來一直都是偏瘦的她，卻有輕到中度脂肪肝的問題。她自述飲食清淡養生，不吃甜、不吃炸物，也鮮少吃肉類，會攝取大量的蔬果。尤其是水果不甜不吃，身體組成分析發現有肌少型肥胖症的傾向，而且血液報告長年都是膽固醇稍高。研判是果糖攝取過多加上蛋白質營養不足，後來建議她減少吃水果的頻率，只挑酸的水果吃。另外，也建議她在早上攝取蛋白質補充劑，加上無糖豆漿，一年後追蹤發現其脂肪肝不藥而癒。

流行病學與危險因子[1-2]

　　非酒精性脂肪肝（NAFLD）是一種影響全球 25 ～ 30％人口的慢性疾病。脂肪肝（屬於內臟脂肪其一）不痛不癢，沒有症狀，所以很多人即使超音波被告知這樣的診斷，也完全沒有想要去積極改變它。比起可能會頭痛頭暈的高血壓，脂肪肝才是「無聲殺手」的第一名。「內臟脂肪」比「體脂肪」還要跟健康相關，因為這些「異位性脂肪」的增加，暗示肝臟的功能出現問題，不只影響解毒跟血脂血糖代謝、腎功能，也會在脂肪的浸潤下造成胰島素抗性，跟肝細胞持續傷害後的纖維化（肝硬化）。國家衛生

研究院的研究發現（發表在《Hepatology Communication 期刊》），代謝性疾病風險因子與非病毒性肝癌有顯著相關。其中最重要的三個風險因子分別為：

（一）脂肪肝（由超音波檢測）。

（二）糖尿病史。

（三）三酸甘油酯過高（ triglyceride > 160 mg / dL）。

脂肪肝是肝癌的危險因子已經是鐵一般的實證，而且脂肪肝的輕重度並不代表致癌的機率高低，反而是與肝臟的發炎情況較為相關。2020 年發表在《gut》期刊上，納入瑞典全國在 1966 ～ 2017 年期間，經活檢證實為非酒精性脂肪肝的 10,568 例患者，跟 49,925 各方面條件相似的人做病例對照研究，平均追蹤時間為 14.2 年。整體來說，相較於對照人群，脂肪肝患者的全因死亡風險增加了 93%，即使是輕度脂肪肝死亡風險也增加 71%。

脂肪肝的形成跟幾個原因有關，除了酒精性的脂肪肝或是病毒性肝炎相關，而非酒精性的脂肪肝跟以下幾個原因有關：飲食、藥物、慢性疾病（高血糖、慢性貧血、甲狀腺疾病）。其中「飲食」是最重要的一點，有三大構成主因：

❶ 脂肪攝入過剩

高脂飲食造成肝臟來不及處理。在《美國生物實驗學學會聯合會會刊》有一篇探討支鏈胺基酸（BCAA）＋高脂肪餵食老鼠，來模擬人類吃肉類導致生酮的環境。結果發現，當肝臟長期暴露在「高脂肪生酮」的環境，會導致大量進入的脂肪酸在肝臟產生酮體的過程中，誘導肝臟脂質氧化，

並通過 TCA 檸檬酸循環的各個步驟，產生大量活性氧物質（ROS）。雖然生酮飲食使肝臟的脂肪新生減少，但是這種代謝重塑不但沒有改善胰島素抵抗，反而誘導了肝臟中的纖維化基因和發炎反應。總之，肥胖和非酒精性脂肪肝（NAFLD）的人若長期暴露於高飽和脂肪環境，有可能加重肝臟的粒線體功能障礙。

❷ 果醣類攝取過多 [3]

三酸甘油酯的上升，其實跟果糖、高游離脂肪酸還有酒精有關，除了過多的脂肪會讓肝臟發炎，許多人最常略的就是水果當中的果糖。若認真分析國內外水果的甜度差異，就知道臺灣水果的果糖跟葡萄糖含量都遠高於美國跟日本，因此醫師或營養師在衛教水果的食用方式時，面對未知的受眾可能有胰島素抗性或代謝相關疾病風險，其實真的要非常小心。果糖有 42％ 在小腸吸收，但有 14％ 會來到肝臟，可怕的其實不只是進入肝臟的 14％，而是在腸道作用的那 42％！ 2020 年跟 2021 年的期刊龍頭《Nature》，都有討論果糖跟腸道菌還有疾病的關係。第一篇研究用同位素追蹤，發現膳食內的果糖之所以造成肝臟的脂肪囤積，是透過腸內的微生物將果糖轉化為醋酸鹽（acetate），肝臟脂肪生成提供原料，經由乙醯輔酶 A（acetyl-CoA）轉化為脂肪酸。這些數據揭示了調節肝臟脂肪生成的雙管齊下機制，其中肝細胞內的果糖分解，提供了促進脂肪生成基因表達的信號。而腸內微生物醋酸鹽的產生，則為乙醯輔酶 A 的脂肪生成池（feeds lipogenic pools）提供原料。

❸ 營養不良 [4]

　　大家應該很意外原來不是營養過剩，而是營養不良會造成脂肪肝吧？

　　尤其是缺乏蛋白質的「惡性營養不良」（Kwashiorkor）和「微量營養素缺乏」（micronutrient deficiency），都是在「營養不良」的範疇。當製作載體跟脂蛋白的原料不夠時，肝臟也無法順利運送三酸甘油酯到組織間，容易造成高血脂跟脂肪肝。再來就是大家容易忽略的肌少症，也是脂肪肝的獨立危險因子，肌少症的背後常暗示著蛋白質營養不良跟慢性發炎，當共同肩負儲存肝醣任務的肌肉量下降，肝臟就要獨撐大梁，又要幫你解毒、代謝藥物酒精跟一堆環境毒物，還要幫你運送血脂、製造膽固醇，並處理那些糖，自然而然往三酸甘油酯增加的路線走。這也就是為何糖尿病患者會出現皮下脂肪減少，但內臟脂肪增加的情況（攝取過多果糖也會出現一樣現象），表示脂肪運送的途徑已經大塞車，完全無法正常運作的現象！千萬不要只看體脂率就忽略內臟脂肪，也不要只看肥胖而忽略了肌少症的影響。

　　以上三大飲食因素都會因腸道微生物組改變（生態失衡），而影響NAFLD的進展，這部分會在以下的段落做詳細說明。

腸道微生物在脂肪肝的角色 [5]

　　腸道跟肝臟這兩個器官從發育起，就由組織形成的屏障限制腸道來源的微生物、微生物刺激和飲食成分的影響。當腸肝之間的屏障受到破壞，飲食跟腸道菌的失衡就會造成對肝臟的影響。以下列出腸道微生物之所以影響脂肪肝發展的因素：

·腸道菌群失衡和免疫反應

微生物和飲食代謝物,以及免疫系統調節腸—肝軸的屏障,在健康的腸道和肝臟中建立穩態平衡。當腸道菌群失衡時,可能導致免疫系統的異常反應,進而影響肝臟。這種異常的免疫反應可能參與到脂肪肝的發展過程,主要是透過胺基酸和代謝產物膽汁酸的改變。

·腸道屏障的破壞

腸道血管和黏膜屏障的破壞,被認為是脂肪肝病的主要驅動因素。當乙醇、乙醛和乙酸在腸道管腔濃度升高,以及丁酸鹽和長鏈脂肪酸水平降低,有可能因此破壞緊密連接蛋白並降低抗菌肽(AMP)的水平,而在生態失衡條件下,定植於腸道的共生微生物所產生的乙醇,還有內毒素,就更容易透過被破壞的屏障影響到肝臟。內毒素的過量存在可能引起發炎反應,而慢性發炎與脂肪肝的發生和惡化成肝硬化有關。另外,在生態失調條件下,增加的腸道害菌(例如:腸球菌屬)可以適應逃避黏膜免疫(因為黏膜損壞),並轉移到淋巴結和肝臟。若是在酒精性肝炎或是已經肝硬化的情況下,位於門靜脈周圍的免疫細胞〔庫佛氏細胞(Kupffer cells)〕清除細菌的能力受到損害,而無法清除這些有害菌,造成肝臟發炎的惡性循環。

·腸道菌群和脂肪代謝

一些研究表明,腸道微生物可以影響宿主體內的脂肪代謝。失衡的腸道菌群可能導致脂肪的異常代謝,進而促使脂肪肝的發生。而腸道失衡導

致短鏈脂肪酸（SCFAs）的減少，也跟脂肪無法正常代謝有關。

·腸道菌跟日夜節律的關係

生物時鐘對宿主代謝機能有至關重要的影響，腸道微生物可藉由短鏈脂肪酸（SCFA）和膽汁酸（BA）來協調晝夜節律路徑之間的聯繫。而典型的西方飲食會破壞腸道微生物群的晝夜節律，故飲食和作息也同等影響腸道菌的健康，因此正常作息這件事，對腸肝軸的正常運作也有很大的影響。

改善脂肪肝的非藥物治療 [6-9]

脂肪肝（內臟脂肪）的消除比起皮下脂肪更和飲食相關，也和運動無關。過去研究發現，如果要靠運動消除內臟脂肪，至少也要達到大幅度的皮下脂肪下降，裡面才會有一小部分是降到內臟脂肪。而我們都知道若不改變飲食，純運動對減脂幾乎無效，更不用說動到內臟脂肪。這也就是為何很多健身教練雖然體脂率 12 ～ 15％，但是內臟脂肪仍超標，腹部超音波看得到脂肪肝。運動跟飲食控制都有助於體脂肪的降低，但內臟脂肪是代謝出了問題，要吃對飲食才能有效率的改善，讓肝臟把脂肪請出去！2020 年在《Gastroenterology》（腸胃病學）有一個「非酒精性脂肪肝疾病特刊」精選摘要，裡面一個章節在討論「非酒精性脂肪肝疾病：調節腸道菌叢以改善嚴重程度？」，這篇綜述集中在調節腸道菌叢和腸肝軸的治療方法上，討論了如何發現益生菌、益生元、合生元、糞便微生物群轉移、多酚、特定飲食等來改變腸道微生物群的特徵，改善非酒精性脂肪肝疾病

的預後，以下就目前的實證一一討論。

❶ 減重

一般指引是建議減重 7 ～ 10％以上，可以看到非酒精性脂肪肝的改善。除了熱量限制，飲食的內容也是重點，可參考以下其他有實證的飲食，作為減重時的介入參考。須注意，運動本身若沒有達到減少體重、降低胰島素抗性、促進脂肪吞噬的結果，是無助於脂肪肝的消除。

❷ 高蛋白質飲食

2020 年在《Obesity》期刊一篇針對幾個流行飲食法的綜論，發現降低熱量攝取的低碳或低脂飲食，似乎都能達到降低肝臟脂肪的益處（但到底是減重使然還是營養比例仍不確定）。另外又進一步發現，在人類和囓齒動物 NAFLD 模型中，高蛋白飲食顯示可以減少肝臟脂肪變性，而且這個現象與體重減輕無關，也與碳水化合物的減少無關。

❸ 採用地中海飲食

地中海飲食是歐洲肝臟研究協會（EASL）、歐洲糖尿病研究協會（EASD）和歐洲肥胖研究協會（EASO）推薦的唯一飲食，作為患有非酒精性脂肪肝患者的潛在治療。主要是因為這種富含 omega-3 多元不飽和脂肪酸的飲食，已被證明可以提高胰島素敏感性，減少肝臟脂肪變性，並減少肝細胞的損傷。此外，研究表明，與低脂肪／高碳水化合物飲食相比，隨意食用地中海飲食的 NAFLD 患者，肝臟脂肪變性顯著降低。與低

GI 飲食相比，採用等熱量地中海飲食的第二型糖尿病患者，血清肝功能指數和肝內脂肪皆有所降低，心血管健康的其他標記物也有所改善。

❹ 採用植物性飲食

目前有大量證據支持，健康的植物性飲食可以降低心血管疾病、胰島素阻抗和第二型糖尿病的風險，因此以植物為基礎的飲食策略也能有效降低風險和治療 NAFLD，這是合乎邏輯的。因此最近的多份報告證明，植物性飲食對 NAFLD 風險的有益影響。透過測量血清轉氨酶（ALT）、天門冬胺酸轉氨酶（AST）和脂肪肝指數，在一項 18,000 多名美國成年人的研究中，發現健康的植物性飲食可以降低 21% 非酒精性脂肪肝的風險。在此研究中發現，穀物蔬菜等植物性攝取量最高的，比起最低的有更低的 NAFLD 盛行率。而動物性食品攝取量最多的四分位數，與 NAFLD 盛行率最高相關。對 773 名受試者的代謝風險分析表明，素食者的代謝症候群風險較低，其好處可能來自高纖維跟富含抗氧化物質的植化素。

❺ 增加膳食纖維

2020 年在《Gut》一篇探討「腸道糖質新生」（IGN）（請見糖質新生章節）的研究發現，「高纖維＋高蛋白質」所誘發的小腸及大腸中的糖質新生訊號，在動物實驗中可以「避免」，在高熱量飲食中的小鼠發生肝臟脂肪變性和引發 NAFLD。 因此研究也發現，IGN 可以從源頭保護與減少脂肪生成和脂質輸入肝臟，降低肝臟發炎和纖維化的風險。相反的，如果把小鼠 IGN 的功能阻斷，再給予富含澱粉的飲食，發現小鼠的三酸甘

油酯儲存增加、脂肪生成增加。

❻ 避免攝入「促發炎物質」(飽和脂肪、長鏈不飽和脂肪酸、果糖、酒精、紅肉類)

　　西方飲食經常富含飽和脂肪和多元不飽和脂肪酸，例如：n-6 多元不飽和脂肪酸，這種飲食會引發腸道中的免疫細胞聚集和菌叢失調。動物實驗發現，餵食超過 14 個月的高脂肪／高膽固醇（HFHC）飲食，會導致小鼠出現肝脂肪變性、肝臟發炎、纖維化和肝細胞癌（HCC），而且飲食引起的腸道微生物失調，轉移到無菌鼠體內也重現了這種表型。除了脂質之外，果糖過量會導致脂肪從頭生成非酒精性脂肪性肝炎（NASH）和肝癌，這與腸道屏障受損、內毒素血症和活化的 MyD88 介導的發炎有關。酒精也已被確定為破壞宿主腸道微生物群最關鍵的變數之一，並沿著腸肝軸促進發炎反應。最後，三甲胺 N- 氧化物（TMAO）也是影響腸肝軸的另一個因子，腸道細菌將飲食中的膽鹼或肉鹼（紅肉類很多）轉化為三甲胺（TMA），並在肝臟中透過一種酶（flavin-mono-oxygenases）進一步代謝為 TMAO。 許多臨床研究已經證明，這種關鍵的腸肝軸生物標記與全身性疾病的關聯，尤其是心血管疾病， 在生物檢體也證實，非酒精性脂肪肝的嚴重程度與較高的 TMAO 水平相關。

❼ 攝取適量微量元素

　　目前跟脂肪肝較有相關的微量營養素跟抗氧化物質，包括 Omega-3 脂肪酸（為避免攝入過量飽和脂肪可考慮食用補充劑）、維生素 E（如堅果、

種子、植物油）、維生素 D（日照、飲食、補充劑）、維生素 C、維生素 B 群（特別是葉酸、維生素 B6 和維生素 B12）、 硒（堅果、肉類、魚類和穀物中）和鋅（肉類、豆類、堅果和全穀類食品中）。

❽ 微生物群導向的補充食品（microbiota-directed complementary food, MDCF）

若是惡性營養不良型的脂肪肝，在孟加拉有針對 343 位重度營養不良（severe acute malnutrition, SAM）的孩童，所做的以腸道菌為導向的飲食，包含可以促進健康菌群生長的食物，例如：鷹嘴豆（chickpea）、香蕉（banana）、羅非魚（tilapia，即吳郭魚）、黃豆粉（soy flour）與花生粉（peanut flour）跟米飯效果最佳，因此將鷹嘴豆（C）、香蕉（B）、黃豆粉（S）、花生粉（P）、綜合米類，搭配成後續腸菌補充食物（microbiota-directed complementary food，MDCF）的配方，簡稱 MDCF（PCSB）。除了可以增加有益菌在腸道中的生長、加強腸道屏蔽效果與相關基因表現，還可以促進增重。

❾ 益生菌的使用

在一項針對肥胖兒童隊列的平行雙盲隨機對照試驗中，補充含有鏈球菌屬、雙歧桿菌屬或乳酸桿菌屬等 8 種益生菌混合物後，發現可改善 NAFLD 的特徵。目前有限的證據顯示，含有乳酸桿菌或雙歧桿菌的益生菌或合生元與安慰劑相比，可以有助改善肝臟脂肪變性、轉氨酶活性和肝硬化，但由於缺乏足夠有力的高品質活檢對照研究，因此目前仍在實驗階段。

至於運動的影響，雖然有些中到高強度有氧或是無氧運動顯示，對降低脂肪肝的好處，但由於樣本數太小、未排除其他生化跟減重因素干擾，目前沒有足夠的證據表明，單純運動的干預措施對 NAFLD 患者的明確好處。但飲食結合運動對脂肪肝在研究中看到確實的好處，考量到不是每個人都適合中到高強度運動，以及運動的頻率跟強度在改善脂肪肝仍未有確切數據，故建議還是以飲食的改善為主體，運動為輔，保持活躍的生活型態、避免久坐久站。

研究改善脂肪肝的營養方案應該是全面的，最好在醫生或營養師的指導下進行。此外，每個人的身體狀況不同，因此治療方案應該根據個人的特定情況而定。既然營養過剩（Overnutrition）或營養不良（Undernutrition）都會造成非酒精性脂肪肝，飲食的臨床建議就會有所不同：

	營養不良（Undernutrition）	營養過剩（Overnutrition）
問題	蛋白質跟好的脂肪不足 + 碳水過高	脂肪跟碳水過多
	氧化壓力上升	
	肝臟代謝異常（多元不飽和脂肪酸下降，三酸甘油酯上升）	
	代謝症候群風險增加、肝臟脂肪浸潤	
	腸道菌失衡（內毒素增加、壞菌增加、好菌下降）	
	惡性營養不良，次級膽汁酸上升	次級／初級膽汁酸比例下降

| 治療
方案 | 增加蛋白質攝取，考慮增加熱量或增重（肌肉重量），惡性營養不良可考慮 MDCF 的介入。 | 低碳飲食，考慮熱量限制或減重，可考慮益生菌＋飲食介入。 |

依據我多年的臨床經驗，過去所提倡的「4＋2R 代謝飲食法」，以高植物性蛋白質、高纖維，以及低飽和脂肪、嚴格限制水果（果糖）的飲食，搭配適當的益生元以及複合益生菌，可看到許多「重度脂肪肝」的患者，在四到六個月的「純飲食」介入後，變成完全正常。足見飲食在脂肪肝的治療需兼顧肝臟跟腸道的健康，才能事半功倍。

二、
腸─皮膚軸（Gut-skin Axis）──
由內而外的美，相由腸生

　　Dada 小姐自述青春期開始就有容易冒痘痘的情況，而且父母在年輕時也是這樣的體質。即使她有配合皮膚科醫師開的口服藥跟酸類的外用藥使用，依然像野草一樣春風吹又生，壓力稍微大些或是睡眠不佳就會狂冒痘痘。問起來她也有胃食道逆流的狀況，喜歡吃麵包跟甜點，還有起士類的食品。每天早上要來一杯拿鐵，自述常會脹氣。看診後建議停掉奶製品以及精緻澱粉，改以豆漿取代牛奶，以全穀類取代精緻澱粉，並輔以有含唾液乳桿菌、嗜酸乳桿菌和植物乳桿菌的益生菌混和物。自述一個月後痘痘的發炎狀況改善許多，皮膚的狀況也較為穩定。

腸道菌如何影響皮膚健康[10-11]

　　許多人類和動物研究表明，腸道微生物組的影響範圍超出了腸道，是導致許多遠處器官系統功能失調的原因。皮膚不但是人體最大的器官，也是僅次於腸道第二個微生物居民最多的地方，可作為防禦損傷和微生物攻擊的屏障。腸道跟皮膚也是最大的兩個免疫系統跟神經內分泌器官，腸道微生物多樣性（菌叢失調）的任何改變，都會增加宿主的疾病易感性，並

破壞黏膜的免疫耐受性，之後會影響皮膚健康。目前已知跟腸道菌叢失調有關的皮膚疾病：痤瘡、異位性皮膚炎、牛皮癬和紅斑性痤瘡、圓禿（alopecia areata）、酒糟／玫瑰斑（rosacea）、化膿性汗腺炎（hidradenitis suppurativa）。

腸道微生物組的成員可以透過其代謝活動和免疫來影響皮膚狀況，如共生腸道微生物（例如：雙歧桿菌）跟他們的代謝產物（例如：丁酸），可以透過控制 T 細胞分化來促進皮膚動態平衡，而許多發炎性皮膚疾病都是跟 T 細胞調節的免疫路徑有關。

這也就是「飲食」為何一直以來都被認為跟皮膚健康有很大的關係，以痤瘡（青春痘，acne vulgaris）來說，研究發現高飽和脂肪跟高糖的西式飲食會使腸道的菌相異常發生、致病菌增加造成內毒素上升、好菌下降導致腸道屏障出現破洞，於是發炎訊號從腸道壁跑到全身引起發炎。在皮膚的表現就是透過「SREBP-1」（sterol regulatory element-binding protein 1），增加皮脂腺內游離脂肪酸跟三酸甘油脂的形成，助長了痤瘡桿菌的生長跟發炎性痘痘的形成。異位性皮膚炎也是，在皮膚表面屏障有缺陷的情況下，吃到致腸道菌紊亂的食物，就會讓發炎更嚴重。

近期許多乾癬（psoriasis）的標靶藥物，跟 Th-17 的路徑有關，其實很多好菌都會適當呈現抗原給我們的腸道，維持一定的免疫活性（inflammatory tone），所以即使腸道充滿了常在細菌，但都沒有感染發生。但當致病菌有不正常增生的機會（例如：不健康的飲食造成致病菌容易滋

生的環境、破壞腸胃的無氧狀態跟酸鹼性），免疫系統就會從低度反應變成大量激活，造成器官組織的傷害。

這也就是為何乾癬治療上抑制介白素 17（IL-17A）的藥物。有少數報告顯示，會讓發炎性大腸炎克隆氏症（Crohn's Disease）惡化，或是增加其他感染風險，就是因為 Th-17 這個跟免疫相關的路徑，其實有保衛腸道屏障的功用，過度抑制也會弱化腸道正常免疫機制。

18 世紀法國政治家兼評論家薩瓦諾（Jean Anthelme Brillat-Savarin）說：「告訴我你吃什麼，我就能告訴你，你是個什麼樣的人。」（Tell me what you eat and I will tell you what you are.）

「吃什麼，相什麼」，病從口入影響的不只是內在健康跟外在身型，還有你的皮膚健康。除了個人的先天基因，更多要考慮的，是飲食跟腸道菌互動的後天基因。

讓皮膚健康漂亮的飲食[12-13]

多項研究已將腸道微生物組的多樣性和致病性與皮膚病聯繫起來，長期飲食模式可以透過改變腸道菌群對皮膚狀況產生積極或負面的影響。飲食、抗生素、益生元、益生菌和新型生物藥物對腸道微生物群的影響，以下討論腸道微生物組與皮膚健康的關係。

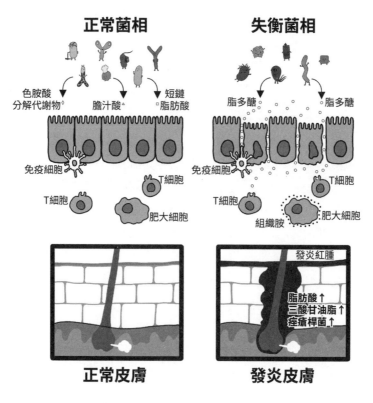

正常菌相　　　　　　　失衡菌相

色胺酸
分解代謝物　　膽汁酸　　短鏈
　　　　　　　　　　脂肪酸　　脂多醣　　　　脂多醣

免疫細胞　　　　　　　　免疫細胞

T細胞　　　　T細胞　　　　　T細胞　　　　　T細胞

肥大細胞　　　組織胺　　肥大細胞

發炎紅腫

脂肪酸↑
三酸甘油脂↑
痤瘡桿菌↑

正常皮膚　　　　　　　發炎皮膚

│圖十六│ 從腸－皮膚軸來看正常和發炎皮膚的差異

❶ 母奶 vs. 配方奶

　　新生兒的腸道微生物組高度取決於飲食，母乳哺育的嬰兒體內屬於放線菌類的細菌含量會較多，也能增加乳酸桿菌屬和雙歧桿菌屬的定殖，從而影響腸道微生物群的多樣性，降低未來異位性體質的風險。在配方奶餵養的嬰兒中，經常觀察到含有許多促炎性物種的細菌（例如：類 γ - 變形菌）在腸道定殖。此外，餵食配方奶的嬰兒更有可能被擬桿菌門、伺機性

致病大腸桿菌和困難梭狀桿菌定殖。而母乳中存在的大量寡糖和各種脂肪酸，對腸道微生物組及其代謝物產生正面影響，可以透過刺激 T 細胞來對抗過敏反應和氣喘。

❷ 高脂 vs. 低脂飲食

高脂飲食，如人工反式脂肪酸的飲食會增加有害微生物（例如：脫硫弧菌科和變形菌門）的數量，同時抑制有利微生物（例如：擬桿菌門、毛螺菌科和擬桿菌門的成員）的數量。而精煉的氫化植物油（例如：大豆油、向日葵油、紅花油、菜籽油、玉米油和植物油）也會引起腸道炎症，然後表現在皮膚上。高脂肪飲食和酒精也可能延遲皮膚傷口癒合，從而加劇皮膚發炎和氧化壓力。

高脂肪飲食會減少腸道微生物多樣性，並誘導產生更高濃度的脂多醣，導致結腸上皮完整性和屏障功能喪失、黏液層厚度減少，以及促炎細胞因子釋放增加。以上都會進一步導致全身發炎，進而影響發炎性皮膚疾病的產生。

❸ 富含蛋白質的飲食 [14-15]

當蛋白質飲食（尤其是肉類）過量時，腸道微生物可能產生硫酸吲哚酚（IS）、氧化三甲胺（TMAO）和硫酸對甲酚等有毒代謝產物。這些毒素涉及與多種皮膚病有關，例如：周邊關節炎和牛皮癬。相較之下，若是以富含膠原蛋白胜肽飲食（high-collagen peptide diet）的形式，動物研究發現，可以藉由改變腸道菌的生態系，來改變短鏈脂肪酸的分布，保護皮

膚免於老化並促進傷口癒合，但也須注意不可過量。另外，研究發現，攝取含有乳清和植物性蛋白萃取物的飲食，會伴隨乳酸桿菌和雙歧桿菌的增加。而致病性脆弱擬桿菌和產氣莢膜梭菌同時減少，腸黏膜中的 SCFA 水平隨著植物性蛋白的消耗而增加，這對於保持黏膜屏障完整至關重要。顯示好吸收且不過量的蛋白質萃取形式，似乎對皮膚是正向的影響。

❹ 增加膳食纖維

吃富含膳食纖維的食物，尤其是全穀物，會顯著增加雙歧桿菌和乳酸桿菌／腸球菌群的數量，含有複雜膳食碳水化合物的食物，可透過腸道微生物組發酵轉化為 SCFA，包括丙酸鹽、乙酸鹽和丁酸鹽。這些 SCFA 可以幫助維持上皮的完整性跟黏膜免疫、降低發炎及調節脂質和葡萄糖的代謝，並抑制潛在有害的代謝產物（例如：D- 乳酸）的堆積。而這一連串的免疫都跟調節 T 細胞（regulatory T cell, Tregs）有關，在皮膚相關的抗發炎作用也是透過常駐 Tregs 來介導，例如：在某些發炎性皮膚疾病當中，Treg 的數量會減少。因此透過腸道從纖維中提取的 SCFA，可以影響某些皮膚微生物群的分布。進而影響皮膚免疫防禦機制，阻止有害細菌在皮膚上的生長，並降低炎症，皮膚微生物組可以與免疫系統協作，促進皮膚穩態。例如：丙酸桿菌屬（Propionibacterium genus）在膳食纖維發酵過程中，形成的丙酸具有抗菌作用，並可殺死最常見的社區型抗藥性金黃色葡萄球菌菌株（community-acquired methicillin-resistant Staphylococcus aureus）。SCFA 在 Foxp3（叉頭盒蛋白 P3）的表達中發揮作用，有助於調節「調節性 T 細胞」的發育，進而改善「調節性 T 細胞」的功能。

❺ 益生元（prebiotics）

　　益生元，例如：低聚果糖、低聚半乳糖、菊糖、聚葡萄糖、乳果糖、山梨糖醇和木糖醇可調節腸道微生物群，還可以為皮膚帶來好處。例如：母乳裡面的母乳寡糖（HMO）可以被雙歧桿菌屬成員發酵成 SCFA，跟未來降低異位性皮膚炎的機率有關。而乳酸菌的萃取物可減少皮膚發紅、改善皮膚屏障功能和降低皮膚微生物的數量，藉以幫助縮小痤瘡病變的大小以及發炎。 此外，動物研究也發現，以長雙歧桿菌和低聚半乳糖的合生元組合（益生菌＋益生元），可以對紫外線 UVB 誘導的光老化（例如：皺紋、皮膚彈性喪失）發揮保護作用，機轉包括抗炎和抗氧化作用。另外，低聚半乳糖和雙歧桿菌的組合還可減少經表皮的水分流失，並預防皮膚發紅，幫助改善異位性皮膚炎和溼疹。

　　另一種益生元（碳水化合物）衍生的代謝物——丁酸鹽，被發現可以透過調節分化、增殖和凋亡等關鍵細胞過程，來治療角質過度增殖性皮膚病〔包括牛皮癬，又稱乾癬、銀屑病（psoriasis）〕。 丁酸可以影響細胞循環、蛋白酶和腫瘤生長因子（TGF-β），透過上調某些受體跟途徑，來誘導角質形成細胞（HaCaT）的凋亡，也是乾癬的潛在治療手段。

❻ 益生菌（probiotics）

　　益生菌可以配製為食品、藥物和膳食補充劑，除了可以防止病原體在腸道定植，還可以透過產生具有抗發炎特性的代謝物來支持抗發炎反應。目前使用最常見的益生菌微生物屬於芽孢桿菌屬（Bacillus）、雙

歧桿菌屬（Bifidobacterium）、腸球菌屬（Enterococcus）、埃希氏菌屬（Escherichia）、乳桿菌屬（Lactobacillus）、酵母菌屬（Saccharomyces）和鏈球菌屬（Streptococcus）。益生菌的攝取對許多皮膚病有多種有益作用，進而證明了腸—皮膚軸的存在。例如：研究發現，每天口服副乾酪乳桿菌（Lactobacillus paracasei）後，個體的皮膚敏感性和皮膚屏障功能顯著恢復。在一項針對小鼠的研究中，在飲用水裡添加羅伊氏乳桿菌（Lactobacillus reuteri），可改善表皮厚度、增加毛囊生成、降低皮膚 pH 值，並增強產生皮脂的上皮細胞的產生，讓有補充的小鼠比未補充益生菌的小鼠具有更閃亮、更厚的皮毛。在另一項實驗中，給予小鼠約氏乳桿菌（Lactobacillus johnsonii），對恢復暴露於紫外線輻射後的皮膚損傷具有治療作用。

益生菌在皮膚病的預防方面也已證實有助益。例如：使用某種大腸桿菌的菌株（Nissle）可改善尋常性痤瘡（acne vulgaris）患者的皮膚健康狀況。在一項針對酒糟（rosacea）患者的研究中，口服抗生素（doxycycline）加上益生菌可有效改善症狀。而異位性皮膚炎的研究也很廣泛，例如：在新生兒後期服用益生菌補充劑的兒童，罹患異位性皮膚炎的風險顯著降低。

❼ 採用植物性飲食（plant-based diet）[16]

植物性飲食由於富含抗發炎作用的植化素以及抗氧化物質，故也被認為可以緩解發炎性皮膚疾病。儘管分析純素飲食與皮膚病之間的關係數據有限，但有證據支持這樣的概念：均衡的全食物純素飲食可能有益於發炎性皮膚病及其相關合併症。以下列出可能受益於植物性飲食的疾病和機轉：

發炎性皮膚疾病	植物性飲食特性	相關益處
尋常性痤瘡	避免乳製品、低 GI 飲食	抗發炎及減少痤瘡範圍
乾癬	避開動物性食物	抗發炎、皮膚改善和合併症的預防
化膿性汗腺炎	避免乳製品、低 GI 飲食	可能預防新病變或現有病變進展
異位性皮膚炎	蔬果類取代速食	抗氧化和抗發炎作用

以皮膚疾病為導向的非藥物建議

基於以下兩者疾病的盛行率較高，特別對單一皮膚疾病的非藥物治療做詳細解說：

❶ 青春痘（尋常性痤瘡）[17]

尋常性痤瘡是一種發炎性皮膚病，可透過發炎性皮膚病變（丘疹和膿皰）、非發炎性粉刺或兩者的組合來識別，涉及毛囊中雄性激素和類胰島素生長因子 1（IGF-1）誘導的皮脂分泌過多，還有遺傳、荷爾蒙、生活方式和環境因素都有關。多項研究顯示，腸道菌叢失調與尋常性痤瘡有相關性。最近的一項調查顯示，尋常性痤瘡患者中放線菌、雙歧桿菌、丁酸球菌、糞桿菌和乳酸菌的盛行率顯著減少，而變形菌的豐度則增加。有一項假設認為，固醇調節結合蛋白 1（SREBP-1）、皮脂脂肪酸和皮脂甘

油三酯會受到營養信號破壞的刺激，導致痤瘡丙酸桿菌大量繁殖。高糖跟皮膚的關係來自 mTOR 途徑，該途徑會被高血糖負荷激活，使胰島素／胰島素樣生長因子（IGF-1）訊號增加，最終導致痤瘡的形成。除了 mTOR 路徑外，高脂肪飲食也會影響痤瘡的發生。由於高脂飲食會促進厚壁菌門的生長，導致生態失調和血清細胞激素水平改變，從而促進發炎。

另外，胃的菌相是否健康也會影響到皮膚。研究發現一些痤瘡患者患有胃酸過多，稀釋了胃的 PH 值，而低酸度的環境允許結腸細菌遷移到小腸遠端區域，為腸道菌群失調和小腸細菌生長創造條件，從而增加腸道通透性，並促進皮膚發炎。雖然飲食並非青春痘的唯一因素，但一些飲食習慣可能對預防或減輕青春痘有所幫助。以下是一些建議：

(1) 低糖飲食

高糖和高 GI（升糖指數）食物可能引起體內炎症反應，進而影響皮膚健康。例如：牛奶也跟青少年的痤瘡呈現正相關，而且不管是脫脂、低脂或高脂皆有影響，顯示跟乳糖的關係更大。故坊間常流傳喝乳清蛋白會長痘痘，跟乳清蛋白內含有乳糖的多寡有影響。目前研究看到青少年在使用濃縮配方奶粉中的乳清蛋白補充劑，稀釋在 6～12 公升牛奶中（每週 3～7 次食用）以加快健身速度後，出現了僅位於軀幹的痤瘡，但單獨分離乳清蛋白（去除乳糖）對痤瘡的影響未有詳細對照研究。但 2023 年有一肌少症研究數據支持分離乳清蛋白和大豆蛋白補充劑，分別透過降低循環 IL-6 和 TNF-α 水平，而產生抗發炎作用，故仍須進一步探討去除乳糖後的分離乳清蛋白的影響性。

（2）採用低脂飲食

　　儘管腸道微生物組影響痤瘡發生的確切機制尚不清楚，但高脂飲食和高 GI 食物一樣會透過刺激類胰島素生長因子（IGF-1）分泌，以及增加腸道通透性來影響腸道微生物群，這可能會加劇痤瘡的發生。故應該盡量減少糖分和精緻碳水化合物，以及高油脂食物的攝取，尤其是含有大量反式脂肪的零食跟加工食品。

（3）採用植物性飲食

　　素食和純素食飲食減少或不攝取肉類和乳製品。而肉類／乳製品蛋白質為基礎的飲食其實比較容易有致痘性，是因為來自內容有更多的亮氨酸（Leucine）。由於亮胺酸刺激 mTOR 通路，進而增加皮脂腺的脂肪生成，可能會加重痤瘡相關的炎症。同樣，富含動物性蛋白質跟高脂肪的動物性飲食，會降低腸道微生物群的多樣性。而植物性飲食則會增加腸道微生物群的多樣性，這也可能影響痤瘡的發生和發展，因為腸道微生物群會影響發炎反應的形成。研究發現攝取豆製品似乎可以降低痤瘡的發生率，這種作用可能歸因於大豆中的異黃酮和植物雌激素，它們可以對抗雄激素誘導的皮脂產生。當痤瘡患者每天服用 160 毫克大豆異黃酮 12 週時，痤瘡數量顯著減少，這可能是由於二氫睪固酮水平下降。

（4）可能對痤瘡有益的益生菌

　　目前 2022 年一項綜論，整理 20 篇使用益生菌作為介入組的研究，發現唾液鏈球菌、唾液乳桿菌、青春雙歧桿菌、乾酪乳桿菌、嗜酸乳桿菌、

植物乳桿菌、加氏乳桿菌和兩歧雙歧桿菌的抗菌活性，可有效控制痤瘡丙酸桿菌和金黃色葡萄球菌的生長。另外研究也發現，表皮葡萄球菌將甘油發酵後的產物——琥珀酸可以有抑制痤瘡丙酸桿菌生長的作用。體外研究顯示，與抑制痤瘡丙酸桿菌生長相關的另一種機制是神經醯胺的形成，神經醯胺可以保留皮膚中的水分，其中一些神經醯胺，例如：植物鞘氨醇，甚至顯示出針對痤瘡丙酸桿菌的抗菌特性。有些益生菌，例如：嗜熱鏈球菌，可以增加神經醯胺的產量。

以上口服或外用益生菌產品，都有潛力成為未來除了抗生素之外，有效對抗痤瘡桿菌的方式。

❷ 異位性皮膚炎 [18]

異位性皮膚炎（Atopic dermatitis, AD）是最常見於嬰幼兒的慢性皮膚疾病，在世界上約有 10 ～ 20％的兒童有異位性皮膚炎，在臺灣的盛行率約 4 ～ 7％之間。目前對於益生菌在預防新生兒異位性皮膚炎的研究結果並不一致，且還需要進一步的科學研究來確定其有效性。如之前建議，母乳比配方奶更能有效預防異位性體質的發生，研究發現餵母乳 3 到 4 個月即可，因餵母乳到 6 個月以上，並沒有發現較餵 3 到 4 個月有更多預防異位性疾病的幫助。

再來就是益生菌的使用，在 2019 年一篇系統性回顧，囊括了截至 2018 年為止的研究，發現從產前到產後（懷孕期、哺乳期、嬰幼兒），服

用益生菌可以有效降低亞洲嬰兒和兒童的異位性皮膚炎發生率。建議為益生菌補充劑混合物，包括乳酸桿菌菌株、雙歧桿菌菌株或丙酸桿菌菌株，例如：包含長雙歧桿菌或短雙歧桿菌的混合菌種，最好再加上鼠李糖乳桿菌或副乾酪乳桿菌會更具有保護性。至於時間，目前發現使用 6 個月的益生菌比起對照組更有顯著效益，但到了 12 個月就沒有顯著差異。因此建議開始妊娠期和整個孕期的益生菌治療，直到生命的前 6 個月可能會帶來更大的好處，使用時間更長並無益處，可能跟環境因素影響更大有關。另外，也有很多人關心食物過敏的問題，但事實上越早接觸各種食物反而食物過敏機率更低，且並不會影響到異位性皮膚炎的發生率。故目前比較有證據支持的，包括餵母乳 3 到 4 個月，以及從產前、哺乳到嬰幼兒補充益生菌。此外，保持新生兒的皮膚清潔、避免使用可能引起敏感的洗浴用品、使用溫和的衣物和洗劑，都是預防皮膚問題的重要步驟。目前異位性皮膚炎除了傳統的類固醇藥膏跟免疫抑制劑，還有許多新型生物製劑、非類固醇外用藥膏跟小分子標靶藥，重點還是調節免疫的非藥物治療，包括乳液保溼、正常作息、避免汗水刺激及少吃高糖高脂（例如：奶類充滿乳糖跟乳脂肪，在發作時必須先暫停）等促發炎飲食。若是孩童也可使用外用藥膏，並配合「溼敷療法」（沐浴後讓皮膚的角質填滿水分，接下來使用大量乳液及溼的敷料覆蓋於病灶處，再用乾的敷料包覆）。溼敷療法可以當作嚴重異位性皮膚炎孩童患者的第一線治療，但一定要先諮詢醫師，設計符合患者的治療方針。

最後請注意，飲食方面的影響因人而異，且飲食不能完全替代其他良

好的生活習慣，如保持清潔、適當的睡眠和避免過度的壓力。益生菌的使用也可能因人而有不同的效果，建議若有發炎性皮膚疾病的問題，還是要諮詢專業皮膚科醫生的意見。

三、
腸—免疫軸（Gut-skin Axis）

　　Lulu 小姐是 46 歲女性，BMI 值 29 屬於肥胖，本身沒有其他慢性疾病。但在新冠期間確診後短短幾天病情加劇，甚至一度插管治療，胸部 X 光片看到肺部全白。在經歷加護病房二週後的治療，後來雖然順利出院，但回診卻不時表示，一天都要腹瀉二至三次，且出現水便等「長新冠」症狀。後來建議採取對腸道菌有益的飲食，包含益生菌的輔助，最後腹瀉的情況漸漸有改善。

從新冠肺炎疫情（COVID-19）來談腸道免疫

　　腸道是身體最大的免疫器官，腸道菌群可以影響免疫系統的發育和調節。在腸道中，腸道菌與免疫細胞進行交流，尤其是腸道黏膜下的免疫系統，這種相互作用有助於免疫系統保持平衡，能發揮重要的功能如下：（1）免疫細胞的調節：腸道菌群能夠影響免疫細胞的種類和分布，包括調節 T 細胞、B 細胞和巨噬細胞等。這些細胞在免疫反應中扮演著不同的角色，以確保免疫系統的協調運作。（2）免疫耐受性的建立：腸道菌群有助於免疫耐受性的建立，防止對自己身體的組織產生過度的免疫反應，對於避免自體免疫疾病的發生至關重要。（3）產生免疫調節

分子：如短鏈脂肪酸（SCFAs）等，來影響免疫細胞的功能，促使其對抗病原體的能力，並調節免疫反應的強度。（4）抑制病原體生長：腸道菌群在腸道中占據空間，並與潛在的有害微生物競爭。這種競爭性排除有助於防止病原體的入侵，從而降低感染和發炎的風險。

　　舉例來說，很多人都有個疑問：「為何我打了疫苗還是中獎？」其實在控制病毒傳播的過程，「細胞性免疫」反應扮演最重要的角色，特別是 CD8 ＋ T 細胞，當遇到病毒直接刺激時，可以直接殺死被病毒感染的細胞。而被抗原抗體所為活化的反應性 CD8 ＋ T 細胞，在「較弱」的刺激下（例如：非活性流感疫苗），就會產生記憶性細胞，讓下次被真正感染時的抵抗力上升。過去免疫學跟腸道微菌的關係一直被研究跟關注，2019 年分數超高的免疫學期刊《Immunity》[19] 的研究發現，缺乏腸道微菌的小鼠無法正常發揮免疫功能！而其中一群產生短鏈脂肪酸（short chain fatty acid），尤其是丁酸（butyrate）的腸道菌參與其中分化的機轉。

　　2019 同年的國際期刊《Cell Reports》[20] 上，一個用糞便移植改變小鼠腸道菌的研究，發現擁有健康腸道菌的老鼠，在感染流感病毒後有 80％可以存活。但是經抗生素破壞腸道菌的老鼠，在感染後只有 1/3 機會可以存活，表示健康的腸道菌決定了病毒感染後的預後好壞。由於干擾素是免疫的第一線，健康的腸道菌群可以啟動干擾素，來活化肺部基質細胞的抗病毒 MxA 蛋白質，對抗流感病毒跟冠狀病毒這類易突變的 RNA 病毒。但如果腸道菌有被破壞，肺部就容易受到感染。

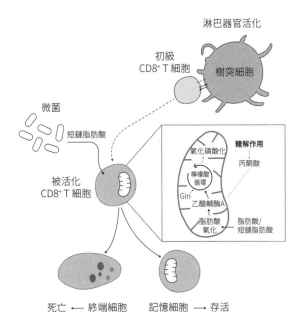

淋巴器官活化

初級
CD8⁺ T 細胞

樹突細胞

微菌

短鏈脂肪酸

糖解作用

氧化磷酸化

丙酮酸

被活化
CD8⁺ T 細胞

檸檬酸
循環

Gln

乙醯輔酶A

脂肪酸
氧化

脂肪酸/
短鏈脂肪酸

死亡 ← 終端細胞　　記憶細胞 → 存活

| **圖十七** | 短鏈脂肪酸產生菌影響T細胞分化成記憶細胞
（資料來源：Bachem A, et al. Immunity. 2019.）

　　過去針對冠狀病毒的動物研究，發現容易被感染冠狀病毒的動物[21]身上，腸道菌有厚壁菌門（Firmicutes）過多跟擬桿菌門（Bacteroidetes）過少的狀況（這跟肥胖者身上的表現類似）。不禁令人想起，2009年H1N1流感肆虐的時候，世界各國都驚訝地發現，肥胖者比較容易併發重症或死亡。臺灣對H1N1流感大流行的前一百位住院病例的統計，也發現兒童病例中有16％肥胖，成人的比率則高達43％。可見肥胖者跟所有易感染的高風險者（如高血壓、糖尿病、老年人）皆是重度COVID-19的高風險族群，該族群的腸道微生物叢都因慢性疾病與年老而出現改變〔微生態失調（dysbiosis）〕。丁酸菌下降，使腸胃屏障功能失調，導致

病原、致病有機體（pathobionts）更容易入侵腸道細胞，因此也有人發現，「有出現腸胃道症狀」的新冠感染，其預後較差也較容易變成重症。

2021 年香港中大醫學院一項針對新冠肺炎最新研究觀察結果，分別收集了 100 名確診住院病人及 78 名非確診者的血液及糞便樣本，發現兩者的腸道微生態不同。新冠肺炎患者的腸道內缺乏 3 種可調節免疫力益菌，包括幾種雙歧桿菌菌種、直腸真桿菌及普拉梭菌。其中普拉梭菌和雙歧桿菌與新冠肺炎病情嚴重程度有關，缺乏這些益菌導致有「長新冠」情況，而這些腸道菌結構的不同，和體內發炎激素跟器官被破壞的嚴重度呈現相關性。

所謂「長新冠」是指新冠肺炎引致的長期綜合後遺症，即患者體內病毒已清除，但腸道微生態失衡仍然持續著。在感染數週至數月後出現的併發症或持續症狀，會導致長期病徵，包括疲倦、記憶力衰退、失眠、呼吸困難和脫髮等症狀持續超過 12 星期。研究觀察 106 位新冠肺炎住院患者，發現腸道菌失衡與出現長新冠的風險息息相關。這些易有併發症的患者腸道中物種豐富度跟多樣性降低，缺少了幾種能提高人體免疫力的腸道好菌，包括：

（1）普拉梭菌（Faecalibacterium prausnitzii）。
（2）卵形布勞特氏菌（Blautia obeum）。
（3）青春雙歧桿菌（Bifidobacterium adolescentis）。
（4）長雙歧桿菌（Bifidobacterium longum）。

（5）假小鏈雙歧桿菌（Bifidobacterium pseudocatenulatum）。

其中（1）跟（5）是在長新冠期間被身體「消耗」掉最多的物種。

另外，長新冠的人有些伺機性壞菌增加：

（6）普通擬桿菌（Bacteroides vulgatus）。

（7）瘤胃球菌（Ruminococcus gnavus）。

而在香港中大另一個針對香港人的疫苗接種研究，挑選自願者追蹤觀察他們打第二劑疫苗（科興跟 BNT）後腸道菌相的變化，發現有一半以上的人中和抗體的量不足 60％。這批抗體不足的人體內絕大部分都缺乏，或完全失去「青春雙歧桿菌」，說明體內青春雙歧桿菌量越豐富，打完疫苗後的抗體量就會越高。

這次的新冠疫情讓更多的學者重視，腸道菌在對抗外在病毒感染所扮演的角色，知道腸道菌的失衡會讓免疫失靈。下面章節來討論一下，關於失衡時的「體內互打現象」。

腸道菌跟自體免疫疾病的關係——以第一型糖尿病為例

微菌在免疫系統的調節占有很重要的角色，過去研究發現自體免疫疾病（包括第一型糖尿病、乾燥症、風溼性關節炎、紅斑性狼瘡、重症肌無力等）跟腸道微菌的失衡有很大的關係。除了有部分腸道菌被發現跟具免疫調節有關，細菌的代謝產物——短鏈脂肪酸 SCFA〔如：丁酸（butyrate）〕可以活化一些跟 T 細胞分化有關的基因（如：forkhead box P3（FOXP3），因此能夠改善自體免疫疾病的藥可以直接影響菌相，是

能理解的事情。

　　過去人們認為第一型糖尿病是身體的自體免疫疾病，受到基因跟環境（病毒感染、藥物、壓力、飲食或高出生體重）的交互影響，讓身體產生抗體，去攻擊製造胰島素的 beta 細胞。但是這幾年的研究卻發現，第一型糖尿病或許是我們體內的腸道菌相失衡，某些跟我們共生的腸道菌之間的感情不睦，或是外在環境導致的菌數失衡，被胰臟的淋巴結偵測到這樣的訊號，而啟動危安機制。出動自體免疫抗體大軍欲幫忙消滅異常增加的菌種，在槍林彈雨中使製造胰島素的細胞死亡。

　　這篇發表在 2018 年龍頭地位的《Nature》[23] 自然醫學期刊，是專門探討環境對青少年糖尿病影響的 TEDDY 研究計畫（The environmental determinants of Diabetes in the young）其中的重要發現，此研究是來自美國跟歐洲不同國家的 6 個醫學中心，共同搜集了 783 個嬰幼兒的糞便檢體共 10,913 個。從寶寶 3 個月大開始，每個月搜集一次，直到發生自體免疫抗體的出現，或是第一型糖尿病被診斷，觀察其中所有飲食、哺乳、生產方式、抗生素或益生菌使用有無等等，環境因子對寶寶腸道菌相的影響。這個研究用巢式病例對照（nested case-control study）的方式，搜集差不多數量的健康寶寶的糞便，來跟發生糖尿病的寶寶做對照。這個研究對照過去的研究可總結幾個發現：

　　發生第一型糖尿病的寶寶有較少的微生物多樣性（lower microbiota diversity）、較多的擬桿菌（bacteroides）、較少的短鏈脂肪酸（SCFA）製造菌，而這個發現跟之前的第一、第二型糖尿病，還有罹患糖尿病的

非肥胖老鼠實驗的發現一致。在過去發現我們身上的共生菌，可以從分解食物後產生代謝產物——短鏈脂肪酸（SCFA），例如：乙酸（acetate）和丁酸（butyrate），對於人體的免疫機制有保護的效果（有點像防止槍枝走火的槍膛安全索）。一旦這個安全索沒了，很容易就走火傷及自身。但是在不同國家有地域性的差距，例如：在美國喬治亞（Georgia）的寶寶，在變成糖尿病之前有明顯的腸道多樣性下降的情況，但在芬蘭的寶寶卻不明顯。

　　人類的腸道菌在 3 歲前奠定基礎，決定了我們的免疫、代謝功能。這之前劇烈的改變跟各項環境因素有關，或許也決定了第一型糖尿病發生的機率。這一系列的研究給了我們新的視野，或許我們能更清楚所有腸道菌跟相關參與的代謝途徑及免疫機轉後，在第一型糖尿病發生前，從菌相的變化預測並提早治療失衡的菌相，預防我們的胰島細胞被破壞。

　　再舉一個 2019 年的動物實驗[24]，讓我們一窺其中機轉。這個研究把風溼性關節炎的老鼠分成三組，分別吃對照組飲食（control diet, CD）、高脂肪飲食（high fat diet, HFD）、高脂肪飲食加上羥氯奎寧（HFD with hydroxychloroquine, HFD ＋ HCQ）。高脂肪飲食對腸道菌跟心血管的傷害眾所皆知，但研究發現加入氯寧的老鼠在高脂肪飲食下，可以減少高脂肪的影響，「逆轉」高脂肪食物對血脂跟血管硬化的影響。（低密度膽固醇下降、高密度膽固醇上升、三酸甘油脂下降）。至於微菌的改變呢？

　　研究發現相對於對照組（CD）的小鼠，高脂肪飲食組的小鼠具有更多的瘤胃梭菌屬（Ruminiclostridium）（一種跟腸—腦軸有關的菌）。

相對於高脂肪飲食組（HFD）中的小鼠，加入奎寧（HFD + HCQ）組中的小鼠具有更多的副擬桿菌（Parabacteroides，一種可抗肥胖的菌，在吃高脂飲食的人身上會變少）。且有非常令人訝異的結果，拉遠看界門綱目科屬種的「綱」，HFD + HCQ 組的小鼠的微生物多樣性，比對照組跟高脂肪組還會增加。而拉近放大來看，居然比一般對照組小鼠有更多的好菌副擬桿菌外，還有更多的黏液阿肯曼氏菌（Akkermansia muciniphila）。另外，屬於壞菌的梭狀芽孢桿菌（Clostridium）也比較少一些。因此這研究告訴我們，氯奎的確用比飲食更粗暴地做法，快速的改變了跟免疫相關的腸道菌，而且目前看起來是往好的方向發展。也就是說，目前的自體免疫疾病藥物，很多都是藉由改變腸道菌相的機轉，來終止體內「微菌打架」所造成的過度免疫破壞。

可以加強腸道免疫的飲食[25]

老生常談提升免疫要正常作息、健康飲食跟適量運動，具體來說究竟要怎麼吃，才能增加腸道菌抵抗病毒的能力呢？首先就是要討論飲食中的巨量營養素跟免疫的關係。

❶ 宜攝取具益生元效果的複合性碳水化合物

複合碳水化合物（例如：益生元）對肺部免疫系統有益，高纖維可以養出跟免疫相關的好菌，尤其是丁酸製造者們，它們會用短鏈脂肪酸的訊號，指揮免疫 T 細胞來防禦病毒。丁酸可以影響 T 細胞的粒線體的能量代謝方式，從利用葡萄糖的糖解作用，大量轉移為使用脂肪酸

跟丁酸本身氧化後的產物，來進入形成電子傳遞鏈的檸檬酸循環（TCA cycle），藉以形成產生抗體的路徑。但是單獨攝入丁酸的口服錠卻是沒效的，仍然要給予纖維，讓微菌做出的丁酸才能看到這樣的效果。相反的，高蔗糖飲食會削弱肺部的先天免疫系統，讓有保護作用的碳水化合物識別分子、表面活性劑蛋白 -D（SP-D）無法作用，讓呼吸道變得更容易發炎。腸肺軸（gut-lung axis）可以辨識免疫反應[26]，干預呼吸道疾病的病程，由飲食影響腸道微生物群，再透過局部和長期的相互作用影響腸道和肺部免疫系統。其中涉及 Th17、IL-13、CD8 ＋ T 細胞、IL-25、前列腺素 E2 和黏蛋白再生的過程，降低致病菌的數量。

以益生元的研究來說，健康成年人（45 ～ 63 歲）每天攝取 8 克長鏈菊粉和低聚果糖（每天 50：50 混合物）8 週，可以改善對 H3N2 流感病毒株的抗體反應，並增加對疫苗的 IgG1 特異性抗體的量。另一個研究以男性成年人（平均年齡 27 歲）攝取菊粉（麵包重量的 4%）連續 5 週，發現會增加 B 細胞和活化 T 細胞。另外，65 歲以上的成年人補充低聚果糖 26 週〔每天 226.8 克（8 盎司）配方奶粉攝取能量的 4.95 ％〕，可以改善對某些疫苗的反應。根據上述研究結果，簡單碳水化合物可能會損害肺部免疫系統，並增加對氣道發炎的易感性。而複合碳水化合物，尤其是益生元，可以透過改變腸道微生物組的組成和活性，來減少代謝性內毒素血症，從而增強對肺部免疫系統的影響。因此含有益生元的食物，如全穀類、蔬菜、洋蔥、大蒜都被推薦作為增強免疫的食物。雖然益生菌可能具有促進健康的作用，但建議免疫功能低下的個體應謹慎使用。

❷ 優質蛋白質攝取 ： 豆類、魚、發酵奶類、乳清蛋白

　　蛋白質對包膜病毒和裸病毒均表現出抗病毒活性，它們透過黏附細胞受體來抑制病毒進入細胞，蛋白質可以抑制某些酶的活性，阻止病毒複製。因此蛋白質缺乏會導致免疫功能喪失，也會損害 T 細胞系統，導致病毒發病風險增加。胺基酸作為蛋白質成分，透過影響天然巨噬細胞、B 淋巴細胞、T 淋巴細胞和殺手細胞的激活，在調節免疫反應中發揮重要作用。從營養角度來看，胺基酸對細菌活性、組成和多樣性具有重要影響，而且也是除了纖維以外的短鏈脂肪酸原料，例如：麩胺酸、甘胺酸、丙胺酸、蘇胺酸、離胺酸和天門冬胺酸等胺基酸是乙酸產生的受質，丙胺酸和蘇胺酸是丙酸底物，丁酸是由谷氨酸和賴氨酸產生。這些短鏈脂肪酸在免疫系統中的功能包括：（1）促使免疫球蛋白 A 的產生，（2）促進 T 細胞分化 ，（3）通過抑制致結腸病原體的生長而具有抗炎特性，（4）降低管腔 PH 值以抑制病原菌的增長，例如：大腸桿菌和梭狀芽孢桿菌。

　　值得注意的是，蛋白質與腸道微生物群相互作用的反應，取決於它們的來源。像紅肉、乳製品、雞蛋和魚類等動物性蛋白質，除了必需胺基酸以外，還富含膽鹼、卵磷脂和肉鹼，會被代謝成氧化三甲胺（TMAO），高濃度 TMAO 會導致 IL-1β 和 IL-6 的產生並促進發炎。一項隨機干預研究，比較了飲食蛋白質攝取量與發炎之間的關係。有趣的是，這種正相關性只限定動物／肉類蛋白質的增加，但不適用於魚類或植物蛋白質攝取量的增加。其他證據表明，動物來源蛋白質的增加，與發炎性腸道疾病發病

率的增加有關。而飲食中蛋白質的增加，尤其是紅肉和加工肉類，會增加潰瘍性結腸炎的潛在復發率。文獻綜述介紹了蛋白質在病毒感染中的作用，在 8 週內每天飲用 90 克優格，可以透過增加自然殺手細胞的活性，來降低老年人（57～85 歲）的感染風險。20～40 歲族群長期飲用優格（每天 450 克，持續 4 個月），可以使體內 γ- 干擾素水平大幅增加。除了優格，有些研究是使用蛋白粉補充劑：一項研究中，HIV（人類免疫缺乏病毒）感染患者補充了 45 克乳清蛋白兩週，在短期試驗後穀胱甘肽缺乏症得到改善。另一個也是 HIV 患者的研究，攝取 280 kcal 高蛋白補充劑和 40 g 乳清蛋白（持續 12 週），會看到免疫細胞 CD4 細胞數量增加（CD4 細胞是指表面帶有 CD4 ＋ T 分子的 T 淋巴細胞，它們是人體免疫系統中重要的免疫細胞。由於 HIV 攻擊的目標是 CD4 ＋ T 細胞，所以檢測結果可以用來判斷愛滋病治療的效果）。另外針對 19～45 歲運動員，每天攝取 40 克富含多酚的蛋白粉，連續 17 天可以防止病毒複製，並降低水疱性口炎病毒（Indiana vesiculovirus）的感染率。

　　以上補充足夠的非必需和必需胺基酸，對於維持宿主的最佳免疫平衡是必要的。但是要同時提供胺基酸，又要防止過多 TMO 的產生，勢必要以植物性蛋白質多於動物性蛋白質的方式，來分配一天所需的蛋白質攝取。除了原型食物外，蛋白粉補充劑也是有實證，可考慮加入的蛋白質來源之一。

❸ 減少肉類（飽和脂肪）攝取、考慮魚油補充劑[26]

　　脂質是細胞膜的成分，可以構成激素，也可以當作維生素的前驅物

質。脂質分為極性（脂肪酸、膽固醇、甘油磷脂和糖鞘脂）和非極性（三酸甘油酯和膽固醇酯）。脂肪酸依人體合成情況分為必需脂肪酸和非必需脂肪酸，依雙鍵數量分為飽和脂肪酸（SFA）和不飽和脂肪酸。 必需脂肪酸（EFA）、omega-3 和 omega-6 作為多元不飽和脂肪酸（PUFA），可從飲食中獲取，對人體整體健康具有功能性影響。脂肪酸透過被動和主動兩種機制影響 T 細胞作為免疫系統的一部分，在被動機制中，脂肪酸會透過膜擴散，飽和脂肪酸和多元不飽和脂肪酸可能透過調節發炎途徑，對宿主體內的 COVID-19 病毒產生影響。根據研究，COVID-19 與 Toll 樣受體（TLR）的結合，會導致 IL-1β 前體和 IL-6 釋放，從而介導纖維化、肺部發炎和發燒。目前的觀察結果表明，飽和脂肪酸（SFA）可被 CD14-TLR4-MD2 複合物辨識，會透過改變腸道微生物群和代謝性內毒素血症的產生，來激活其發炎反應、導致氧化壓力，該途徑參與生成發炎介質，如趨化因子（chemokines）、細胞激素（cytokines）和共激分子（costimulatory molecules）。因此飽和脂肪酸的攝取會加劇 COVID-19 發炎的途徑，過去研究證實，飽和脂肪酸（10 至 16 個碳）及其衍生物在不同濃度（20 μm、50 μm、200 μm）對輪狀病毒感染的影響，顯示有劑量依賴性反應，也就是攝取越多越容易被感染。

相反，補充 omega-3（包括二十碳五烯酸和二十二碳六烯脂肪酸）可以減少氧化壓力和發炎介質，例如：白細胞介素 -1β 和腫瘤壞死因子 -α，omega- 3 多元不飽和脂肪酸的抗發炎作用，與其透過脂氧合酶和環加氧酶途徑產生的含氧代謝物有關，可以抑制流感病毒複製發揮抗病毒作用。根據歐洲腸外和腸內營養學會（European Society for Parenteral and Enteral

Nutrition）的專家聲明，儘管仍缺乏確切的證據，但使用 omega-3 脂肪酸可能會改善 COVID-19 患者的血氧狀態。但在缺乏夠多人類研究數據前，高劑量的補充仍要經過專業醫師的評估跟建議。

除了巨量營養素，其他微量營養素（維生素 C、D、E、鋅、硒）對 COVID-19 的影響也在研究中。目前發現，在 COVID-19 感染期間補充較高劑量的維生素 D、C 和鋅可能會產生某些積極作用，詳細的劑量還需要更多的臨床研究來證實。

❹ 採取健康的植物性飲食或地中海飲食

所謂的「健康植物性飲食」，意即排除所有動物產品、用簡單優化的植物性成分和高品質的天然食品作為主體（類似 4 ＋ 2R 代謝飲食法的 R2 跟素 R4 階段）。在最近的文獻中，發現植物性飲食可以預防及治療第二型糖尿病、冠狀動脈疾病和高血壓。最近一項主要由醫護人員組成的研究表明，遵循植物性飲食的人患中度至重度 COVID-19 的幾率降低 73％。同一項研究報告發現，遵循植物性飲食的個體感染 COVID-19 的幾率較低（定義為 PCR 或抗體檢測陽性）。

至於地中海飲食（富含全穀物、豆類、蔬菜、水果、堅果和其他天然食品），以橄欖油作為主要脂肪添加劑和海鮮／魚作為主要蛋白質，其實很像「海鮮素」飲食，但也包括適量的乳製品和家禽。也是因為與心血管健康和糖尿病預防／治療等有正面影響，故有研究發現吃地中海飲食的人感染 COVID-19 的風險似乎較低，因此除了植物性飲食，對於患有長新冠症狀的人來說，除了植物性飲食，海鮮素的地中海飲食也是最常見的建議飲食。

❺ 關於益生菌的補充

　　鑑於 COVID-19 感染會造成腸道微生物組的變化，益生菌被認為是疾病治療和預防的潛在幹預措施。雖然目前的研究結果各不相同，但在 COVID-19 感染和暴露的情況下使用益生菌似乎確實有一些好處。 具體來說，一項回顧性隊列研究顯示，接受益生菌治療的患者的住院時間、臨床改善時間和 COVID-19 轉陰時間均顯著縮短。多項研究也表明，在 COVID-19 檢測呈陽性後接受益生菌治療的患者腹瀉持續時間會縮短。 由於益生菌的耐受性良好，也沒有明顯的副作用或不良反應，因此在減緩長新冠的症狀及時間似乎有其腳色，目前有幾個益生菌在預防 COVID-19 的臨床試驗仍在進行中。

同場加映

關於腸—免疫—腎臟軸（Gut-Immune-kidney Axis）[27]

高血壓的祕密

　　腸免疫軸連結到腎臟，與高血壓有密切的關係。從 2015 年開始出現高血壓跟腸道菌相關研究，發現高血壓患者比起正常血壓者有幾個特性：腸道微生物基因數量比較少、微生物豐富度和多樣性顯著降低，有更多比例的普雷沃氏菌屬（Prevotella 腸型）。這樣的變化甚至在血壓前期的人身上已經看到趨勢，暗示腸道菌群的改變

可能早於高血壓症狀的出現，在真的步入高血壓診斷前，你的腸道微生物生態系跟其代謝產物已開始悄悄產生變化。

在 2014 年美國霍普金斯大學的 Jennifer Pluznick 教授發現，腎臟的可以「聞得到」，居然在腎臟發現了「嗅覺受器」，而這些受器可以被腸道菌的代謝產物短鏈脂肪酸激活，進而影響血壓的升降（Olfr78 升血壓 Gpr41 降血壓）。

流行病學研究發現，氯化鈉（鹽）、碳水化合物、飽和脂肪、膽固醇和纖維含量攝取與血壓有關。而蛋白質則隨著來源有所差異，素食者的血壓低於雜食者，植物性蛋白質的攝取量與血壓成反比。目前預防心臟病的最佳巨量營養素攝取試驗（OmniHeart）和介入性 DASH（得舒飲食，預防高血壓的飲食方法），也證明了富含植物性蛋白的飲食對血壓的益處。相反，動物性蛋白質會使鹽分對血壓的影響更為明顯，也對腎臟造成較大的損傷。

關於腸—免疫—腦軸（Gut-Immune-Brain Axis）[28]

Gut-Immune-Brain Axis（腸道—免疫—大腦軸）是近年提出的新概念，指腸道、免疫系統和大腦之間的相互作用和通信系統。這種軸向的概念表明，這三個系統之間存在緊密的聯繫，它們不僅相

互影響，還能夠調節整體生理和行為，腸道的狀態可以影響免疫反應和大腦功能，反之亦然。這種相互作用通過多種途徑實現，包括（1）神經內分泌途徑：腸道和大腦之間透過神經傳遞物質（如神經遞質）進行通信。（2）免疫調節途徑：免疫系統通過釋放免疫分子，如細胞激素，影響大腦功能。（3）腸—腦軸中的微生物參與：腸道菌群通過產生代謝物質、影響免疫系統和神經傳遞物質等方式，參與調節腸—腦軸。

這種軸向的研究有助於深入了解腸道、免疫系統和大腦之間的緊密聯繫，也有助於發現新的治療和調節方法，以維持整體身體健康。目前跟此腸—免疫—腦軸失衡相關的疾病，除了前面腸胃本軸提到的「發炎性腸道疾病」（Inflammatory Bowel Disease, IBD）跟腸躁症（Irritable Bowel Syndrome, IBS），還有自體免疫性疾病（如類風溼性關節炎）、焦慮症和憂鬱症等。其他像神經免疫性疾病〔如多發性硬化症（Multiple Sclerosis, MS）、神經發育障礙〔如自閉症譜系障礙（Autism Spectrum Disorder, ASD〕也都有相關研究。甚至是代謝症候群當中的肥胖、高血壓、高血糖和高膽固醇，也涵蓋了腸道菌群的失衡和免疫系統的狀態有關。未來在研究此類疾病，都應將腸道跟免疫，還有大腦的互動考慮進去，而一個讓腸道菌相恢復正常運作的飲食跟營養，也將是上述疾病未來可發展的治療契機。

四、
腸肌軸（Gut-Muscle Axis）——
預防肌少症從腸道開始

　　A 小姐 28 歲，她來的主訴不是為了減脂，而是為了腸胃症狀跟肌少症。從小便祕脹氣，吃過中西藥物都無解，想說來飲食調整看看。18 天後回診，說脹氣已不再發生，便祕改善許多，重點是肌肉也增加了 1.4kg，SMI 從 5.61 進步到 6.85。另外，她的脂肪也減掉 3.6kg，腸胃道改善後，對於蛋白質的吸收消化變好。即使沒有加入重量訓練，也看到了肌肉質量的改變。

流行病學與危險因子

　　人類的肌肉在 30 歲左右達到巔峰，接下來以每年 1％的速度開始流失，在 30-50 歲當中的流失有可能慢慢進展變成肌少症的前期，有些甚至在 25 歲就出現早發性肌少症。在 50 歲後肌肉的流失加劇，到 60 歲可能已經流失 10-20％的肌肉量，到 80 歲則流失近 40％的肌肉。過去 「肌少症」（Sarcopenia）被認為是一種與衰老相關的進行性骨骼肌疾病，導致「肌肉質量」和「功能喪失」，而台灣的肌少症諮詢小組（Taiwan Advisory Panel for Sarcopenia, TAPS）[32] 的成立，旨在以亞洲肌少症工作小組（AWGS）

於 2019 年制定的共識指南為框架，推進台灣肌少症的診斷和臨床管理，相關指南已發表在 2023 年 11 月的《高齡醫學與保健》(Aging medicine and healthcare) 期刊，亞洲的診斷標準如下圖所示，在基層醫療照護機構，可透過小腿圍 (男性 < 34cm、女性 < 33cm)、SARC-F 問卷或合併兩者（SARC-CalF）進行個案篩選，若握力或起立測試評估肌力與體能表現，若其中一項低於標準值則應視為早期肌少症，可轉診至大型醫療機構進一步確診或提供飲食與運動的生活型態調整建議。

　　肌少症與慢性炎症、氧化應激、胰島素抵抗、賀爾蒙變化 (生長因子、性荷爾蒙降低) 等多項因素有關，其中危險因子包括：衰老、壓力（熬夜或是過度有氧運動也會有壓力）、營養（低蛋白質或低熱量飲食）、疾病、發炎反應（高脂肪高糖也會讓身體發炎）、藥物和環境因素、不活動的生活型態，都可能會導致肌肉衛星細胞受損，導致肌少症的發生，而增加老年人跌倒的發生率，導致殘疾、生活品質下降，以及增加死亡風險。在 2021 年家庭醫學會舉行臺灣肌少症風險調查記者會，發現在臺灣年逾 50 歲的民眾肌少症風險達 46％，台灣不同地區的肌肉減少症盛行率差異很大，從 8.5％到 68.7％。民眾普遍認為男性肌肉較多，肌少症較不會找上門，但是調查結果卻相反，男性風險高達 51％，高於女性的 43％。因男性隨著年齡增長，荷爾蒙改變，會影響蛋白質吸收與肌肉生成，且熬夜跟不正常的飲食習慣，更會加速肌肉的流失。

肌少症診斷截點	AWGS 2019 亞洲肌少症小組
(1) 中軸肌肉量	雙能量 X 光吸收 M：＜ 7.0；F：＜ 5.4 公斤／平方公尺 生物組抗分析 M：＜ 7.0；F：＜ 5.7 公斤／平方公尺
(2) 肌肉力量	手握力＜ 28kg（男）／＜ 18kg（女）
(3) 肌肉功能	6 公尺步行速度＜ 1.0m ／秒 5 次椅子站立測試≧ 12 秒 簡短身體功能量表≦ 9 分

(1)＋(2) 或 (1)＋(3) 是肌少症
(1)＋(2)＋(3) 是嚴重肌少症

　　2016 年臺灣 327 個社區老年人的橫斷性研究[33]，發現肌肉少跟總蛋白質攝取量不夠，尤其是植物性蛋白質攝取不足有關。這個研究發現低肌肉質量（low muscle mass, LMM）的組別，跟正常肌肉質量組別比起來，有顯著意義的總蛋白質比例較少，以及顯著意義的植物性蛋白質攝取比例過少。而動物性蛋白質攝取兩組無顯著差異，甚至 LMM 的這組動物性蛋白質的比例還比正常組高（推測跟動物性高脂肪造成的胰島素抗性有關）。若將蛋白質的攝取分成四分位數，發現飲食中總蛋白質攝取最低的（＜13.2%）參與者，發生低肌肉質量的風險是高攝取量（≧ 17.2%）的 3 倍。同樣，飲食中植物性蛋白質攝取量最低的四分之一（＜ 5.8%）的人，比

植物性蛋白質攝取較多的組（≧ 9.4%），多了 2 倍多的低肌肉質量風險。在總蛋白攝取比例（p = 0.023）和植物性蛋白攝取比例（p = 0.025）都是越多，肌肉質量指數（skeletal muscle mass index, SMI）越好。這個研究告訴我們，於增肌而言，植物性蛋白質的吸收不會比較差，端看每個人的腸道對不同蛋白質的吸收和腸道菌結構有關，故「腸—肌軸」成為大家對於肌少症治療最有興趣的部分。接下來的章節會針對肌肉質量的相關營養介入，以及跟腸道菌的互動作探討。

蛋白質補充和微量元素在肌少症的預防

蛋白質的補充分成「質」與「量」的問題，由於質會牽涉到跟腸道菌之間的互動，故我們先著重在到底要吃多少「量」的討論。在《JAMDA》[34] 2012 年的隨機雙盲安慰劑控制對照研究（randomized, double-blind, placebo-controlled trial），共為期 24 週，受試者有 65 位，年齡為 65 歲以上的老年人（在兩年內沒有參與任何運動訓練計畫），分成蛋白質介入組或安慰劑組。介入組每天早餐和午餐後，各飲用一瓶蛋白質補充劑（15 克，等於一天多吃 30 克蛋白質）。結果發現，1.4 克／kg／天的蛋白質補充在衰弱老年人身上，雖然無法達成顯著意義的肌肉量上升，但可以改善體能表現（SPPB）、減緩衰弱症發展和延緩失能的發生，沒有副作用，是安全可信的營養策略。後來在 2018 年的美國臨床營養期刊《Am J Clin Nutr》[35] 又有一個 12 週的隨機雙盲安慰劑控制、三平行組，並使用分組隱匿（Concealed allocation）和意象分析（Intention-To-Treat analysis, ITT）的臨床試驗。受試者為 120 位，年齡介於 70 至 85 歲，且被定義為「衰弱症前期」或「衰弱

症」，與有「營養不良風險」的老年人。

受試者隨機分配到三組，分別是蛋白質攝取 0.8 g/kg/d、1.2 g/kg/d 和 1.5 g/kg/d，每組都會收到 5 包分別 10 克的蛋白粉補充劑或是安慰劑粉末，而且受試者被要求維持平常的飲食型態和運動習慣。

結果發現：

經過 12 週的介入，蛋白質攝取 1.5 g/kg/d 組的 SMI 顯著大於 0.8 g/kg/d 組，但 1.2 g/kg/d 組和另外兩組沒有顯著差異。1.5 g/kg/d 組相較於其他兩組，可改善受試者的四肢骨骼肌 (appendicular skeletal muscle, ASM)、骨骼肌質量指數 (skeletal muscle index, SMI)、行走速度等體能表現。這個研究發現，與平常蛋白質攝取量的差距會影響肌肉的合成。先前的研究發現，與平常攝取量 0.4 g/kg/d 的差距是促進肌肉生長的臨界值，這就能解釋 1.2 g/kg/d 組沒有增加 SMI 的原因。

綜合以上兩個研究，請問不靠運動靠純飲食增肌行不行？當然行。

關鍵是蛋白質的劑量閾值很重要，至少要 1.5g ／ kg ／天的蛋白質攝入量，才可能看到肌肉質量的上升，而且必須比原本的蛋白質攝取量有＞ 0.4g/kg/d 的差距，才能看到效果。所以過去某些研究看不到純蛋白質飲食的增肌效果，可能跟劑量不夠或差距不夠大有關。也就是說，如果你過去就是吃高蛋白質飲食，那純飲食增肌的效果當然就會不顯著（這類的人其實本來就不太會有肌少症的問題）。

至於許多人關心的問題，「純飲食可以同時增肌減脂嗎？」還真的可

以。在 2019[36] 年一統合分析研究收錄了截至 2017 年以前的 14 個隨機對照臨床研究共 1,424 名參與者，年齡介於 61-81 歲，其中 8 個研究有探討蛋白質補充對四肢骨骼肌 (AMM) 的結果，除了一個研究有介入阻力訓練，其他都是純蛋白質介入對照試驗，試驗組每天攝取共 14-40 克的蛋白質補充品或是高蛋白質飲食，介入時間 ≧ 12 週，統合分析結果顯示，蛋白質補充可增加 0.13 公斤的四肢骨骼肌量，但對肌力似乎沒有太大改變。再來，我們看看 2021[37] 年發表在臨床營養期刊《Clinical Nutrition》的研究，也是為期 12 週，用 1.2~1.5g/kg/d 的蛋白質攝取在 56 位 BMI 正常的肌少症長者（>65 歲）身上，共分成兩組，分別是用原型食物（簡稱「食物組」）或是加上補充劑（乳清蛋白、維生素 D、白胺酸，簡稱「補充劑組」），來達到一整天蛋白質需求量。比較身體組成，包括脂肪重量（FM）非脂肪重量（FFM）、四肢骨骼肌（AMM）、四肢骨骼肌質量指數（appendicular muscle mass index, AMMI）和肌少症的相關指標。

在 12 週以後，「食物組」跟「補充劑組」攝取的熱量都比一開始還多（1,300kcal → 1,513kcal），兩組沒有顯著差異。蛋白質的攝取兩組都比一開始有顯著意義的上升，「食物組」從一開始 0.98g／kg／天增加到 1.24 g／kg／天，而「補充劑組」從 1.01 g／kg／天增加到 1.43 g／kg／天。兩組相較之下，「補充劑組」比起「食物組」的蛋白質顯著多一些。身體組成的比較：兩組的體重和 BMI 對照一開始皆有顯著意義上升，但兩組間沒有差異。有趣的是，只有「補充劑組」有顯著意義的增肌減脂同時發生（FM：10.6 → 9.4kg，p=0.03；FFM： 40.4 → 42.3kg，p=0.001；AMM：

15.8 → 17kg，p<0.001），「食物組」僅有 AMM 有上升（16.2 → 17.1kg，p<0.001）。而肌少症的三大指標：

- ☑ AMMI 指數兩組都有顯著進步，在這個研究看起來 1.2 ～ 1.5g ／ kg ／ 天都能夠讓肌肉上升。
- ☑ 握力（Handgrip strength）則是只有「食物組」有顯著意義進步（26.3 → 27.6kg，p=0.03），推測原因是跟「食物組」的「碳水克數」攝取，比起一開始有顯著意義的上升有關，而「補充劑組」則無。
- ☑ 步行速度（gait speed）則是「補充劑組」才有顯著意義的進步（速率 0.93 → 0.96 m/s，p=0.016），跟 2018 年的結果一致。

「補充劑組」的遵醫囑性更佳、高達 97％的人都能達到一天蛋白質要求的量，而且沒有任何副作用。

這個研究告訴我們幾個重要訊息：

（1）純高蛋白質飲食（1.2 ～ 1.5 克／ kg ／天）不用練就有機會讓肌少症的人肌肉上升，但是唯有用補充劑才有可能達到同時減脂這件事。原因推測在營養的比例，雖然兩組的蛋白質攝入「克數」都有顯著意義上升（p>0.001），但是只有「補充劑組」可達到有意義的蛋白質比例的上升（15.4％→ 19.4％，p<0.001）。另外建議可將一天需要的蛋白質比例分配在不同餐，每餐可攝取 30 克以上的高質量蛋白。2018 [38] 年一研究發現 65-75 歲間的健

康女性長者，發現攝取含 4.2 克白胺酸的高蛋白飲料（15 克），比攝取含 1.3 克白胺酸能更大程度的增加休息或運動狀態的肌纖維蛋白（myofibrillar protein）的生成速率，故蛋白質補充劑當中的白胺酸含量也是攝取重點！

（2）要能夠減脂，蛋白質比例要夠高，碳水跟脂肪不能太高，「補充劑組」的碳水跟脂肪不管是比例或克數，跟一開始比都無太大差距，但是「食物組」的碳水克數（p=0.01）明顯上升，脂肪克數（p<0.001）和比例（26.7％→30.5％，p=0.03）都有顯著上升。這就是為何要用蛋白粉補充劑，而不能只用原型食物，因為原型食物達不到這樣的比例。筆者再次強調：「營養比例」比起「熱量」更是增肌減脂的關鍵。

（3）純高蛋白飲食在肌少症族群不是只有增加「肌肉量」，包括：運動表現、握力跟步行速度三面向都可能看到改善，但攝取的比例要夠高，不然無法看到肌力的變化。若是需要消耗較多肌肉肝醣的握力，碳水就要再多攝取一些。

除了蛋白質跟必需胺基酸的攝取，最近的研究發現白氨酸（Leucine）代謝物，即 β- 羥基 β- 甲基丁酸（β-hydroxy-β-methylbutyrate, 簡稱 HMB）[39]，具有抑制蛋白質分解，增加蛋白質合成並幫助組織修復的功效，在比利時老年醫學和老年病學會（Belgian Society of Gerontology and Geriatrics, BSGG）的指南中建議補充 HMB 補充劑可有效增強肌肉質量，除此之外 2014 到 2019 年的各指引皆有提到 HMB 在改善肌肉健康的效益，

台灣在 2021 年對衰弱前期的社區成年人進行了一項隨機對照試驗，發現使用 HMB 口服營養補充劑三個月後顯著增加體重、身體質量指數、血清維生素 D、大腿肌肉的橫截面積，並減少肌肉脂肪浸潤。其有效性主要歸因於每日劑量 3 克的 β- 羥基 -β- 甲基丁酸鈣（CaHMB），在運動後 30 分鐘內補充或是每天兩次隨餐服用含 HMB 的口服營養補充品，甚至是臥床的老年人也可在服用 CaHMB 後看到肌肉下降幅度減緩，因此目前都以重症營養需求為主。HMB 依台灣現行法規只能用在「特殊營養品」中，期望未來法規能夠放寬，讓 HMB 可以運用在更多的食品當中，讓民眾有更多選擇。

除了蛋白質以外的營養研究表明，攝取更多的礦物質，例如：鈣質與肌纖維的調節訊號路徑有關。一個英國 396,283 名參與者的橫斷面分析顯示，鈣和鎂的攝取量越高，肌少症的機率就越低。此外，一項韓國研究發現，每日鈣攝取量與 1,339 名韓國老年人的四肢骨骼肌質量呈正相關。 另外，一個受到關注的營養素就是維生素 D，因為維生素 D 在預防肌少症中扮演著重要的角色，包括增進鈣的吸收和利用、調節肌肉收縮、減少炎症、維持肌力、參與蛋白質合成。儘管維生素 D 對於增肌是重要的，但也需要注意避免過量補充。建議透過正常陽光曝晒、飲食中攝取維生素 D 豐富的食物（如脂肪魚、蛋黃、奶製品），及必要時進行合理的補充，以確保達到適當的維生素 D 水平。任何補充維生素 D 的決定都應該在專業醫療保健提供者的監督下進行。

腸道菌在肌肉扮演的角色[40]

　　腸道—肌肉軸（Gut-Muscle Axis）是指腸道微生物群衍生的微量營養素和代謝物，可以作用於肌肉的代謝跟合成。透過某些干預措施（例如：補充劑）來調節腸肌軸，有可能逆轉肌少症的基因表型。比如一項針對老年小鼠的實驗研究表明，乳酸菌和雙歧桿菌補充劑可顯著增強肌肉質量、力量和耐力。而一項隨機、雙盲臨床試驗顯示，高齡者可以透過由菊粉和低聚果糖混合物組成的益生元配方，增進腸肌軸相關途徑。故找出特定營養補充劑對腸肌軸的作用，可能是延緩與年齡相關的肌肉萎縮和功能障礙的新目標。

　　舉例來說，硫酸吲哚酚（indoxyl sulfate）和脂多醣（lipopolysaccharide）是當腸道微生物失衡時的有害細菌代謝產物，這些有害物質會導致好菌的耗竭。在好菌耗竭的過程中，會啟動很多跟發炎有關的路徑導致肌肉萎縮，也會活化支鏈胺基酸（BCAA）分解路徑，導致類胰島素生長因子-1（IGF-1）、肌細胞生成素（myogenin）和成肌細胞測定蛋白（myoblast determination protein 1, MyoD）的基因表達減少，然後肌肉生長抑制素（myostatin）基因表達增加。以上這些途徑的總和，會對神經肌肉接點（Neuromuscular Junction）和粒線體代謝產生負面影響，導致肌肉質量的下降。補充治療中最常用的一些益生菌菌株，包括：嗜酸乳桿菌、雙歧桿菌、鼠李糖乳桿菌、嗜熱鏈球菌。再來有積極參與此軸的營養素包含：

　　蛋白質、維生素 D、鎂、Omega-3 脂肪酸、益生元（難消化纖維），這些成分顯示出可抑制糖皮質激素受體（glucocorticoid receptor）和避免

AMPK 過度活化、降低發炎程度、修復粒線體和神經肌肉接點，及增加肌肉生長相關基因（IGF-1、肌生成素、SIK1），以維持肌肉質量和功能。

近期研究[41]亦發現四肢骨骼肌較少的高齡者，比起肌肉量正常的高齡者，有較低的腸道菌多樣性 (diversity)、厚壁菌門 (Firmicutes) 跟擬桿菌門 (Bacteroidetes) 的比例亦顯著降低，且糞便內的丁酸濃度亦較低，這也暗示著丁酸的衍生物較少，某些人對於白胺酸代謝產物利用不良的原因，跟腸道菌相的結構或是缺乏相關的丁酸代謝菌可能有相關。上面所述之 β - 羥基 β - 甲基丁酸 (HMB) 目前在動物研究中發現可以降低餵食高脂飲食小鼠的脂質代謝紊亂，其中機轉跟 HMB 增加了丙酸的產生，調節丙酸相關擬桿菌的豐富度，抑制棕色脂肪細胞變白色脂肪細胞，改善了胰島素抗性，在近年研究發現 HMB 也是潛在可以成為益生元的一項食品添加物，改善內毒素脂多醣 (LPS) 引起的腸道屏障及功能受損，故未來也需要更多針對 HMB 如何影響人類腸道菌的研究，來評估腸道菌在營養補充劑對增肌成效中扮演的角色。

整體而言，均衡且多樣化的飲食，包括：足夠的巨量營養素、礦物質和益生菌，都有助於改善腸道和肌肉健康，並調節腸肌軸。然而，需要對不同的營養成分和劑量進行進一步的實驗和臨床研究，以積極調節腸肌軸，來預防高齡者嚴重的肌少症。

腎功能不好的人要怎麼攝取蛋白質？

「慢性腎臟病（CKD）合併肌少症蛋白質要怎麼吃，」一直是個很

困難的議題。在 2021 年《Nutrients》有一篇「Optimal Protein Intake in Pre-Dialysis Chronic Kidney Disease Patients with Sarcopenia： An Overview」有很清楚的整理。裡面的重點就是，雖然「蛋白質限制」已被用於治療 CKD 患者多年，但患有肌少症的 CKD 患者在適當的蛋白質攝入下，可以改善肌少症並延長預期壽命。重要的是，醫師應該評估患有肌少症的 CKD 患者，是否應該繼續或放鬆對蛋白質的限制。通常優先考慮要嚴格限制的，是患有末期腎病（ESKD）高風險的 CKD 患者（分類為 G4 至 G5 期）。這類患者如果來我診間，都是從 0.8 g ／ kg ／天來介入，持續觀察用「以植物性蛋白質為主」的劑量對增肌的影響。

哪些是可以放寬的呢？

蛋白尿 <0.5 g ／天的末期腎病變（ ESKD） 低風險的 CKD G3a 期以上患者（腎絲球過濾率 45~59mL/min/1.73 m2/year）。這些人在文獻中可以視肌少症情況放寬蛋白質的限制，只要避免蛋白質攝入量超過 1.5 g ／ kg ／天都是安全的。有些研究則顯示，對於低風險的人 1.3g ／ kg ／天亦是安全的上限。因此 CKD 患者依照腎臟病的分級跟肌少症的情形，從 0.8~1.2 倍的範圍去調整。而以美國膳食攝入量（RDA）提出，成人每公斤體重攝取 0.8 克蛋白質，就知道 1.2 克／ kg ／天其實已是營養學「相對高蛋白質飲食」的定義「最低值」。當然能合併無氧運動更好，但事實上許多肌少症 CKD 患者，連基本的行走跟生活功能都有困難，先讓肌肉質量跟力量在蛋白質介入後有所提升，才會再進一步建議運動，避免運動傷害。

睡眠對肌少症的角色

　　維持高質量跟深度的睡眠對肌肉的影響，在於許多和肌肉生長和修復有關的激素，例如：生長激素、睪固酮。另外，睡眠也是身體進行蛋白質合成的主要時刻之一。良好的睡眠有助於最大程度促進蛋白質合成，對於肌肉生長和修復至關重要。若缺乏充足的深度睡眠可能導致肌肉恢復的延遲，可能增加肌肉受損的風險。再者睡眠品質也有助於降低體內氧化應激的水平，睡眠不足可能影響代謝率，使體內能量的利用不如足夠睡眠的情況，都可能影響到肌肉的營養狀態和生長。

　　至於腸道菌跟睡眠的關係，在 2019[42] 年有一篇研究發現，腸道菌相的多樣性（total microbiome diversity）跟睡眠的效率（efficiency）和總睡眠的時間的呈正相關，與入睡後的中斷呈負相關。意即腸道菌多樣性越豐富的人，有更長的睡眠時間，也較不會淺眠易醒。看腸道菌組成可以發現，通常在擬桿菌門（Bacteriodetes）中的豐富性跟多樣性增加的人，有更好的睡眠效率、更少的睡眠中斷，而且放線菌門（Actinobacteria phylum）越豐富的人，驚醒頻率越少。

　　因此擁有良好的腸道菌相跟睡眠的品質和效率有關，是否有飲食是可以同時調整腸道菌相又能有利於睡眠呢？

　　有的，在 2016 年發表於《美國臨床營養期刊》發現[43]，熱量限制高蛋白低碳低脂飲食，不只是減重效果顯著，也改善了過重及肥胖者的睡眠。研究人員讓 44 名過重或肥胖的受試者先經過維持體重的飲食三週後，將

他們隨機分配到兩組不同的減肥餐，「正常蛋白質組」（0.8 克／kg／天）或「高蛋白質組」（1.5 克／kg／天），一共持續 16 週，並於每個月進行一次睡眠質量調查。用國際睡眠評分（GSS）評估受試者的睡眠情況，若 GSS > 5au 代表睡眠品質不好，GSS ≤5 au 表示睡眠品質良好（也就是分數越低越好）。結果發現經過 3~4 個月後，攝入「高蛋白質組」的受試者除了體重減輕，他們的全球睡眠評分 GSS 相較於正常蛋白質組更低（3.9±0.5-4.0 ± 0.6 vs 5.9±0.5Au -6.0±0.5Au），表示減重飲食中拉高蛋白質比例有助於減肥，以及改善睡眠。

2020 年的另一項隨機分配「熱量限制高蛋白質飲食」的研究[44]，找了 69 個睡眠品質差（GSS > 5au）的過重或肥胖者，分別介入 12 週熱量減少 780 卡的減肥餐，一組是「正常蛋白質」（蛋白質：脂肪：碳水＝20：29：55），另一組是「高蛋白質」（蛋白質：脂肪：碳水＝33：25：44）。過了 12 週後，兩組的體重下降並沒有顯著差異，但是 GSS 跟白天嗜睡指標都有明顯改善。GSS 的指數下降，讓很多參與者從「睡眠品質差」這個區間轉變為「睡眠品質好」（good sleep），GSS 從基一開始的 7.6 ± 0.4 au，到第 12 週變成 4.8 ± 0.4 au。

其他關於營養跟睡眠的研究，也有發現高脂肪比低脂肪不利睡眠，碳水跟睡眠的關係高低其次，哪一種碳水形式比較重要，高纖維有助於睡眠，精緻碳水不利於睡眠。另外，跟睡眠深度有關的褪黑激素，是跟白天是否有足夠的血清素有關。血清素原料不足，褪黑激素的量少，就不容易入睡，或是造成無法熟睡等睡眠障礙。而褪黑激素（melatonin）是由腦下

垂體中的松果體（pineal gland）產生的激素，主要受到光線、時間和生理節奏的調控。因此白天要多暴露於光線中，有助於抑制褪黑激素的分泌。而晚上的暗處則有助於促進其分泌，晚上在暗淡的環境中可達到高峰。這種日夜節律是由「生理時鐘」調控的，有助於調整人體的生理節奏。

最近的研究表明，腸道菌群也擁有自己的生理時鐘，稱為「腸道時鐘」。這個時鐘與主要的生理時鐘相互作用，影響飲食、代謝和免疫等功能。腸道時鐘的節奏受飲食、食物攝取的時間和體內代謝物的變化等多種因素的調控，故褪黑激素的分泌受到生理時鐘的調控。同時褪黑激素的水平也可能影響腸道菌的組成和活動，此交互作用影響不只是肌肉，而是人體的整體生理狀態。總之，最好的睡眠長度就是 7 ～ 8 小時，晚上 10:00 ～ 11:00 入睡，早上 6:00 ～ 7:00 起床是最好的時間。

運動對肌少症的預防角色 [45]

肌少症評估的三個面向：肌肉質量、肌力跟身體活動。雖然有氧跟無氧都對「身體活動」這項有益，但有氧運動在肌肉「質量」跟「力量」的影響，遠低於無氧運動。所以有氧運動對肌少症的幫助，主要是「身體活動」這個面向。老實說這個面向不需要到 45 分鐘以上的有氧運動，光是你有在「活動」或走路就會有用，例如：2015 年日本一項針對 227 位研究發現，每天日行 5,000 步左右，連續 6 個月都可以延緩「衰弱」老人的肌肉質量流失，但是對沒有衰弱的老人影響有限。

如果只是要從「身體活動」的面向切入，來幫助延緩肌少症是合理

的，但肌肉質量本身影響甚小。一個長達三年（夠久了吧！）老年人身體組成的研究發現，平均每天 60～90 分鐘的跑步、騎單車、游泳等，對老年人肌肉的維持跟體脂肪的減少並無益處。最近的一項系統性回顧表明，單獨的有氧運動並無助於肌肉質量的增加，所有肌肉有增加都使用啞鈴、器械或彈力帶進行的阻力訓練。整體結果最好的研究是使用「多模式運動計劃」，每週兩次，每次 40 分鐘，結合三個系列的高強度肌力練習（8～10 次重複），以及平衡和有氧練習。這表明基於多功能運動的干預措施，對於九十多歲的人來說，是有效且耐受性良好的。

故有氧運動有點像家庭主內的人，把家裡打理好，讓主外的人無後顧之憂。目的是延緩老化相關肌肉流失的機轉，例如：降低肌肉內脂肪、幫忙增加肌肉的胰島素敏感性、修復粒線體相關失能、增加睪固酮跟生長激素濃度等，讓肌肉有個好的體質接收訊號。再來無氧運動有點像是家庭主外的人，直接賺錢提供一個家庭的經濟命脈，對肌肉的刺激就是物理性直接增加質量跟訓練力量，而且增加的是第二型纖維（白快肌）為主。由於跟爆發力有關的白快肌流失，才是導致老年肌少症的主要原因，所以無氧運動對於老年相關的肌肉流失有較大的助益。

那運動加入蛋白質補充劑會更好嗎？一項隨機對照試驗，對 115 名 60 歲以上的男性和女性受試者，進行了為期 12 週的補充劑（32.4 克乳清蛋白），和 30 分鐘家庭抗阻運動計劃的對比分析。結果表明，乳清補充組的握力、步態速度和完成椅子站立的時間顯著增加。而另一項研究分析了

112 名肌少症受試者，他們接受了 12 週的營養補充（10 克乳清蛋白和 800 IU 維生素 D3），還有重量訓練。作者得出結論，運動和乳清蛋白補充劑相結合，可顯著改善肌少症成人的四肢肌肉質量，故吃跟練合而為一才能達到最好的效果。

結論：

　　肌少症並不是老化的必然結果，很多高齡者肌肉都在標準以上。肌少症跟失智症一樣是多因子的疾病，慢性病帶來的發炎只是危險因子之一而已，飲食跟生活型態才是關鍵。若真的已經是肌少症前期或肌少症診斷，精算過的高蛋白質飲食（注意植物性蛋白質是否充足反而是關鍵）、微量營養素的補充，跟以無氧為主合併適量有氧和平衡的運動處方就勢在必行了。需注意，若可能肌少症合併過瘦或有骨鬆的長輩，不建議長時間（＞45 分鐘）的有氧運動，中低強度的有氧運動雖可增進抗氧化功能，但過度激烈或長時間的有氧運動，可能反造成過量自由基，導致氧化壓力，惡化骨肌少症。請記得「吃、睡、練」的口訣，若吃不好（攝取充足的蛋白質跟幫助蛋白質吸收的好菌相）、睡不好（熬夜造成生長素跟睪固酮等維持肌肉的賀爾蒙無法正常運作），那再怎麼運動也是事倍功半。

本章參考資料

1 Pabst, Oliver, et al. "Gut-liver axis: barriers and functional circuits." Nature Reviews Gastroenterology & Hepatology（2023）: 1-15.

2 Tilg, Herbert, Timon E. Adolph, and Michael Trauner. "Gut-liver axis: Pathophysiological concepts and clinical implications." Cell Metabolism（2022）.

3 Zhao, Steven, et al. "Dietary fructose feeds hepatic lipogenesis via microbiota-derived acetate." Nature 579.7800（2020）: 586-591.

4 Bauer, Kylynda C., et al. "Nonalcoholic fatty liver disease and the gut-liver axis: Exploring an undernutrition perspective." Gastroenterology 162.7（2022）: 1858-1875.

5 Aron-Wisnewsky, Judith, et al. "Nonalcoholic fatty liver disease: modulating gut microbiota to improve severity?." Gastroenterology 158.7（2020）: 1881-1898.

6 A Vily-Petit, J. et al. Intestinal gluconeogenesis prevents obesity-linked liver steatosis and non-alcoholic fatty liver disease. Gut.

7 Moore, Mary P., et al. "A fad too far? Dietary strategies for the prevention and treatment of NAFLD." Obesity 28.10（2020）: 1843-1852.

8 Gehrig, Jeanette L., et al. "Effects of microbiota-directed foods in gnotobiotic animals and undernourished children." Science 365.6449（2019）: eaau4732.

9 Su, Pei, Jian-Gang Chen, and Dong-Hui Tang. "Exercise against nonalcoholic fatty liver disease: Possible role and mechanism of lipophagy." Life Sciences（2023）: 121837.

10 Vaughn, Alexandra R., et al. "Skin-gut axis: The relationship between intestinal bacteria and skin health." World Journal of Dermatology 6.4（2017）: 52-58.

11 Gao, Ting, et al. "The role of probiotics in skin health and related gut-skin axis: a review." Nutrients 15.14（2023）: 3123.

12 Mahmud, Md Rayhan, et al. "Impact of gut microbiome on skin health: Gut-skin axis observed through the lenses of therapeutics and skin diseases." Gut Microbes 14.1（2022）: 2096995.

13 Mahmoud, Amany Abdelrahman Kamel, et al. "Role of Probiotics for Treatment of

Psoriasis?." World Journal of Medical Microbiology（2022）: 15-17.

14 Mei, Fengfeng, et al. "Effect of a high-collagen peptide diet on the gut microbiota and short-chain fatty acid metabolism." Journal of Functional Foods 75（2020）: 104278.

15 Prokopidis, Konstantinos, et al. "Effects of whey and soy protein supplementation on inflammatory cytokines in older adults: A systematic review and meta-analysis." British Journal of Nutrition 129.5（2023）: 759-770.

16 Lee, Hannah, et al. "Vegan Diet in Dermatology: A Review." Journal of Clinical Medicine 12.18（2023）: 5800.

17 Sánchez-Pellicer, Pedro, et al. "Acne, Microbiome, and Probiotics: The Gut–Skin Axis." Microorganisms 10.7（2022）: 1303.

18 Li, Lin, et al. "Probiotic supplementation for prevention of atopic dermatitis in infants and children: a systematic review and meta-analysis." American journal of clinical dermatology 20（2019）: 367-377.

19 Nagata, Naoyoshi, et al. "Human gut microbiota and its metabolites impact immune responses in COVID-19 and its complications." Gastroenterology 164.2 (2023): 272-288.

20 Bachem, Annabell, et al. "Microbiota-derived short-chain fatty acids promote the memory potential of antigen-activated CD8+ T cells." *Immunity* 51.2（2019）: 285-297.

21 Microbiota-Driven Tonic Interferon Signals in Lung Stromal Cells Protect from Influenza Virus Infection Bradley et al., 2019, Cell Reports 28, 245–256 July 2, 2019.

22 Yeoh, Yun Kit, et al. "Gut microbiota composition reflects disease severity and dysfunctional immune responses in patients with COVID-19." Gut 70.4（2021）: 698-706.

23 Ancona, Giuseppe, et al. "Gut and airway microbiota dysbiosis and their role in COVID-19 and long-COVID." Frontiers in Immunology 14 (2023): 1080043.

24 Peng, Ye, et al. "Baseline gut microbiota and metabolome predict durable immunogenicity to SARS-CoV-2 vaccines." Signal Transduction and Targeted Therapy 8.1 (2023): 373.

25 Nature. 2018 Oct;562（7728）:589-594. doi: 10.1038/s41586-018-0620-2. Epub 2018 Oct 24.

26 Shi, Na, et al. "Protective effect of hydroxychloroquine on rheumatoid arthritis associated

atherosclerosis." Animal Models and Experimental Medicine 2.2 （2019）: 98-106.

27 Nejati, Marzieh, et al. "Potential dietary interventions for COVID-19 infection based on the Gut-Immune axis: An update review on bioactive component of macronutrients." International Journal of Preventive Medicine 12 （2021）.

28 Bell, Matthew G., Ravindra Ganesh, and Sara L. Bonnes. "COVID-19, the gut, and nutritional implications." *Current Nutrition Reports* 12.2 (2023): 263-269.

29 Shakoor, Hira, et al. "Immune-boosting role of vitamins D, C, E, zinc, selenium and omega-3 fatty acids: Could they help against COVID-19?." Maturitas 143 （2021）: 1-9.

30 Mattson, David L., John Henry Dasinger, and Justine M. Abais-Battad. "Gut-immune-kidney axis: influence of dietary protein in salt-sensitive hypertension." *Hypertension* 79.11 （2022）: 2397-2408.

31 Park, John Chulhoon, and Sin-Hyeog Im. "The gut-immune-brain axis in neurodevelopment and neurological disorders." Microbiome Res. Rep 1 （2022）: 23.

32 Peng, Li-Ning. "Advancing Sarcopenia Diagnosis and Treatment:Recommendations from the Taiwan Advisory Panel for Sarcopenia."

33 Huang RY, Tang KC, et al. The Association between Total Protein and Vegetable Protein Intake and Low Muscle Mass among the Community-Dwelling Elderly Population in Northern Taiwan. Nutrients. 2016 Jun 17;8(6):373.

34 Protein supplementation improves physical performance in frail elderly people: a randomized, double-blind, placebo-controlled trial. Tieland M, Rest O, Dirks M, Zwaluw N, Mensink M, Loon L, Groot L. JAMDA; 13: 720– 726 （2012）

35 Protein supplementation improves muscle mass and physical performance in undernourished prefrail and frail elderly subjects: a randomized, double-blind, placebo-controlled trial. Park Y, Cho JE, and Hwang HS. Am J Clin Nutr; 108: 1026– 1033 （2018）

36 Hanach, Nivine I., Fiona McCullough, and Amanda Avery. "The impact of dairy protein intake on muscle mass, muscle strength, and physical performance in middle-aged to older adults with or without existing sarcopenia: a systematic review and meta-analysis. " Advances in Nutrition 10.1(2019):59-69.

37 Lin CC, Shih MH, Chen CD, Yeh SL. Effects of adequate dietary protein with whey protein, leucine, and vitamin D supplementation on sarcopenia in older adults: An open-label, parallel-group study. Clin Nutr. 2021 Mar;40（3）:1323-1329

38 Devries, Michaela C., et al. "Protein leucine content is a determinant of shorter-and longer-term muscle protein synthetic responses at rest and following resistance exercise in healthy older women: a randomized, controlled trial." The American journal of clinical nutrition 107.2(2018):217-226.

39 Duan, Yehui, et al. "Gut microbiota mediates the protective effects of dietary β-hydroxy-β-methylbulyrate(HMB) anainst obesity induced by high-fat diets. "The FASEB journal 33.9(2019): 10019-10033.

40 Nucci, Ricardo Aparecido Baptista, et al. "Role of nutritional supplements on gut-muscle axis across age: a mini-review." Cell Physiol Biochem 57.03（2023）: 161-168.

41 Han, Der-Sheng, et al. "Differences in the gut microbiome and reduced fecal butyrate in elders with iow skeletal muscle mass. "Clinical Nutririon 41.7(2022):1491-1500.

42 Gut microbiome diversity is associated with sleep physiology in humans. PLoS One. 2019 Oct 7;14（10）:e0222394.

43 Higher-protein diets improve indexes of sleep in energy-restricted overweightand obese adults: results from 2 randomized controlled trials. Am J Clinical Nutrition, 103（3）: 766-774, published March 2016.

44 Adults Who Are Overweight or Obese and Consuming an Energy-Restricted Healthy US-Style Eating Pattern at Either the Recommended or a Higher Protein Quantity Perceive a Shift from "Poor" to "Good" Sleep: A Randomized Controlled Trial. J Nutr. 2020 Dec 10;150（12）:3216-3223.

45 Barajas-Galindo, David E., et al. "Effects of physical exercise in sarcopenia. A systematic review." Endocrinología, Diabetes y Nutrición（English ed.）68.3（2021）: 159-169.

第七章

其他族群

一、
食物不耐症與食物過敏

食物不耐症（Food Intolerance）和食物過敏（Food Allergy）是兩種不同的食物相關反應，其主要區別在於引起反應的生理機制。最明顯的差異就是食物過敏是免疫系統的反應，包括 IgE 抗體的產生，與過敏原（食物蛋白質）的直接接觸有關。而食物不耐症與免疫系統的直接參與關聯不大，而是與食物的化學組成或特定的消化問題相關。

食物過敏 vs. 食物不耐 [1]

	食物過敏	食物不耐症
生理機制	免疫系統引介的，對特定食物蛋白質的異常反應。免疫系統錯誤的將某種食物蛋白質視爲入侵者，釋放化學物質如組織胺，引起過敏症狀	並非由免疫系統引介，而是由於缺乏特定酶或其他消化因子，或是腸道壁屏障缺損，或腸道菌失衡，導致食物無法正確消化。可能包括乳糖不耐症（缺乏乳糖酶）、麩質不耐症（對麩質過敏）、過敏素不耐症（對化學添加劑過敏）等

	食物過敏	食物不耐症
症狀發生時間	症狀通常在食用引起過敏的食物後迅速發生，可能包括皮膚紅疹、蕁麻疹、呼吸急促、嘔吐、腹瀉等。嚴重的情況可能導致過敏性休克，這是一種急性而危險的過敏反應	症狀通常在進食後一段時間內出現，可能是幾小時或是 48 小時後，而且反應的嚴重程度較輕微。症狀可能包括腹瀉、脹氣、腹痛、噁心，腸外症狀可能有疲勞、頭痛、精神恍惚和抑鬱
常見食物	乳製品、雞蛋、魚、貝類、堅果、花生、大豆和小麥製品、玉米、芝麻、肉類、芹菜、羽扇豆、蜂蜜、某些水果和蔬菜	乳糖、麩質、高 FODMAPs（產氣食物）、生物胺和某些食品添加劑
治療方式	1. 避免接觸過敏原 2. 藥物（例如：抗組織胺或是急性過敏時的口服類固醇或注射腎上腺素） 3. 建議就醫並接受過敏測試。醫生可以確定過敏源，提供相應的建議和治療方案	1. 限制特定食物或成分的食用量 2. 可能受益於非藥物治療，例如：酵素或是益生菌，以幫助消化特定的食物成分 3. 症狀管理：對於引起不適的症狀，如腹瀉、脹氣或其他胃腸不適，可以考慮使用非藥物或藥物來緩解症狀

過去 50 年來，食物不良反應的病例顯著增加成為世界性問題，高達 20 ～ 35% 的西方人口在食用不同類型的食物後報告出現症狀。然而只有約 3.6% 的人口有食物過敏或不耐受的紀錄。這些非特異性的反應通常會導致長期的飲食限制，進而使生活品質下降、飲食失調和腸道生態失調。這些食物反應大多不是過敏引起的，而是由食物耐受不良、藥理反應和毒性反應有關。對這些食物不良反應的管理不善往往會影響正常的生活方式，擾亂嬰幼兒的生長發育。另一方面，所有年齡層的過敏和耐受不良都會經歷營養不足、焦慮和社會孤立感，嚴重影響心理健康。

飲食攝取在誘發這些反應中發揮至關重要的作用，但它也可以預防和減輕食物不良反應的嚴重程度。以過敏來說，飲食中避免引發過敏的食物是唯一常見的預防和治療方法，有不良反應的個體可以食用替代品來滿足其日常飲食需求。另一方面，有許多人潛在對食品添加物有不耐的狀況，目前法令也強制規定加工包裝食品中須標示所有食品成分，包含有過敏原作為隱藏成分的食品。但因成分複雜，所以很多人在經歷首次的過敏現象時，除了原型食物，也要排除是否是食用的加工食品裡面的添加劑成分導致過敏。

食物過敏[2]

食物過敏的原因復雜，遺傳因素（母親是否有異位性體質）跟環境因素都有影響，包括早期過度使用抗生素（母親跟幼兒）、過早引入「過多的」新食物、太晚（一歲後）才接觸新食物或者生活在過度清潔的環境中，

都有可能影響腸道免疫系統的發展，增加食物過敏的風險。目前有一些食物過敏測試，例如：（1）皮膚刺針測試（skin prick test）、（2）體外嗜鹼性球或肥大細胞活化測試、（3）抽血驗食物過敏原 IgE。但檢測結果不見得完全符合食物吃進身體的狀況，例如：抽血檢驗發現對雞蛋過敏，但實際吃雞蛋多年卻沒事。或是檢驗結果對花生沒有過敏，但的確一吃花生身體就會出現過敏反應，故此檢測只是輔助確認的角色，臨床上還是要以個人的經驗為主。而且只有「免疫球蛋白 E（IgE）」的結果才具有參考價值，因為所謂的「免疫球蛋白 G（IgG）」代表的慢性過敏其實並非是真正的過敏，而是只要過去有吃過某種食物，身體就會自然產生的記憶，屬於人體正常免疫反應。很多食物都會在人體內產生免疫球蛋白 G，故仍應以個人自述經驗跟病史為主，輔以 IgE 急性過敏原檢測的結果做參考。

至於食物過敏的治療方式，首重避免接觸引起過敏的特定食物。這可能需要透過飲食調整或使用替代性食材，但也不代表永遠不能碰該物質。舉例來說，有人吃蝦子出現過敏反應，但可能剛好是那天吃到的蝦子是不新鮮的，改日再碰到新鮮的蝦子或許就沒有任何症狀。就像同樣是鳳梨，在不同產地、不同栽種方式、不同甜度都可能有不同反應。再者，同一個人在不同的免疫狀況，可能吃到一樣的東西也會有不同的反應，例如：肥胖者若腸道菌相異常，腸道屏障有缺失，導致某些消化功能的異常或是內毒素的增加，也會造成免疫反應的刺激。等到瘦下來或是腸道屏障修復後，再吃到同樣的東西就發現不再出現不適症狀。故食物的不良反應不論有無牽涉到免疫反應，都應該注意要排除個體本身是否有發炎相關的疾

病，或是腸胃道的問題都是可靠後天飲食改善的。

　　過去研究針對食物不良反應做過一些替代實驗，根據 2022 年由「全球過敏與氣喘歐洲組織（Global Allergy and Asthma European Network，簡稱 GA2LEN）[3]」提出的食物過敏指引，建議對牛奶蛋白過敏的嬰兒可以考慮母乳，或使用低過敏性高度水解牛奶配方奶粉（hypoallergenic extensively hydrolyzed cow's milk formula），或是胺基酸元素配方奶粉（amino-acid based formula），並建議不要使用部分水解的牛奶配方奶粉、其他哺乳動物奶（例如：羊奶）。對於 6 個月以下的嬰兒，也不建議使用大豆配方奶粉，是因為某些對牛奶蛋白過敏的嬰兒，在半歲以前接觸太多大豆配方奶粉，反而會造成對豆類過敏。目前市面上有些配方奶產品含有益生菌補充劑（如鼠李糖乳桿菌 GG），有些已被證明可以減輕患有牛奶過敏或其他食物過敏嬰兒的症狀，並可促進長期的耐受增加，但仍要記得避免蛋白質缺乏造成的惡性營養不良。

　　以下表格是其他兒童及成年人可能的過敏原和替代方案 [3-5]：

過敏源	避免後可能缺乏營養	替代方案
牛奶	鈣、維生素 D、蛋白質、磷、鎂、鉀、維生素 B12、鋅	豆漿、杏仁奶、燕麥奶、椰奶、米漿、腰果奶、堅果奶，另外再多補充含鈣量高的食物，如：深綠色蔬菜、堅果等

過敏源	避免後可能缺乏營養	替代方案
小麥、麵粉	纖維、葉酸、維生素 B12、硒、錳、磷、銅	可以米粉、藜麥、小米、稻米、蕎麥、燕麥、杏仁粉、椰子粉、玉米粉、樹薯粉等換之
雞蛋	視黃醇（維生素 A）、核黃素、硫胺素、 維生素 B_6、維生素 B12、生物素、葉酸、泛酸、鉀、鎂、磷、鐵、 硒、鋅、碘	可以換吃其他高蛋白質食物，豆腐、香蕉泥、優酪乳、酪蛋白、奇亞籽
花生、堅果	蛋白質、脂肪、 纖維、鎂、葉酸、維生素 E、銅、精胺酸	可以其他瓜子、葵花籽、南瓜籽、奇亞籽、芝麻、亞麻籽、鷹嘴豆、橄欖、酪梨
黃豆	蛋白質、脂肪、纖維、維生素 C、維生素 K、 硫胺素、葉酸、鐵、鎂、磷、鉀、 鋅、錳、銅、維生素 E、 維生素 B 群	可換成其他豆類（如扁豆）和穀物（如藜麥）、小米等。新鮮蔬菜、植物性蛋白質、穀物
海產類食物	omega 脂肪酸、蛋白質、鐵、鋅、銅、維生素 B12、維生素 D	核桃、亞麻籽油、大豆油、菜籽油、雞蛋、芝麻油、綠葉蔬菜（菠菜、螺旋藻）

　　另外一個已經有百年以上歷史的過敏原免疫療法（Allergen immunotherapy, AIT）[6]，是一種逐漸引入微量食物過敏原的過程，以持續、漸進的暴露，提高免疫系統對它的耐受度。目前 AIT 主要有兩種形式，即注射和口服／舌

下。對於注射療法，患者每週或每月接受一次注射，而口服療法則涉及口服特定過敏原的提取物。目前用於過敏性鼻炎較多，例如：阿克立舌下錠Acarizax˙就是治療成人（18 ～ 65 歲）塵蟎引起之過敏性鼻炎，裡面含有標準化過敏原萃取液，此萃取液乃由歐洲室塵蟎與美洲室塵蟎提煉而得。

　　至於用在食物過敏，目前實證有用在花生和蕨類過敏的例子。研究顯示，花生過敏患者接受花生減敏治療後，對花生的耐受性得到提高。GA2LEN 指引也建議在專家監督下，可針對 4 ～ 11 歲特定兒童（嚴重的、IgE 介導的）花生過敏，可採用標準化的花生產品（PAHAP）口服或皮下減敏治療，逐步增加花生過敏原（每天 3 到 300mg）的攝取量。研究顯示，接受過敏原免疫療法的患者，可能在症狀和生活質量方面取得改善。而臨床診斷為持續性嚴重 IgE 介導的雞蛋或牛奶過敏的特定兒童（4 歲以上），指引建議可在專家監督下，提供使用食品的口服免疫療法，以增加過敏原的耐受量。由於蛋奶類的過敏原，可在長時間加熱下被破壞，故部分兒童也可試著用蛋奶的烘焙食品，逐步增加對蛋奶的耐受性。

過敏原免疫療法的適應症跟禁忌症：

適應症	禁忌症
· 攝取和／或口服食物有 IgE 介導的全身性過敏反應史（特別是過敏可能是短暫的）。 · 過敏的證據（皮膚刺針測試和／或抽血驗食物過敏原）。 · 原發性食物過敏。 · 持續性食物過敏，自發性緩解的可能性很低。 · 有了解個案情況的專業醫療團隊，支援治療效果和潛在可能需要終身治療的持續時間。 · 個案和他們的主要照顧者應該有積極性、堅持性和有能力進行飲食管理。 · 發生不良反應時有準備緊急治療（包括肌肉注射腎上腺素）。 · 以前對食物有嚴重反應，或因食物過敏的負擔，而導致生活品質受損。 · 所有利害關係人願意將食品限制納入日常飲食中。 · 生活及家庭狀況穩定。	· 對治療依從性不足、控制不佳或嚴重的哮喘患者。 · 活動性惡性腫瘤。 · 活動性全身性自體免疫性疾病。 · 全身免疫抑制治療。 · 未經治療／不受控制的活動性嗜酸性顆粒細胞食道炎和胃腸道障礙。 · 懷孕期間。 · 嚴重的全身性疾病，如心血管疾病 · 緩解期或器官特異性的系統性自體免疫疾病（即甲狀腺炎）。 · 控制不佳的活動性異位性皮膚炎／溼疹。 · 控制不佳的慢性蕁麻疹。 · 使用 β 受體阻斷劑或 ACE 抑制劑治療。 · 系統性肥大細胞增多症。 · 與其他免疫療法同時增加劑量。 · 沒有明確診斷的慢性胃腸道症狀。 · 無法食用研究產品（如嘔吐、味覺問題、對媒介物過敏）。 · 心理問題、飲食失調。

總體來說，減敏治療在特定情況下可以是一種有效的治療方法。但患者應詳細諮詢醫生，進行全面的過敏評估，以確定是否適合這種治療方式，治療應在受到合格醫療專業監督下進行。

食物不耐症[7]

「醫師，我吃豆類會脹氣怎麼辦？」

「我吃蔬菜吃太多會脹氣，是不是不適合吃健康食物？」

以上都是常見的門診主訴，其實大多數的食物不良反應都是來自患者的自行報告跟描述，並非基於經過驗證的測試。但這樣的經驗往往會導致患者對某種食物心生恐懼，造成飲食限制。患者相信這些限制將改善他們的症狀和生活品質，但可能因此造成營養不良或腸道菌相的不平衡。因此有必要好好釐清常見食物不耐症的迷思，為臨床醫生診斷和治療這些病例提供參考，以免產生不必要的飲食限制。醫界也應減少傳播未經驗證的檢測，才能真正提升不耐症患者的生活品質和健康。

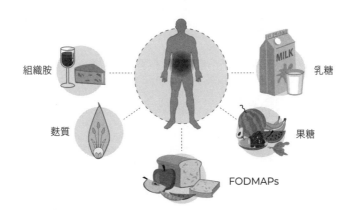

組織胺　　　乳糖　　　麩質　　　果糖　　　FODMAPs

| **圖十八** | 常見食物不耐症的食物。（資料來源：Nutrients 15.23（2023）：4969.）

非乳糜瀉麩質／小麥敏感度 — NCGS（俗稱麩質不耐症）[8]

跟有免疫參與的乳糜瀉（針對胃腸道的自身抗體）和小麥過敏（IgE 介導的反應）不同，麩質不耐症並不會引起抗體的產生。食用麩質後雖然出現腸道和腸外症狀，但不會表現出乳糜瀉特異性抗體或過敏生物標記，這種情況在 20 世紀 80 年代首次被描述。當時一名 43 歲的患者出現腹瀉就診，且缺乏乳糜瀉的生物標記，但在採用無麩質飲食（GFD）後有明顯改善，故開始有這樣的名詞出現。到了 21 世紀盛行率為總人口的 0.6％ 至 10％，其中女性比例較高。2014 年，第三屆國際麩質相關疾病專家會議制定了非乳糜瀉麩質敏感（non-celiac gluten sensitivity, NCGS）的診斷標準：

・食用含麩質飲食時出現持續的腸道和腸外症狀。

・排除發炎性腸道疾病。

・以點刺試驗（prick test）和 IgE 陰性來排除小麥過敏。

・開始無麩質飲食六週後症狀改善。

・使用雙盲隨機安慰劑對照試驗進行麩質挑戰（Gluten challenge），攝取麩質後應會導致症狀復發，而安慰劑則不會（在 50％的觀察時間內，特徵性症狀之一至少減少 30％）。

麩質敏感的原因假說有三，一個是小麥當中的蛋白質，小麥含有多種蛋白質，依其功能可分為結構蛋白（structural proteins）、功能性蛋白質（functional proteins）跟儲存蛋白（storage proteins）。其中 80％是儲存蛋白，裡面 30～50％都是麥醇溶蛋白（gliadins）和麥谷蛋白（glutenins），它們有助於讓麵包擁有筋性跟延展性。由於這些儲存蛋白富含脯胺酸（proline），

因此對腸道蛋白水解酶具有抵抗力。高脯胺酸會導致抗原性胜肽的產生，進而引起發炎和氧化壓力反應。第二個可能的原因是小麥裡含有 2 ~ 4％ 的澱粉酶—胰蛋白酶抑制劑（amylase-trypsin inhibitors, ATIs），這些抑制劑在植物對昆蟲和寄生蟲的天然防禦中發揮作用，可以降解某些營養素的酶，例如：參與澱粉分解的 α- 澱粉酶和參與蛋白質降解的胰蛋白酶，進而影響吸收消化。實驗發現 ATIs 會加劇腸道免疫反應，並增加炎症，特別是對於具有 HLA/DQ8 單倍型基因型的個體。第三個可能的原因是小麥內也含有一些 FODMAPs（可發酵寡糖、雙糖、單醣和多元醇），這些短鏈碳水化合物在小腸中緩慢吸收，並被腸道細菌快速發酵，導致產氣和腹脹，有可能會被混淆誤認為是對麩質過敏。（關於 FODMAPs 造成的不適跟治療方式，詳見腸胃本軸的「大腸激躁症」跟「功能性腸胃障礙」章節。）

麩質本身具有促發炎性和促凋亡性，並影響表觀遺傳學。在腸道層面上，它透過損害「緊密連接」（tight junction）的完整性，來使腸道的通透性增加，導致腸道滲漏。

甚至有研究用「麩質—腦軸」來解釋，近年來麩質的消費跟某些神經退化性／神經發炎性疾病的關聯。另外，麩質也會影響腸道微生物的組成和多樣性。 例如：變形菌顯著增加和奈瑟氏球菌擴張導致多樣性減少，抗發炎好菌（例如：雙歧桿菌）與促發炎擬桿菌—腸桿菌科細菌之間的比例下降。

一項觀察性研究發現，麩質敏感患者吃的食物與健康人相比，有更低

的蛋白質、碳水化合物、纖維和多元不飽和脂肪酸，因此雞生蛋還是蛋生雞的問題，還需要更多研究證實。（是飲食不健康導致腸道屏障缺失因而對麩質蛋白過敏？還是對麩質過敏而造成腸道屏障缺損？）故懷疑有麩質不耐的人，一定要先排除其他造成症狀的因素，釐清是小麥蛋白還是FODMAPs為源頭（機轉不一樣），或是本身的腸道屏障缺損，或菌相有失衡的問題，才能真正從「無麩質飲食」（GFD）受益。也提醒一般人不應把「無麩質飲食」視為健康飲食，因為無麩質飲食並非無副作用，也可能有營養不良的問題。故在實施麩質戒斷之前，必須在有確切診斷下，並考慮依從性以及各種可能缺失的營養素補充。

組織胺不耐症（Histamine Intolerance）[9]

　　組織胺是一種生物胺，由胺基酸組胺酸（histidine）內源合成，在許多生理過程中發揮作用，和 H1、H2、H3 和 H4 四種受體介導的局部效應有關。組織胺 H1 受體促進血管擴張、氣道收縮和皮膚搔癢、H2 受體調節胃酸分泌、H3 受體調節睡眠—覺醒節律、H4 受體影響免疫系統。組織胺的釋放和作用在細胞中受到嚴格調節，主要儲存在肥大細胞和嗜鹼性粒細胞中，作為 IgE 和非 IgE 介導的免疫反應的主要媒介免疫系統。「組織胺不耐症」（histamine intolerance）和「組織胺中毒」（histamine intoxication）不同，組織胺中毒是由於攝入富含超高組織胺的食物（例如：魚類）迅速出現的症狀。通常在飯後幾分鐘到幾小時內出現，並且是由較高水平的組織胺引起的，輕度病例為 100 毫克，重度病例超過 1,000 毫克。而「組織胺不耐症」是身體的「組織胺產出」跟「代謝組織胺能力」之間出現不平

衡所致，導致血液組織胺濃度升高而造成相關不良反應，例如：皮膚（發紅、皮疹、蕁麻疹、搔癢、腫脹和局部發炎）、胃腸系統（表現為噁心、嘔吐和腹瀉），以及影響血流動力學（例如：血壓降低）和神經功能（引起頭痛、心悸和刺痛感等症狀）。以下舉出組織胺不耐症的病理機轉：

❶ 組織胺產出過多

首先是組織胺在體內過多的原因，包括過敏、肥大細胞增多症、胃腸道出血，或從食物、酒精中攝入過多組胺酸、組織胺，導致內源性組胺酸過量產生。最近一項研究認為，也可能是腸道中分泌組織胺的微菌數量增多所致。

❷ 代謝組織胺能力受阻

而組織胺經由兩條途徑代謝：一個是被大多數身體組織中的「組胺N—甲基轉移酶」（HNMT）甲基化，一個是被位於小腸黏膜和腎臟的分泌酶——「雙胺氧化酶」（diamine oxidase, DAO），是存在於哺乳動物小腸的黏膜，或纖毛上皮細胞中催化二胺的細胞內酶，它可透過調節細胞內的離子平衡、影響傳導路徑、促進細胞修復，對腸黏膜具有保護作用。當小腸黏膜屏障衰竭或腸黏膜細胞壞死時，可看到血清中的DAO升高，因此血液中的DAO活性可反映腸道損傷狀態。而DAO的活性不足或水平降低，就會造成組織胺不耐症的產生。DAO活性受損可能是由遺傳或外部因素造成的，例如：單核苷酸變異、基因轉錄活性降低、酶的有效性降低，這種損害也可能是繼發於病理（例如：克隆氏症等會讓腸道黏膜損傷的疾病）或藥理因素（例如：乙醯水楊酸或某些非類固醇消炎藥會抑制DAO）。

❸ 腸道微生物的失調

　　在之前大腸激躁症的章節有提到，其病因跟腸道菌失衡以及內臟敏感有關，而腸道菌的失衡會導致腸道屏障的受損跟內臟敏感，增加了食物過敏的機率。

　　故針對以上原因，緩解組織胺不耐的方式如下：

（1）採用低組織胺飲食

　　限制攝取高組織胺的食物，包括發酵食品（如乳製品、所有的酒、酵母、優格、康普茶、泡菜、酸菜、味噌、酵母麵包）、加工肉類（熱狗、火腿、香腸、牛肉乾、肉類罐頭、陳年起司）、某些魚類（如鮭魚、鮪魚、鯖魚、鯡魚、鰤魚）、某些水果（如草莓、香蕉、葡萄乾、櫻桃、芒果、杏子、鳳梨、蘋果、木瓜、奇異果、柑橘類、酪梨）、某些蔬菜（茄子、菠菜、扁豆、甘草、蘑菇）、巧克力、咖啡、茶、醋、罐頭食品、加工過易變質的食品、花生、大豆、豌豆、芸豆、鷹嘴豆、綠豆。

　　故低組織胺飲食就是食用上述以外的蔬菜跟水果、米、藜麥、未加工的肉類、堅果奶、燕麥奶、橄欖油和椰子油、蛋黃、豆類，建議可以用高壓鍋烹煮的方式，降低一些生物胺。另外，發芽的豆類也會產生 DAO，所以可以選擇發芽豆漿或是豆苗類來食用。

（2）注意保存方式

　　一些食物在保存或處理過程中組織胺含量可能增加，因此選擇新鮮、適當儲存的食材。冷藏跟冷凍會減少組織胺的釋放，故食品在新鮮收穫後

可以立刻冷凍，減少組織胺的釋放。

（3） 注意烹調方式

油炸跟過度烹調都會導致組織胺的釋放，故盡量用簡單的方式烹煮，例如：生食、蒸煮。

（4） 避免組織胺釋放劑

避免某些藥物：一些藥物可能釋放組織胺，包括非類固醇消炎止痛藥（ibuprofen、diclofenac、naproxen）和一些抗生素（頭孢菌素）、止咳化痰藥等。如有使用，要在醫師指導下，避免或減少這些藥物的使用。

（5） 採用修復腸道菌的飲食

若造成食物不耐的原因來自腸道菌的失衡，可參考之前「精準營養時代來臨」的章節，採取植物性飲食的方式來修復受損的腸道屏障。若有些植物性食物本身就是組織胺含量高的（例如：蔬菜、豆類），建議參考食物過敏的減敏治療概念，在醫師的指導下，對於某些有益腸道的食物採取少量多次食用的方式，或是改變烹調方式，以不要引起不良反應的濃度前提，來慢慢增加食物的耐受性。根據我的臨床經驗，有些對組織胺食物不耐的患者，在找出確定不耐食物後，限制食用的量讓症狀先緩解，再慢慢逐步地加入食物，並觀察相關症狀。依據老年醫學藥物「Start low, go slow」（低劑量開始，緩慢增量）使用的原則，許多人在腸道黏膜修復後，慢慢可以食用組織胺高的食品，而不再有不適反應。

二、
助您好孕──孕期相關的腸道營養

　　孕期的飲食對於維護良好的腸道菌平衡至關重要，這不僅有助於孕婦自身的健康，還可能對胎兒的發育和免疫系統有影響。2023 年 [10] 一項系統回顧研究納入了 10 篇孕期飲食跟腸道菌相關研究發現，營養攝取與四種主要微生物之間存在關聯：柯林斯氏菌屬（Collinsella）、毛螺菌屬（Lachnospira）、薩特氏菌屬（Sutterella）、糞桿菌屬（Faecalibacterium），以及孕婦的厚壁菌門／擬桿菌門。每項研究都報告了巨量／微量營養素，或飲食模式與特定微生物組成、相對豐度和代謝結果的關聯。例如正常健康妊娠期間，碳水化合物的攝取量較高與變形菌（Proteobacteria）、擬桿菌（Bacteroides）和厚壁菌門（Firmicutes）呈正相關，但與羅斯布里亞菌呈負相關。即使素食組和雜食組之間碳水化合物或纖維的總攝取量並沒有差異，但碳水來自植物性較多，有比較豐富的羅斯氏菌屬（Roseburia），而且總碳水化合物攝取量較低的，有較多的羅斯氏菌屬（Roseburia）與毛螺菌屬（Lachnospira）。而柯林斯氏菌屬（Collinsella）的數量跟纖維的攝取呈現負相關。研究發現，超重或肥胖孕婦以及未營養介入的妊娠糖尿病孕婦體內，也有更高的柯林斯氏菌屬（Collisella）豐富度，這暗示了高纖維飲食的攝取或許可逆轉某些代謝相關疾病的孕婦菌相。

孕期腸道菌變化對孕期代謝疾病的影響[11]

如之前章節提到的，膳食纖維可提供產生短鏈脂肪酸（SCFA）的菌作為原料，幫助脂質儲存跟能量消耗形成良好的平衡，並可以透過增加糞便量，與消化道中的膽汁酸結合來減少膽固醇吸收。而膳食纖維的發酵已被證明，可以降低餐後血糖和胰島素水平。因此在一個「低纖維攝取量」的情況下，就會促進另一種截然不同的細菌生長——柯林斯氏菌（Collisella），此菌是產生乳酸（而不是丁酸或其他短鏈脂肪酸）的嚴格厭氧病原體，可以利用宿主分泌的黏液糖蛋白和其他「非纖維」能源，這可能會影響結腸黏液屏障和微生物過度生長與增殖。此外乳酸的增加會透過抑制糖解作用和損害胰島素訊號傳導，造成骨骼肌的胰島素抗性。也就是說，柯林斯菌的豐富度變化可能會影響脂質和葡萄糖代謝，並可能作為懷孕期間葡萄糖代謝不良的標誌。因此我們預測，懷孕早期膳食纖維攝取量的減少，會導致柯林斯氏菌大量繁殖，破壞腸道完整性，導致發炎增加和母體高血糖的開始。

另外，吃高纖維＋較低碳飲食的孕婦，糞便中有較多的毛螺旋菌屬（Lachnospira），而且有較低的極低密度脂蛋白（VLDL）膽固醇跟三酸甘油脂，顯示這個菌屬調節血脂的角色。毛螺旋菌也與植物性飲食密切相關，素食者比雜食者消耗更少的蛋白質和糖，較多的植物性蛋白質、纖維跟鉀離子，而脂肪酸的攝取則無太大差別。根據最近審查的一項研究，毛螺菌科物種代謝可發酵碳水化合物（膳食纖維），並產生丁酸和其他短鏈脂肪酸，從而改變葡萄糖代謝和降低糖尿病風險。

而促發炎型細菌薩特氏菌屬（Sutterella）屬於變形菌門，發現與妊娠糖尿病孕婦的高蛋白質攝取量（糖尿病患者通常蛋白質來自高脂肪肉類）和發炎指數（CRP）有密切相關，內毒素脂多醣（LPS）的產生和促發炎性也參與了第二型糖尿病和肥胖相關的發炎。另外一個有趣的發現是，在鐵補充劑攝取量不足的超重／肥胖孕婦中觀察特別多薩特氏菌屬。由於鐵的狀態對於慢性發炎性疾病的發展至關重要，所以缺鐵與慢性發炎指標，以及糖尿病、肥胖和代謝症候群等危險因子有關，故鐵的缺乏也是需要重視的因子。在之前「腸道的糖質新生」章節提過，微生物群產生的代謝產物會透過腸道糖質新生穩定血糖。在血糖控制不良、沒有遵守治療建議（例如：低碳飲食）的妊娠糖尿病孕婦身上，發現魏斯氏菌屬也比較高。

最後，糞桿菌屬（Faecalibacterium）裡面普拉梭菌（Faecalibacterium prausnitzii）的數量會跟高纖維（蔬菜和水果）呈正相關，和肉類、動物脂肪、糖、加工食品和低纖維食品（如西化飲食）呈現負相關。糞桿菌是一種抗炎細菌，在之前的「腸─免疫軸」也有提到跟COVID-19的預後有關，缺乏該菌的人長新冠的風險會增加。這種菌的增加被認為是一個糾正體內發炎反應的機制，可以對抗可能傷害胎兒的發炎性疾病，其豐富度也跟空腹血糖值和第二型糖尿病的發生呈負相關。

關於孕期體重控制的重要性

近年統計，比起男性，女性體重過度增加（>20公斤）的可能性，是保持體重穩定（2.5公斤以內）的兩倍以上。體重過度增加會造成生殖和代謝的紊亂，心理社會併發症跟主要慢性疾病上升，而女性體重加速增加

的原因包括孕前、懷孕及產後等關鍵的生命階段。由於生活型態的改變，以及改變環境跟身分的壓力，有超過 50％ 的女性在懷孕起始點就已經是超重或肥胖的狀態。而在懷孕期間，50％的女性超過了國際公認的醫學研究所（IOM）建議的懷孕期間體重增加（gestational weight gain, GWG）。

包括世界衛生組織（WHO）在內的多個組織，都將「優化」懷孕期間體重的增加列為優先考慮的事項，作為阻止育齡婦女加速肥胖的關鍵策略。在《JAMA》[12] 期刊上發表，針對超過 100 萬次妊娠的權威研究支持 IOM 指南的應用，與指南內所建議的 GWG 相比，70％在 GWG 建議之外的女性都在同個 BMI 區間顯示，有更多孕產婦和嬰兒的不良事件。

孕期體重增加指引（歐美 vs. 日本）

懷孕前身體質量指數（BMI）	建議增重量（kg）		第一孕期	第二跟第三孕期（每個月增加重量）
	歐美	日本		
<18.5	12.5~18	9~12	+0	+1.5~2.4 kg
18.5~24.9	11.5~16	7~12	+0	+1.0~2.0kg
25~29.9	7~11.5	5~8	-2~4kg	+0.8~1.2kg
18.5~24.9	11.5~16			

雙胞胎建議總增重量：15～20kg　　三胞胎建議總增重量：22.7kg

（資料來源：JAMA. 2017;317（21）:2207-2225./Japanese Ministry of Health, Labour and Welfare. Promotion Council for Healthy Parents and Children 21（second edition）（in Japanese）,2015.）

孕前超重和肥胖，以及妊娠期體重過度增加都是應該注意的議題[13-14]，因為每超出指引建議的體重一公斤，不良的妊娠結果就會增加 10%，包括胎兒畸形、流產、子癇前症、妊娠糖尿病、分娩併發症和孕產婦死亡風險增加，而先前有肥胖的風險更會加劇。女性在經歷每次產後，仍會有約 2～5 公斤留在身上，過量的孕期體重增加會使肥胖的風險在二十年內增加三倍。懷孕期間體重過度增加和產後多餘體重滯留，都會損害未來的生育能力，並增加未來懷孕的風險。

而這個肥胖風險也會延伸到兒童身上，肥胖母親所生的兒童在兒童時期患肥胖症的可能性是其他兒童的兩倍，與母親年齡、種族、產次、教育程度、體重增長、孩子性別和出生體重無關。此外，當懷孕期間體重增加超過指引的標準時，無論母親的起始 BMI 如何，兒童在以後的生活中患肥胖症的可能性也會增加三倍。

在 2021 年有一項系統性回顧的綜論[15]，評估了孕前、懷孕和產後體重管理，及體重相關行為的所有各國家的臨床實踐指南（CPG）。其中一項指南建議，想要懷孕的肥胖女性（體重指數 > 30 kg/m）先進行減肥的營養諮詢，並且建議在達到最佳體重之前不要懷孕。另外，對於 BMI 過輕的育齡女性，也建議進行暴食症和神經性厭食症的篩檢。在十個臨床指引當中，有六項指南提出了有關體重管理的建議。除了以營養為重點的建議，也鼓勵受孕前先減肥來到理想的 BMI 區間，建議肥胖女性至少在懷孕前減輕 5～10% 的體重。一個積極的產前生活型態的干預介入，對於

達成標 GWG 具有明顯的益處。研究發現可以至少減輕 1.1 公斤的體重、降低 11％需剖腹產的機率，以及降低 24％妊娠糖尿病的機率。目前發現僅僅是婦產科常規性的監測體重跟 BMI 不夠的，需要更加積極的生活型態（飲食和身體活動）的專門介入，來支持孕婦或備孕的婦女控制體重的行為。在臺灣現今對於孕婦的體重控制還停留在較為保守的氛圍，未來仍須許多專業醫療人員對於衛教這一塊積極推廣，並將孕前、孕中、產後的體重管理視為國家重要的公共衛生健康議題，才能夠從源頭降低兒童跟女性肥胖的發生率。

自閉症可以藉由孕期飲食預防嗎？[16-17]

自閉症譜系障礙（Autism Spectrum Disorders, ASD）是一組神經發育綜合徵狀，出現在兒童早期，其特徵是在兩個領域存在一系列缺陷：社交溝通和社交互動，伴隨重複的行為模式。ASD 是一種異質性疾病，且受影響個體的症狀嚴重程度差異很大。在過去的幾十年裡，自閉症譜系障礙的診斷數量翻了一倍，從每 1,000 名 8 歲兒童有 6.7 例增加到 14.7 例。迄今為止，世界人口中有 1％ 患有自閉症譜系障礙，男女比例為 2.5：1.3，而發病的原因尚未達成共識。目前普遍認為，是遺傳和環境因素之間的相互作用所致。然而遺傳因素僅占所觀察到 ASD 病例的 10 ～ 20％，這表明環境因素在 ASD 發展中發揮重要作用，包括產前和產中環境暴露，即母親代謝狀態、飲食、糖尿病、壓力、藥物和生活方式，都跟後代的心理健康障礙密切相關（包括憂鬱、焦慮、注意力不足過動症和自閉症譜系障礙（ASD）。

在過去幾年中，文獻提供了證據表明，母親產前飲食會影響後代的神經發育（例如：葉酸、其他維生素和脂肪酸缺乏），而其他會增加 ASD 風險的暴露包括：甲醇（果汁飲料或甜味劑中含有）、阿斯巴甜（人工甜味劑）、高脂飲食。關於孕期的高脂飲食發現，會影響胎兒大腦的發育和後代的行為模式，包括胎盤功能障礙、較高水平的代謝激素，以及胎兒在懷孕期間，從母親那裡獲得的發炎激素的暴露增加，發炎激素的增加和隨後的神經元生長，與胎兒環境中慢性發炎的發生有關。這種機制可以解釋 ASD 個體的核心症狀，即過敏、重複動作和固著行為。此外，孕婦的高脂肪飲食消耗量，與行為調節所涉及的神經通路的改變有關，特別是血清素系統。研究發現，只要後代在懷孕期間接觸母親的高熱量飲食，大腦中血清素的合成抑制可能會導致行為障礙的風險。故孕婦的飲食其實真的不用比一般健康人吃太多（懷孕中期開始只需要增加 300 卡），而且不宜攝取太多高脂肪食物。

可能影響自閉症風險的另一個重要因素是，懷孕期間母體腸道微生物群。事實上，母親的飲食或懷孕期間的壓力，可能會透過微生物群的改變，對後代的行為產生負面影響。有研究發現，母體腸道菌叢與神經發育障礙的盛行率之間存在密切聯繫，這可能是由於懷孕母親的不健康飲食所致。母親和嬰兒腸道微生物群與雙歧桿菌水平之間存在關聯，而影響了免疫相關的反應。在生命的早期事件中，例如：陰道分娩或剖腹產、抗生素的接觸等，都可能會影響自閉症的風險。因此以飲食介入作用於母體的腸—腦軸，對於預防或治療 ASD 至關重要，特別是使用具有抗炎功效的

特定營養干預措施。

　　哪些飲食中的營養素可以降低 ASD 風險呢？如葉酸或多元不飽和脂肪酸（PUFA），研究發現在受孕開始前 4 週到妊娠開始後 8 週，服用高水平的葉酸（800 μg），可將 ASD 風險降低約 40%。妊娠期間 omega-3 攝取量不足與 ASD 風險增加有關。另外，妊娠期間母體 PUFA 攝取量較低，與胎兒大腦發育受損有關。PUFA 特別影響前額葉皮質和皮質下迴路，例如：與情緒調節有關的邊緣區域。這些區域受到損害，並參與多種疾病的發病機制，如抑鬱、焦慮、注意力缺陷過動症和自閉症譜系障礙。故適度攝取含 omega-3 的飲食，有助於降低相關神經發育疾病。而懷孕期間使用益生菌可能對後代產生有益影響，並可能減少自閉症等神經發育障礙症狀的發展。研究發現母親攝取鼠李糖乳桿菌，可透過母乳哺餵來影響後代的雙歧桿菌水平。最後，妊娠期間母親的壓力、情緒和抑鬱狀況，可能會通過增加母體皮質激素水平，對胎兒發育產生顯著的負面變化，故讓孕婦開心真的是很重要的事！

孕期飲食可以預防孩童的溼疹（eczema）和過敏嗎？[18-19]

　　之前的「都哈理論」提到，在懷孕期間和出生後的前 1,000 天，決定了孩童的免疫系統發育，包括接觸食物過敏原。過敏性疾病的免疫反應會刺激淋巴球介導的反應，特別是輔助性 T 細胞（Th2）的路徑，會促進免疫球蛋白 E（IgE）和嗜酸性顆粒球（eosinophil）的合成。與 Th2 拮抗的就是可以在感染後抵禦病原體的 Th1，故 Th2 過度活躍或缺乏 Th1、調節

性的 T 細胞（Treg），都可能會增加過敏性疾病，下調 Th2 的產生。

母體免疫球蛋白 G（IgG）是唯一可以穿過胎盤，並為胎兒提供被動免疫的免疫球蛋白，它受到胎盤屏障中存在的新生兒 Fc 受體（FcRn）的調節。

IgG 有四種亞型（IgG1、IgG2、IgG3 和 IgG4），其中 IgG4 與過敏反應過程中免疫球蛋白 E（IgE）的分泌密切相關。研究發現，母親大量接觸特定過敏原，會導致這些過敏原的 IgG 水平升高，從而降低後代對過敏原過敏的可能性，例如：母親接觸雞蛋、貓和狗，可以提升後代對這些過敏原的耐受度，因此懷孕期間攝取食物過敏原可以防止兒童過敏。芬蘭的一項研究指出，非過敏體質的母親在懷孕期間攝取大量牛奶，其後代對牛奶過敏的機率較低，且在子宮內表現出耐受反應。另一項前瞻性研究表明，在懷孕期間每週至少食用五份花生或堅果的非過敏母親的孩子中，花生或堅果過敏的患病率較低，但對花生和堅果過敏的母親的孩子沒有發現這樣的預防作用。這件事情似乎也反映在母乳上，眾所皆知哺餵母乳是降低嬰兒過敏體質的方式之一，因為人類初乳含有 90％ 的分泌型免疫球蛋白 A（IgA），覆蓋嬰兒的黏膜表面，支持新生兒免疫系統的成熟，直到嬰兒透過增加免疫球蛋白 A 和益生菌開始產生自己的 IgA。但須注意的是，非異位性體質（nonatopic）母親的母乳可以提供對食物過敏的保護，但是本身是異位性體質母親的嬰兒可能會出現更高的過敏風險，因為母乳中細胞因子和趨化因子水平較高，而轉化生長因子 TGF-β1 水平較低。TGF-β1 是種可以傳播到新生兒腸黏膜的激素，可以增加嬰兒對多種食物過敏原的

耐受性。無論如何，母親在懷孕期間不應該排除或限制飲食，在哺乳期的飲食也應該多元，可幫助降低嬰兒的食物過敏機率。

除了多攝取各種食物外，omega-3 也可以考慮補充。與懷孕期間未補充的女性的後代相比，懷孕期間大量攝取 omega-3 多元不飽和脂肪酸，加上二十二碳六烯酸（DHA）的油脂，可降低 IgE 免疫球蛋白相關的異位性皮膚炎風險，並降低對雞蛋的過敏。另外，妊娠期維生素 D 缺乏也與溼疹風險較高相關，部分原因是參與產生活性氧的基因 DNA 甲基化減少，故透過懷孕期間補充維生素 D 可逆轉此一現象。最後，雖然有一些研究顯示，母親在懷孕期間攝取家禽類蛋白質和抗性澱粉可能會產生負面結果，但因研究結果並不一致，並且可能受到許多其他因素的影響，故還是建議諮詢專業醫師的建議。食物過敏受到接觸過敏原的「量」影響很大，故本身就有異位性體質的母親，建議在接觸過敏食物時要注意量的問題，才不會讓孩童的過敏更加嚴重。

適合所有孕婦擁有腸道好菌的飲食建議[20-22]

❶ 孕前、孕期跟產後的體重管理，建議肥胖者可懷孕前減重，不管任何 BMI 的孕婦在孕期增重，盡量維持在指引所建議的範圍內。

❷ 在懷孕前和懷孕期間攝取葉酸或葉酸補充劑（每天 400 微克）。

❸ 攝取富含鐵的食物，而素食者考慮額外的微量營養素補充，包括維生素 B12。

❹ 咖啡因攝取量建議限制為 300 毫克／天。

❺ 懷孕初期，懷孕前體重較低的孕婦需要 35 大卡／公斤／天，懷孕前體重正常的孕婦需要 30 大卡／公斤／天，懷孕前體重過重的孕婦需要 25 大卡／公斤／天，患有妊娠糖尿病的女性應控制每天的能量攝入。第二孕期開始能量需求增加，可比未懷孕前額外補充 200 ～ 450 大卡／天，但仍要參考懷孕期的 BMI 及增重狀況跟醫師討論。懷孕初期能量攝取請維持在 1,500 大卡以上，懷孕期間能量攝取不應低於 1,800 大卡。

❻ 每日巨量營養素攝取比例建議：

(1) 蛋白質：20 ～ 30%

　　每日蛋白質攝取量不可低於 71 克或是 1.1 克／公斤，順序是豆、魚、蛋奶、肉，可攝取等比例的動物和植物蛋白質，例如：雞肉、魚、蛋白、低脂／脫脂乳製品、豆類和堅果都是優質蛋白質的來源。若有代謝疾病風險，盡量減少高脂肪肉類攝取，可降低動物性蛋白質代謝產物對腸道菌的傷害。

(2) 脂肪：20 ～ 40%（避免高脂飲食，且飽和脂肪需＜ 10%）

　　以不飽和脂肪酸為主，應占總脂肪能量攝取的 1/3 以上，其中 90％應為單元不飽和脂肪，如橄欖油、芥花油、山茶油、花生油，且應占 10％多元不飽和脂肪，例如：葵花籽油、玉米油、大豆油、種子（如奇亞籽、亞麻籽）、堅果（如核桃）。因重金屬汙染的疑慮請避免食用深海魚，可從較小的魚類跟淺海魚來攝取，或可考慮直接補充魚油。宜挑選瘦肉，避開高脂肪肉類，有妊娠糖尿病的孕婦尤其要限制飽和脂肪含量高的食物，如動物脂肪、紅肉、蛋黃、牛奶、全脂乳製品、

椰子油、棕櫚油、油炸食品和奶油，也要避開含反式脂肪的加工製品。

(3) 碳水化合物：35 ～ 60%

每天不應少於 175 克。優先考慮複雜多樣的碳水化合物、富含膳食纖維和低 GI 的澱粉類，例如：蓮藕、地瓜、芋頭、山藥等高碳水蔬菜，或是全穀物，如糙米、五穀飯、全麥麵粉、燕麥片、蕎麥、高蛋白質碳水化合物，例如：豌豆、紅豆、綠豆等雜豆。這些食物提供豐富的膳食纖維，有助於促進腸道健康，加上富含水溶性纖維的海帶、蒟蒻或是非水溶性纖維的菇類，每日至少要攝取 25 ～ 30 克（14 克／ 1,000 大卡／天）的膳食纖維。須避免單醣，例如：蜂蜜，水果的攝取建議挑酸的吃，才能避免過多果糖的危害。若有肥胖以及妊娠糖尿病等代謝疾病風險的孕婦，建議嚴格限制水果的攝取頻率跟種類。

❼ 因特殊原因造成食物不足、曾有酒精攝取、貧血、嚴格素食等營養不良的婦女，可考慮微量元素補充劑，不然一般可由天然食物中來攝取。但若是有代謝症候群的孕婦，Omega-3 脂肪酸（魚油）、益生菌和維生素 D 等膳食補充劑可作為輔助治療。

❽ 避免過度加工食品：過度加工的食品通常含有較多的添加劑和糖分，這可能對腸道菌群產生不利影響。盡量選擇新鮮、天然的食物，避免高度加工的食品。

❾ 攝取足夠的水分：建議孕婦一天飲用 3,000cc 以上的飲水量，以確保充足的水分。當活動增加或處於炎熱環境時，應適當增加液體攝取量，

有利於腸道功能的正常運作。

❿ 除非有運動禁忌症，不然所有的孕婦都可以進行適當的有氧運動和阻力運動，例如：步行、快走、騎自行車、游泳（禁止潛水）、改良瑜伽、皮拉提斯、伸展運動、慢跑（適合曾經從事運動的女性）、使用彈力帶，以及骨盆底肌肉訓練。運動前應先熱身，結束後要進行伸展運動。運動的絕對禁忌症包括（但不限於）：心臟病、限制性肺病、子宮頸機能不全／環紮術、多胎妊娠（三次或以上）、妊娠 28 週後前置胎盤、不明原因的持續性陰道出血、先兆妊娠早產、胎膜破裂、子癇前症、子宮內生長受限、嚴重貧血、未控制的高血壓、未控制的甲狀腺疾病等嚴重的心血管、呼吸系統或全身性疾病。運動的相對禁忌症包括（但不限於）：反覆懷孕流產、妊娠高血壓、自發性早產史、輕度／中度心血管或呼吸系統疾病、有症狀的貧血、營養不良、病態肥胖、飲食失調、28 週後雙胞胎妊娠、骨科相關疾病限制等。

　　每個孕婦的身體狀況和需求都可能不同，因此體重控制或是有慢性疾病的孕婦務必諮詢專業醫生或營養師的意見，給予適合的飲食跟運動建議。懷孕被認為是女性最容易接受有關其健康資訊的教育時刻。然而，現階段的飲食和身體活動指引缺乏國內的明確共識、衛生專業人員對體重的刻版印象、專業人員缺乏經驗且不願意提出體重問題，以及醫療資源有限，都使婦女和嬰兒的健康面臨風險。我衷心希望可以藉由此章節，喚起社會大眾對孕期體重管理跟營養介入的重視。

三、
「No guts, no glory」沒有膽量（腸道），
沒有榮耀 ── 談運動員的腸道營養保健

　　這幾年微菌科學在各領域的應用方興未艾，在運動醫學的領域上也有許多研究，希望能夠提升運動員的表現。飲食和運動主要是透過可利用的基底物質，來改變胃腸道的環境，藉以影響腸道微生物的組成和功能，進而影響生理狀態跟運動表現。

運動對腸道菌的影響[23]

　　運動對腸道微生物的影響，具體取決於運動的類型、強度和持續時間。事實上，有證據表明，運動可以增加腸道菌生態系的 α- 多樣性和短鏈脂肪酸（SCFA）等微生物代謝產物。運動對個體類群的影響是可變動性的，通常伴隨共生類群的增加，例如：雙歧桿菌、乳酸桿菌和阿卡曼氏菌。

　　但在考慮運動與腸道微生物群之間的相互作用時，要先區分出「一般活動」（physical activity）和「運動」（exercise）的差別。因為運動的不同模式和不同強度，都可能會對腸道微生物群產生不同的影響。例如：屬於

有氧的心肺運動會立即引起腸道微生物群組成的變化，而屬於無氧運動的阻力訓練則沒有效果，這可能是因為不同運動方式所牽涉和活化的代謝途徑存在的差異。另外，飲食攝取量、結腸傳輸時間、訓練狀態、共享訓練環境、健康或疾病狀態、年齡或性別等因素，也可能會在評估運動與腸道微生物群之間的雙向關係時，產生混雜干擾因素。

很早以前就有人發現，運動員的糞便腸道菌相跟一般人不同，在 2019 年開始就出現了大量運動員糞便菌相的研究。例如：2019 年 6 月 24 日發表於《Nature》雜誌的一項研究發現，精英運動員腸道中有一種特殊的細菌——韋榮氏球菌屬（Veillonella），可以提高馬拉松選手或耐力型選手的運動能力，主要是因為這種菌以乳酸為食物。當長跑選手運動時不斷產生的乳酸（lactate），通過血液到了腸道，被這種菌享用完分解後，就會產生短鏈脂肪酸（SCFA）之一的丙酸鹽（propionate）。丙酸有益於肌肉的持久，所以形成正向循環。

2020 年《Cell Metabolism》[24] 研究運動 12 週後，胰島素抗性有改善跟沒改善的人，發現經由運動能改善胰島素抗性的人身上，有比較多的短鏈脂肪酸產生菌，而且支鏈胺基酸（BCAA）產生菌較少。短鏈脂肪酸是很重要的代謝產物，可以傳遞訊號，藉由活化能量代謝的酵素如 PGC-1、AMPK，來增加粒線體的功能和數量，增加氧化磷酸化的作用，使產能作用增加。

總結這些有較佳運動表現的人，他們身上的菌都有以下特性：

　　（1）愛吃乳酸，可減緩乳酸堆積所導致的疲勞及肌肉痠痛。

　　（2）可以把運動期間吃的碳水跟蛋白質做成短鏈脂肪酸。

　　（3）幫助肌肉肝醣的儲存（跟爆發力有關）。

　　以上研究把這些菌取出來放在無菌鼠身上，能看到老鼠表現出更佳的運動耐力。不過問題來了，補充單一菌種能增加運動表現嗎？

　　答案是：益生菌只能很短暫的幫忙，無法長久。就像你把植物移植到別的盆栽，它可能因為水土不服、沒有適合的土壤跟肥料而死掉。

　　就連「糞便腸道菌相移植」（FMT），這種把整個土壤加上植物一起移植到其他的盆栽，原盆栽可能因大小不合而有排斥的反應。或許運動員並不是一開始就擁有這些比常人更多的菌，而是經過經年累月高於常人的訓練，產生高於常人的乳酸量，才把這些愛吃乳酸的好菌們養得越來越多，擁有比別人更多的短鏈脂肪酸產生能力，最後形成正向循環。

　　如果把運動員的生態系移植到正常人身上，你卻沒有運動，沒有乳酸給它，沒有膳食纖維跟蛋白質給它們，這些好菌當然就可能餓死了。這就是為何我常常說：單純補充益生菌是沒有用的。

　　另外，運動本身也不是只有影響腸道菌，也會影響胃腸道的生理。雖然運動通常可以達到有益類似「興奮劑」的作用，但如果沒有足夠的休息、充足營養和抗氧化的狀態，來支持增長的訓練時間和強度，運動反而

會變得有害。運動活化自主神經系統，增加周邊組織和胃腸道中皮質醇和兒茶酚胺、腎上腺素和去甲腎上腺素等的循環濃度，會導致血管收縮、流向胃腸道的血流減少，導致缺氧、ATP 耗竭和氧化壓力的增加。這些影響會損害腸道屏障，增加腸道通透性、內毒素血症、營養消耗和發炎。胃腸道透過釋放神經傳導物質〔如 γ - 氨基丁酸（GABA）、神經肽 Y 和多巴胺〕，對壓力活化做出反應，這些神經傳導物質與胃腸道的紊亂有關。這些生理效應都跟運動的強度、持續時間和頻率成正比。雖然低到中等強度的運動可以促進胃腸蠕動和轉運時間，但劇烈〔> 60% 最大攝氧量（VO_2 max）〕或長時間（≧ 2 小時）的運動可能會產生相反的效果，並造成急性胃腸道紊亂。定期規律運動雖然可以促進適應，以維持腸道血流並減少炎症，但也必須有充分的恢復。

　　由於腸道上皮的周轉率很高（3 ～ 5 天），需要大量的能量和營養。若運動員在沒有足夠能量的情況下，長時間進行高強度的訓練，可能會導致腸道屏障的完整性和功能受到傷害。氧化壓力的增加也會導致胃腸道症狀影響腸道微生物群，屏障通透性的增加也會讓內毒素（LPS，革蘭氏陰性細菌的成分）容易進入循環，導致內毒素血症和觸發促發炎細胞激素分泌到胃腸道，進一步影響腸道健康。故如何在充足營養條件下進行適當運動，才能降低可能的腸道菌傷害，並保留運動對腸道生態系的好處。

腸道好菌的代謝產物如何影響運動表現？

　　腸道微生物群可能透過產生短鏈脂肪酸（SCFA）等代謝物，來影響

運動表現。SCFA 透過多種不同的機制來調節骨骼肌的功能，進而影響運動表現。首先，這些代謝物會被結腸細胞用作燃料，或吸收到體循環中（乙酸鹽：36%；丙酸鹽：9%；丁酸鹽：2 %）。接下來在骨骼肌中，短鏈脂肪酸可以被氧化，透過糖質新生作用結合到葡萄糖中，或在運動過程中增加葡萄糖、肝醣和脂肪酸的生物利用率。SCFA 也有助於血流量增加、胰島素敏感性、骨骼肌質量的保存和氧化表型（oxidative phenotype）。

兼顧腸道微生物與運動表現——運動員的飲食策略

運動員需要的飲食跟一般人不同，但適合運動員的飲食不一定都對腸道菌健康有益。故從能夠促進腸道健康的飲食中，找尋對運動表現有益的飲食是最佳的方針。

《Nutrients》[25] 雜誌 2020 年對於增加運動表現和降低疲勞的證據等級（如表一所示），可以發現不管是抗氧化劑、蛋白質或益生菌，都是強而有力輔助一般運動者的好物。

能夠在健康和表現方面提供益處最有用的運動補充劑清單：

強證據等級	中等或有一些實證	缺乏實證
抗氧化物質 （多酚類） 益生菌 蛋白質	支鏈胺基酸（BCAA） 左旋麩醯胺酸（L-Glutamine） 碳酸氫鈉 維生素 D Omega-3 多元不飽和脂肪酸 （PUFAs） 電解質運動飲料 左旋肉鹼（L-Carnitine） 咖啡因（Caffeine）	肌酸（Creatine） 牛磺酸（Taurine） β- 丙氨酸（Beta Alanine） 甜菜根汁（Beetroot Juice） 膠原蛋白（Collagen） 葡萄糖胺（Glucosamine） 維生素 C

（資料來源：Free Radic. Biol. Med. 2016, 98, 144–158.）[26]

關於飲食營養跟運動員腸道菌的關係[27-29]

❶ 蛋白質

　　蛋白質是骨骼肌的主要成分，特定胺基酸在肝臟和骨骼肌的吸收和分解代謝，以及調節肌肉蛋白質合成反應的能力都不同，其中「必需胺基酸」當中的支鏈胺基酸（BCAA），對於肌肉蛋白質合成至關重要，並且比「非必需胺基酸」產生更多的肌肉蛋白質合成反應。由於運動會引起氧化壓力，運動員可能需要比普通人多兩倍的蛋白質（運動員的建議蛋白質攝取量範圍為 $1.4 \sim 2.0\,g$／kg／天），好維持蛋白質的合成、能量產生、免疫功能和腸道完整性。對於接受耐力和阻力訓練的運動員更是如此，耐力

運動員在運動後 3 ～ 5 小時的恢復期，可能需要攝取更多的蛋白質，才能避免禁食狀態下進行耐力運動後肌纖維蛋白的水解。

　　儘管根據飲食和生理因素（例如：消化率、胺基酸的數量和組成、食物基質，以及其他營養素的存在）而有所不同，但攝入約 10％ 的蛋白質不會被消化，而進到結腸中被腸道細菌的蛋白分解脢分解發酵。根據之前章節的介紹，腸道微生物群可以將胺基酸進行以下進行分類：含硫胺基酸、芳香族胺基酸和色胺酸。這些代謝物包括支鏈脂肪酸和 SCFA、氨、硫化物、吲哚和酚類化合物。雖然其中一些代謝物（例如：短鏈脂肪酸和吲哚）可能具有改善腸道完整性等有益作用，但其他代謝物（例如：氨和對甲酚）會降低腸道上皮的完整性。由於運動員要攝取大量蛋白質，但過量的蛋白質也可能導致蛋白水解代謝物的產生，超過宿主吸收、轉化或解毒有害代謝物的能力，從而對腸道屏障功能、發炎和結腸健康有不利影響。

　　至於「蛋白質補充劑」，迄今只有一項干預研究針對蛋白質補充劑對運動員腸道微生物群的影響。在這項研究中，男性越野跑者食用蛋白質補充劑（10 克分離乳清和 10 克牛肉來源水解蛋白）或安慰劑（麥芽糊精）10 週。與安慰劑相比，蛋白粉的消耗會降低毛螺旋菌科（Lachnospiraceae）、羅斯氏菌屬（Roseburia）、布勞特氏菌屬（Blautia）、協同菌目（Synergistales）、糞球菌目（Coprococcus）、乳桿菌目（Lactobacillales）、芽孢桿菌（Bacilli）和長雙歧桿菌（Bifidobacterium longum）的數量。而各組之間在 α - 多樣性、β - 多樣性或微生物代謝物（即 SCFA、氨）方面皆沒有顯著差異，因此蛋白質補充影響了特定類群的豐度，但對群落的多樣性和功能（即代謝物）的影響有限。看起來下降的物種都是會產生 SCFA 的好菌，動物性來源可能是影響原因。

其他研究針對非運動員（例如：久坐的人、超重和肥胖者）加入阻力訓練跟蛋白質補充劑的研究，也發現牛來源的蛋白質補充劑 1 週後，會看到某些產生 SCFA 的菌，例如：韋榮氏菌科（Veillonellaceae）、阿卡曼（Akkermansia）、瘤胃球菌科（Ruminococcaceae UCG-010）的豐富度有所下降。至於純乳清蛋白補充劑，目前看到對於微生物群組成或代謝途徑沒有顯著影響，也有可能是因為這些研究都並未搭配飲食控制，稀釋了補充劑的影響，而且干預時間跟運動員長期的運動時間相比較為短暫。過去幾十年來市場上出現了越來越多的蛋白質補充劑，儘管動物性乳清蛋白一直是健身者最受歡迎的補充劑，但植物性蛋白質變得越來越受重視，可能成為優質蛋白質來源的替代品。植物性蛋白質已被證明可以提供所有必需胺基酸，從而確保肌肉代謝。富含蛋白質和纖維的豆類，如黃豆、扁豆、鷹嘴豆、蠶豆或豌豆，可以作為動物性蛋白質的合適替代品，因為與其他植物相比，它們具有足夠的蛋白質含量。此外，由於豆類中易消化的碳水化合物含量高、脂肪含量低，食用豆類可降低升糖指數，從而降低代謝性疾病的發生率，而且裡面含有的多酚跟纖維對腸道菌亦有正向的影響。在2023 年發表的一篇為期 31 天的研究，以短期植物性純素蛋白飲食觀察運動員的肌肉發展發現，在飲食跟訓練相同的情況下，多給予益生元和益生

菌的介入組，才有顯著意義的肌肉上升，其中短鏈脂肪酸當中的乙酸鹽跟介入組骨骼肌的增加有正相關。這個研究讓我們知道，蛋白補充劑或許要在適當的益生元和益生菌的介入下，才能幫助腸道微生物組發酵 SCFA 的效率更高，有助於骨骼肌的發育。這個最新的研究也讓我們知道，過去之所以對植物性蛋白質能否長肌肉有許多不一致的結果，可能跟個人腸道菌相的差異有關。

❷ 脂肪

　　膳食脂肪攝取量會根據運動方式、訓練程度和身體組成目標而改變。運動前的膳食通常脂肪含量較低，以促進胃排空，並最大限度地減少運動期間的胃腸道不適。雖然過去幾年有些人對高脂肪、低碳水化物的生酮飲食感興趣，用來提高表現或控制體重。但是目前並沒有證據支持它可以提高運動表現，甚至由於高脂肪跟低碳水會降低許多短鏈脂肪酸好菌的數量，例如：嗜黏液蛋白阿克曼氏菌（Akkermansia muciniphila）、雙歧桿菌屬和產生丁酸的菌屬，提高體內的發炎反應跟內毒素水平，所以反而會降低高強度運動的運動表現。總之，高脂肪飲食，特別是高飽和脂肪的攝取量與促發炎微生物群成分相關，其產生 SCFA 的能力降低，可能誘導胃腸道通透性，這兩者都會對運動產生不利影響。相反，ω-3 多元不飽和脂肪酸可能促進有益的微生物群分布、增加 SCFA 並降低胃腸道通透性、降低運動後肌肉的發炎反應，但還需要更多研究來證實 ω-3 脂肪酸在運動員的運用，故目前屬於中等證據。

❸ 碳水化合物

　　碳水化合物是運動期間的主要燃料來源之一，針對運動員的建議是在運動前攝取大量簡單碳水化合物，以維持葡萄糖穩態。並在運動前減少纖維攝取，以減少胃腸道不適（因為植物性高纖維可能會降低能量利用率或營養素的吸收），簡單碳水化合物（例如：葡萄糖、果糖、蔗糖）在運動前和運動期間的角色是可以減少疲勞，提高表現，促進水重吸收和維持水合狀態。攝取等量的果糖和葡萄糖可以優化果糖的吸收，並減少微生物發酵，減輕胃腸道不適症狀。乳糖也可以作為運動前、運動中和運動後的良好能量來源，提高運動表現和恢復能力。同時也可能促進對腸道微生物群的有益影響，例如：增加雙歧桿菌和乳酸桿菌，不過有乳糖不耐症的人就要特別注意。

　　增加碳水化合物的負荷，也是耐力運動員在賽前將肝醣濃度最大化常用策略。碳水化合物負荷的目標，是最大限度地提高碳水化合物的吸收和肝醣的儲存。因此通常會避免食用不在小腸中消化和吸收的碳水化合物，例如：纖維和抗性澱粉。即使這些高纖維澱粉（例如：地瓜）其實跟某些運動凝膠一樣，可以有效地支持運動表現，但因高纖維有可能造成的胃腸道症狀（腹痛、腹脹和不適），所以許多跑步選手會忌諱使用高纖維碳水。矛盾的是，這種高碳水化合物、低纖維的飲食模式，會對腸道健康和微生物產生不利影響，包括改變腸道運輸時間、喪失細菌多樣性，以及減少SCFA 產量。事實上，與攝取充足纖維的健美運動員相比，高蛋白質和膳食纖維攝取量有限的健美運動員的微生物群，與久坐對照組有更大的相似性

（例如：α-多樣性降低），也就是不健康的碳水攝取方式，可能會抵消了運動的好處，而對長期健康產生不利影響。因此對於常食用高蛋白飲食的運動員來說，確保攝取足夠的難消化碳水化合物，以防止腸道發炎變得更重要。由於運動員相對於久坐的人通常會增加能量攝入，因此纖維攝入量應適當調整（14 克／ 1,000 大卡），以促進胃腸道健康和運動表現。但由於可能引起胃腸道不適，所以可能需要在運動前或運動後避免攝入纖維。

❹ 益生元／益生菌／合生元

　　益生元的健康益處包括胃腸道健康（例如：病原體抑制）、心理健康（例如：能量和認知）和骨骼健康（例如：礦物質吸收），以上這些對運動員的健康和表現都發揮著重要作用。雖然目前還沒有對於運動員單獨補充益生元對運動表現的影響研究，但一項針對成人氣喘患者的研究發現，補充低聚半乳糖（5.5 g/d）可以改善運動引起的支氣管收縮，並減少發炎。另一項研究調查，運動訓練與菊粉丙酸酯（IPE）補充劑相結合對超重女性的影響，發現與安慰劑相比，IPE 增加了脂肪氧化的能力。

　　補充益生菌是運動員界很感興趣的議題，因為益生菌可以減少感染、發炎、肌肉酸痛和胃腸道通透性或不適。迄今為止，益生菌益處的最實質證據是，改善上呼吸道感染的發生率、持續時間和嚴重程度，這可能會間接改善運動表現。其他如唾液乳桿菌（L. salivarius），可能透過增加一些產生丁酸鹽的其他好菌，例如：羅斯氏菌屬（Roseburia）菌屬和毛螺菌科（Lachnospiraceae），以及降低疣微菌門（Verrucomicrobia）來降低胃腸道

通透性。目前的研究支持使用「多菌種益生菌」，來改善腸道通透性和抗氧化狀態，以及減少發炎，減輕劇烈運動對運動員胃腸道造成的不適和肌肉酸痛，例如：某些含有乳酸桿菌屬、雙歧桿菌屬和鏈球菌屬等 10 種不同菌株的產品。還有一些鼠李糖乳桿菌（L. rhamnosus）和副乾酪乳桿菌（L. paracasei）的組合，可以增加血漿抗氧化劑，減輕運動引起的活性氧（ROS）升高，同時也能增加乳酸菌的數量。另外，布拉氏酵母菌（Saccharomyces boulardii）和嗜酸乳桿菌（L. acidophilus），以及兩歧雙歧桿菌（B. bifidum）的組合，也有助於預防運動員的旅行者腹瀉。

益生菌還可以透過生物活性代謝物的產生（例如：SCFA、神經傳導物質）、調節腸道 pH 值和改變腸道等機制，來改善營養吸收和利用、肝醣儲存、身體組成、能量獲取、荷爾蒙產生，以及認知情緒等微生物群相關的活動。例如：植物乳桿菌（L. plantarum）提高了鐵人三項運動員的耐力表現，同時糞便中的 SCFA 也有所增加。另外，有些研究也發現，發酵食品或發酵奶可減少運動引起的發炎反應、肌酸磷酸激酶和肌肉酸痛，可能對於運動表現也有有益的影響。就目前的研究看來，合生元（益生元加上益生菌）雖然不會影響 SCFA 跟腸道的通透性，但能夠降低一些發炎相關激素，相關應用還需要有更多的研究支持。

❺ 微量營養素

微量營養素有助於免疫功能、發炎、能量代謝和骨骼健康，影響運動表現。故運動員是否有攝取充足的鐵（女性運動員缺鐵的風險也會比較

高）、鋅和維生素 A、E、C、B6 和 B12 對於正常的免疫功能至關重要，因為運動員的免疫功能在高強度訓練和比賽的條件下，可能會受到損害。在動物實驗中發現，在壓力條件下的生物會消耗更多的微量營養素，微量營養素缺乏也會影響腸道微生物群。而實驗發現，維生素 C、維生素 E、多酚、硫辛酸和微生物抗氧化劑的混合物，可以恢復腸道氧化還原狀態，這與雙歧桿菌和乳酸桿菌的增加，以及大腸桿菌的減少相關。而增加纖維攝取讓好菌增加（雙歧桿菌、毛螺菌科和某些擬桿菌），也跟鈣的吸收增加呈正相關。鈣跟維生素 D 的攝取量與腸道微生物群之間的雙向關係，對所有年齡層運動員的骨骼健康都有重要影響。

❻ 總結

運動員的腸道營養保健是一個重要，且近年來受到關注的主題。腸道健康對於運動表現、康復和整體健康都有重要影響。以下是一些有實證支持的飲食方案，有助於維持運動員的腸道健康：

- **高纖維飲食**：運動員應該保證攝取足夠的膳食纖維，以促進腸道蠕動，並預防便祕以外，也可以降低高蛋白質飲食可能帶來的傷害。蔬菜、水果、全穀類和豆類都是良好的膳食纖維來源。
- **避免高飽和脂肪、高動物性蛋白飲食**：過多的脂肪和蛋白質攝取可能對腸道健康產生不良影響。運動員應該追求均衡的飲食，包括適量的健康脂肪（不飽和脂肪酸）和高質量蛋白質，以植物性蛋白質為主要來源，可以降低動物性蛋白質代謝產物的傷害。
- **益生菌和益生元**：益生菌有助於維護腸道菌群平衡，而益生元則是益生

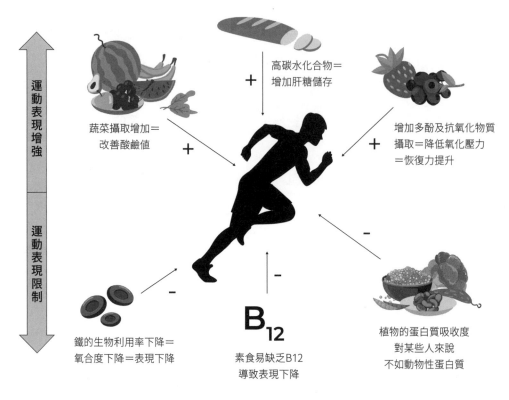

運動表現增強

運動表現限制

高碳水化合物＝
增加肝糖儲存
+

蔬菜攝取增加＝
改善酸鹼值
+

增加多酚及抗氧化物質
攝取＝降低氧化壓力
＝恢復力提升
+

−

鐵的生物利用率下降＝
氧合度下降＝表現下降
−

B₁₂

素食易缺乏B12
導致表現下降
−

植物的蛋白質吸收度
對某些人來說
不如動物性蛋白質

| 圖十九 | 素食對運動員運動表現的影響

菌的營養來源。10 種以上的多株菌種益生菌、優酪乳、發酵食品（如優格、酸菜）和益生元豐富的食物（如洋蔥、香蕉）都是維護腸道健康的好選擇，並且可以增加蛋白質跟其他營養素的利用率。

· **水分補充**：充足的水分攝取對腸道健康至關重要。運動員應該保持良好的水平衡，特別是在進行高強度運動時，避免脫水造成便祕，以及尿素氮的濃縮，造成腸道生態的傷害。

· **適量攝取抗氧化物質**：抗氧化物質有助於減少運動引起的氧化應激，有

助於維持腸道黏膜的健康。蔬菜、水果、堅果和種子是良好的抗氧化物質來源。

- **微量營養素的補充**：在適當的情況下，運動員可以考慮補充一些有益於腸道健康的營養素，如鐵、鋅、Omega-3 脂肪酸、維生素 D、鈣質等，但應在專業指導下進行。

- **避免過度使用非甾體抗炎藥物（NSAIDs）**：長期或過度使用 NSAIDs 可能對腸道黏膜造成損害，因此在使用這些藥物時要謹慎，最好在醫生的建議下使用。

- **個別化的飲食計劃**：腸道狀況因人而異，因此建議運動員根據自己的腸道反應和需求，制定個別化的飲食計劃。尋求營養師或醫生的建議可以更好地調整飲食方案。

　　結論是，以「運動為中心」的飲食策略，如高蛋白、碳水化合物負荷（Carbohydrate loading）和 FODMAP 限制（運動期間須減少腸道蠕動），以及以「腸道為中心」的飲食策略，如益生元、益生菌和合生元，可以取得交集，藉由對腸道微生物群的影響，來增進運動表現的機會。

四、
高齡者的營養建議——腸道不老，人不老

　　隨著國人壽命的延長，全世界都快速進入高齡化社會。以臺灣來說，
2018 年 65 歲以上的人口超過 14％成為高齡社會，預計將於 2025 年超過
20％邁向超高齡社會。另外，根據衛福部國健署 2023 年的資料，目前臺
灣 400 多萬名老人人口有 12.7％有失能狀況，更有 17.5％有衰弱風險。本
章將根據「歐洲臨床營養與代謝學會」（ESPEN）[30]，在 2022 年的營養指
南建議做分類，其中「營養不良」、「脫水」和「肥胖」問題在老年人中
普遍存在，尤其肥胖問題日益嚴重。高齡者「營養不良」的原因包括老化
造成的各種生理因素，例如：進食減少或厭食（味覺食慾下降、咀嚼吞嚥
困難、憂鬱）、消化跟吸收功能退化、急慢性疾病造成行動不便及器官
衰竭，使得營養不良的風險增加。而營養不良會造成所有感染、住院、
術後恢復等急性疾病的預後不良，並增加慢性病的死亡風險，更是肌少
（sarcopenia）跟衰弱（frailty）的源頭。除了營養不良之外，老年人因各種
原因脫水的風險也增加（例如：行動不良、攝護腺肥大、尿失禁，怕跑廁
所因此不喝水），這也與嚴重的健康後果有關。在獨立、社區居住的高齡
者中，脫水的盛行率也較低。但在較虛弱和易受傷害、貧困地區的高齡者
當中，脫水的盛行率上升到三分之一以上。另外，肥胖盛行率的節節攀高

對健康的危害從兒童涵蓋到高齡者，目前影響全球 65 歲以上人口的 18％至 30％。

因此給予充足的營養跟進水量，預防和治療營養不良、脫水以及肥胖，是當前高齡化社會最重要的公共衛生問題。而高齡者的腸道菌相跟年輕人有所不同[31]，尤其是 70 歲以後，由於各種生命事件累積的壓力（包含疾病）、胃腸系統的生理老化，以及生活方式和飲食習慣的改變，所以會看到某些變化：包括生物多樣性減少、伺機性革蘭氏陰性菌增加，以及具有健康促進功能的物種減少，例如：雙歧桿菌、乳酸桿菌和短鏈脂肪酸（SCFA）製造者（普拉梭菌屬、真桿菌屬、羅斯伯利亞屬和瘤胃球菌屬）的數量下降。高齡者的腸道微生物相也存在著個體的差異，而且代表對壓力源的抵抗力，例如：口服抗生素治療療程後，回到先前微生物組成的速度和程度，這些都跟生活環境和整體健康狀況有關。百歲人瑞通常被認為是成功老化的生物學模型，有能力在相對良好的健康狀況下度過生命的最後幾十年。在他們的身上也發現，腸道微生物群組成表現出較高的生物多樣性和健康代表性細菌，包括厚壁菌門、雙歧桿菌和短鏈脂肪酸生產者，甚至比那些 60 ～ 80 歲的人有更好的抗發炎和穩定的腸道菌相。相反的，體弱或行動不便的高齡者腸道微生物群組成常顯示出不同程度的生態失調，物種豐富度降低且不平，故如何維持健康的腸道菌相也是高齡者飲食需要著重的一環。

如上所述營養是影響老化軌跡的一個基本因素，一些與年齡相關的疾

病，包括虛弱、慢性疾病、認知能力下降和憂鬱都與營養不良有關。而營養不良個體的腸道微生物群通常受到嚴重破壞，並透過多種機制導致進食後的營養浪費，包括合成代謝抵抗、吸收不良和維生素合成減少。因此任何預防營養不良和支持健康積極老化的營養策略，都應該仔細考慮對微生物群的影響。以下表格針對現行 ESPEN 高齡者營養建議，融合腸道菌的觀點一一做說明。

高齡者的營養不良與脫水預防（兼顧腸道菌健康的策略） [30、32]

營養種類	具體建議
熱量攝取	高齡者能量攝入建議為 30 大卡／體重每公斤／天，可依據個人營養狀況、體力活動水準、疾病狀態和耐受性做調整。
蛋白質補充	一般健康高齡者的蛋白質攝取量最少應為 1 ～ 1.2 克蛋白質／每公斤體重／天。若有肌少症或患有急慢性疾病的問題，可考慮增加至 1.2 ～ 1.5 克蛋白質／每公斤體重／天。對於患有嚴重疾病、受傷或營養不良的老年人，每日攝取量最高可達 2.0 公克／每公斤體重。若有心肝腎臟功能問題，需跟醫師討論適當的蛋白質量跟質。因動物性蛋白質攝取過多對腸道菌可能有負面影響〔包括產生 SCFA 的細菌類減少，以及心血管疾病標誌三甲胺 N - 氧化物（TMAO）產量的增加〕，建議除非是嚴重疾病，蛋白質攝取總量不要超過 1.6 克／每公斤／天，並建議以高生物價值的蛋白質（例如：酪蛋白、乳清蛋白、大豆蛋白）和植物性蛋白質為主，兼顧植化素跟纖維的攝取可有助於維持菌相平衡。若有心肝腎問題，則建議以植物性蛋白質為大宗。

營養種類	具體建議
膳食纖維	膳食纖維有助於腸道功能的正常化，每日食用量爲 25 克，被認爲足以滿足不同年齡層成年人的正常排便需求。建議主食可以複合碳水化合物爲主，多蔬菜及甜度較低的水果，都是纖維跟植物多酚的來源。「植物多樣性」對於維持腸道的「生物多樣性」，跟短鏈脂肪酸產生菌的數量有積極影響。
微量營養素	高齡者的微量營養素建議與年輕人沒有什麼不同，唯高齡者若有胃腸道疾病（例如：萎縮性胃炎造成維生素 B12、鈣和鐵的吸收受損），或有疾病顯示有營養素生物利用度降低的情況（例如：骨質疏鬆），則應透過補充劑來矯正。
水分跟液體	每天需要攝取水分來補償每天因呼吸、排汗、排尿排便而流失的水分。所謂最低液體需求至少要「同等喪失水分，並預防水分不足產生身體不利影響」的量。雖然可以從液體和食物中獲取水分，但水分跟飲品占消耗液體的 70% 至 80%，因此建議所有年齡層女性的充足攝取量（AI）爲 2.0 公升／天，男性爲 2.5 公升／天（來自飲用水、飲料和食物的組合），且純液體的部分女性每天至少需要 1.6 公升，男性每天需要 2.0 公升。但須注意，個人的液體需求與能量消耗、水分流失和腎功能有關，因此體重較重的人、生活在季節炎熱、體力活動較多、發燒腹瀉嘔吐等，會有更多流失的情況就需要更多的水分，但有心臟和腎衰竭的高齡者可能需要限制液體攝取。篩檢高齡者是否脫水，可以看滲透壓方程式（滲透壓 = 1.86*（血鈉 + 血鉀）+ 1.15 * 血糖（glucose）+ 尿素（urea）+ 14（全部以 mmol/L 爲單位測量），當閾值 >295 mmol/L 可應爲於篩選出因低液體攝取量而脫水的人。

以上可知，為何近年來地中海飲食（MD）被推薦為影響腸道微生物群的健康飲食，因為其內容富含蔬菜、水果、豆類、全穀物、橄欖油和堅果，有大量的健康益處。在 2020 年《Gut》[33] 一篇地中海飲食介入衰弱老人的研究，看到地中海飲食導致特定腸道菌類族群的豐富度增加，降低虛弱程度並改善認知功能，與 C 反應蛋白和白細胞介素 - 17 這些發炎標記物呈負相關。其他實證發現 [34]，可以幫助透過腸—腦軸來調節腸道菌相，進而改善認知功能，或是預防神經退化的食物，包括葡萄籽萃取物、石榴萃取物、優格跟海藻類，這些都是富含具生物活性的多酚類，以及複合式碳水化合物的食材，可以調節跟退化性疾病（例如：帕金森氏症）有關的胺基酸代謝問題。相關萃取物是否能夠做為如同藥物般的使用，還需要更多的人類研究來證實。至於益生菌在高齡者退化的使用上，已有研究針對 63 名健康老年人 [35]（≧ 65 歲）服用安慰劑，或含有兩歧雙歧桿菌和長雙歧桿菌的複合益生菌 12 週後，看到引起發炎的腸道細菌的相對豐富度顯著降低，且在心理層面相關問卷跟壓力評分方面，都比安慰劑組表現出更大的改善。在血清中也看到益生菌組顯著增加腦源性神經營養因子（BDNF）水平，故這些結果提供了證據，支持益生菌作為高齡者健康促進飲食的一部分。

高齡者的體重管理

對於體重只是過重（BMI < 27）的高齡者，應避免減重飲食，以防止可能的肌肉質量流失、骨鬆或衰弱。至於有肥胖（BMI > 27）問題的高齡者，由於有代謝、心血管疾病、活動受限、退化性關節炎和虛弱的風

險，基於對肥胖相關合併症的治療及延緩惡化考量，若減重對於高齡者的慢性疾病有積極影響，可以在專業醫師的評估下，權衡利弊考量後選擇介入的方式。

如果決定不減肥，建議以體重穩定為目標，避免肥胖進一步惡化。如果肥胖高齡者考慮減輕體重，熱量限制應適度，以達到體重緩慢減輕並維持肌肉質量。為了避免肌肉質量損失，飲食建議熱量不得低於 1,000 ～ 1,200 大卡／天，目標體重每週減輕 0.25 ～ 1 公斤，一個月 1 ～ 4 公斤，約六個月或更長時間達到減輕初始體重的 5 ～ 10％。並確保每日蛋白質攝取量至少為 1 ～ 1.5 克／每公斤／天，加上適當攝取微量營養素，建議結合體能鍛鍊，盡可能保持肌肉量。

以上高齡者的營養和補水照護應個別化、綜合化，以確保充足的營養攝入，維持或改善營養狀況，改善臨床病程和生活品質。

高齡者的骨質跟肌肉健康[36]

臺灣是亞洲肌少症第一名跟髖骨骨折發生率第一名，中華民國骨質疏鬆症學會在《2021 臺灣成人骨質疏鬆症防治之共識及指引》中，特別強調預防肌少症對於骨鬆防治的重要性，因肌少症相關的營養（蛋白質、鈣質、維生素 D）跟運動和骨質健康有連動關係。蛋白質補充劑在肌少症的治療已經有太多的實證，在肝腎功能正常的情況下，對於骨鬆預防有益無害（關於肌少症的預防飲食詳見「腸—肌軸」相關章節）。

根據中華民國骨質疏鬆症學會和衛福部的統計資料：

⚠ 臺灣女性平均四人有一人有骨質疏鬆。

⚠ 50 歲以上男生四人有一人，女性兩人有一人骨鬆。

⚠ 有三分之二的骨鬆患者誤以為自己只是一般的腰痠背痛，而延誤治療。

⚠ 50 歲以上骨折率，男生兩成女生三成。

其中髖骨骨折最恐怖，有 50％的人發生再次骨折，有 40％無法恢復行走能力。30％病患在 1 年內死亡，20％病患在 6 個月內死亡，死亡率 15％，比末期乳癌的死亡率還高。髖骨骨折帶來後續的長期臥床、褥瘡、肺炎、尿道炎、靜脈炎、營養不良、沮喪等症狀。在老年人身上，若未積極治療，一年內的死亡率高達 40 至 50％。

高齡的骨鬆高風險來自多方因素，包括老化造成的骨質流失、鮮少出門造成日晒減少、飲食上高鈉高脂、睡眠品質不佳、腸胃道對營養素的吸收下降等，都會造成鈣、維生素 D 和蛋白質的缺乏。根據《2023 年臺灣成人骨質疏鬆症防治之共識及指引》，關於鈣質跟維生素 D 的攝取共識如下：

❶ 針對停經後婦女骨質疏鬆症患者，每日建議的鈣質攝取量為至少 1,200 毫克。50 歲以上男性之骨質疏鬆症患者，每日建議的鈣質攝取量為至少 1,000 毫克。

❷ 高齡者建議補充維生素 D 達到每日 700IU 以上時，可減少其跌倒和骨折風險。50 歲以上成人可考慮每日應攝取 800 至 1,000 IU 維生素 D，使血清 25（OH）D 濃度達到標準值以上（30 ng/ml ＝ 75 nmol/L）。所

有骨質疏鬆症患者的每日維生素 D 攝取量為至少 800 IU（包含飲食及補充劑）。

❸ 同時補充足量鈣質與維生素 D，可以有效降低骨折風險。但單獨補充鈣質或單獨補充維生素 D，則無足夠證據顯示可以有效降低骨折風險。

❹ 請注意攝取過量的鈣質（超過 1,500 毫克）並不會產生更多益處，且可能有潛在結石或心血管疾病的風險。

❺ 補充鈣質與維生素 D 無法取代藥物治療。骨質疏鬆症患者、已發生脆弱性骨折患者，應同時接受抗骨鬆藥物治療及補充足量鈣質、維生素 D。

❻ 只有在鈣攝入充足的情況下，蛋白質才可能對骨骼有益。一個觀察鈣攝入量（高或低）和膳食蛋白質與骨折風險的關聯研究發現，在鈣攝入量大於 800 毫克／天的個體中，較高的膳食蛋白質可將骨折風險降低 85%，而較低的鈣攝入量則無此發現。

　　至於過去有些錯誤的迷思，認為高蛋白質飲食會骨鬆，事實上研究證實高蛋白質飲食不但不會骨鬆，還能降低髖骨骨折機率。一個補充鈣和維生素 D（每天 500 毫克＋ 700 國際單位約等於兩顆晚安咀嚼錠），對於 65 歲的男性和女性膳食蛋白質與骨骼健康之間的關聯研究發現，在補充鈣和維生素 D 的情況下，較高的蛋白質攝入量有利於三年內的骨質密度（BMD）變化。另一項針對 50～70 歲女性的隨機對照試驗，評估了高蛋白飲食（24% 熱量攝入；≈ 86 克／天）在熱量限制期間對骨骼健康的影響，發現與正常蛋白質飲食相比（18%；≈ 60 克／天），高蛋白飲食的個體在 12 個月內骨質流失較少。減重本身除了有流失肌肉的風險，

也有骨質流失的風險。但研究告訴我們，在熱量限制期間使用高蛋白飲食（24%以上），不但可以減少肌肉還有骨質的流失，若補充足量的鈣質和維生素 D，甚至有利於骨質密度的進步，預防骨質疏鬆，不失為肥胖高齡者需要控制體重時的參考。

在 2015 年《J Clin Endocrinol Metab》期刊針對 208 位老人身上做隨機對照實驗，測試乳清蛋白補充劑對於老年人骨質的影響。一組每天多吃45 克的乳清蛋白，一組則用麥芽糊精當做對照組，連續 18 個月。結果發現，增加蛋白質補充劑在膳食蛋白質攝入量原本就充足的老年人身上，能夠明顯增加軀幹瘦肉組織，而且對骨質密度和腎功能沒有任何不利影響。在這個研究之前，也有受試者被要求服用含或不含大豆異黃酮的 18克大豆蛋白補充劑長達 1 年，也觀察到對骨質密度沒有任何影響。這些研究的結果表明，適度、長期攝入高於當前「建議攝取量」（RDA, 1 克／每公斤／天）的動物或植物來源的蛋白質，並不會對老化的骨骼有害。

在 2019 年《Computational and Structural Biotechnology Journal （CSBJ）》一篇系統性綜論和薈萃分析（High Versus low Dietary Protein Intake and Bone Health in Older Adults: a Systematic Review and Meta-Analysis），高蛋白質飲食相對於低蛋白飲食對於高齡者骨頭健康的影響，其中討論到以下幾個重點：
（1）以前人們認為，高蛋白質攝入量會誘發慢性代謝性酸中毒，從而對骨骼健康產生負面影響，最終導致骨質疏鬆症。事實上，高蛋白飲食後觀察到的「尿鈣排泄增加」可能源於「腸道對鈣的吸收增加」，

而不是骨鈣流失，那些過去觀察到尿鈣上升的研究，其實根本沒有真的看到骨質的流失，只是猜測可能的原因。

（2）在 2018 年一份專家共識文件，評估了膳食蛋白質對骨骼健康的風險和益處，得出的結論是，蛋白質攝入量高於每日建議攝取量對老年人有益。在健康成人每天攝入 2 克／公斤體重的長期蛋白質是安全的。

（3）較高的蛋白質攝入增加髖骨和股骨頸的骨質密度，並降低 11％的髖骨骨折風險，該研究支持高於 RDA 的蛋白質攝入量有助於老年人骨質密度的維持和減少流失。

其實早在 2005 年，《The Journal of Clinical Endocrinology & Metabolism》為了確認高蛋白質飲食觀察到的高尿鈣來自哪裡，就有使用雙穩定鈣同位素（dual stable calcium isotopes），來量化高蛋白飲食對女性鈣質動力學的影響。

該研究比較中等（1.0 g/kg）或高（2.1 g/kg）蛋白質飲食，隨機介入十三名健康女性受試者。發現以中度飲食相比，高蛋白飲食期間腸道鈣吸收增加（$26.2 \pm 1.9\%$ 對比 $18.5 \pm 1.6\%$，P < 0.0001）了 42％，相對應尿鈣也增加（5.23 ± 0.37 對比 3.57 ± 0.35 mmol/ d，P < 0.0001）。有趣的是這研究發現，高蛋白飲食由於增加腸道的鈣吸收，反而讓骨質來源的尿鈣比例顯著降低。這很合理，因為當腸道的鈣質吸收增加，血液中鈣質濃度上升，會降低骨質的分解跟釋出鈣質，整體的骨轉換率及骨質的淨平衡皆無影響。

而且在這個研究中，也沒有看到過去所猜測的「腎小管減少了鈣的重

吸收」，因為這個實驗中腎小管對於鈣的重吸收數值（tubular reabsorption for calcium, TRCa），在兩種蛋白質飲食中皆無變化（中等飲食，0.978 ± 0.006；高飲食，0.976 ± 0.003；P = 不顯著）。

最後，根據《Framingham Osteoporosis Trusted Source》研究，低蛋白質攝入與老年人骨質流失和髖部骨折之間存在相關性，只要攝入足夠的蛋白質和鈣的組合有利於骨質密度跟預防骨鬆。這個研究推薦的蛋白質食物包括健康飲食的「豆蛋魚肉奶」，故高齡者對於骨鬆的預防，首重營養的吸收要好，先避免不良的生活習慣，避開會導致骨鬆的高鈉高磷加工食物、還有高脂高糖飲食，以上都會降低腸道對鈣質跟蛋白質的吸收。另外，吸菸、喝酒跟熬夜或久坐也會造成鈣質的流失。有網路謠傳鈣質補充會造成結石，事實上結石的成分多是「草酸鈣」為主，有些則是「磷酸鈣」跟「尿酸鈣」。產生原因反而是脫水、鈣質攝取不足、高脂食物影響，擔心結石的產生應該注意水分的攝取、多攝取蔬菜、減少攝取動物性蛋白質（指的是肉類和某些海鮮會讓尿酸上升）、減少高脂肪飲食（會造成鈣質流失）跟果糖（跟尿酸有關）、飲食清淡（高鈉會增加尿鈣濃度）、 減少草酸食物的攝入（巧克力、紅茶、堅果、甜菜和菠菜），避免久坐的生活型態。

註：骨質疏鬆的診斷是用雙能量 X 光吸收儀（DXA），做出的結果 T 值是跟三十歲健康年輕人的骨質密度相對的比較值。健康年輕人 T 值為 0，若比年輕人差則用負數表示，T 值在＋1 與 –1 之間，表示骨質密度正常或骨質健康；在 -1 與 -2.5 之間，表示骨質減少（osteopenia），但是尚未

低到被診斷為骨質疏鬆症（osteoporosis）；在 -2.5 以下，表示患有骨質疏鬆症，務必積極治療，骨質密度越低，未來發生骨折的風險也越高。

高齡者的運動處方[37]

肌肉在 30 歲左右高峰，年齡增加後無論第一型（紅慢肌）或第二型肌纖維（白快肌）都會持續衰退。以跑步的持久力來說，在 50 歲後快肌跟慢肌的需求比例開始逆轉。老年人想要有較好的運動表現，關鍵是第二型肌纖維，因為主導爆發力的快肌，會在肌肉幹細胞刺激下降後，生合成的量也會急速下降，這跟「肌力減退」的診斷標準不謀而合，因此高齡者還是需要中高強度以上的有氧加無氧運動才能減緩這樣的衰退。歐洲老年肌少症研究小組（EWGSOP）在 2018 年更新了肌少症的定義，從「肌肉的質量」改成以「肌力減退」程度，因為質量本來就易隨著年齡下降，但肌力跟預後有十足相關。老年人從事運動對骨密度的影響尚無明確定論，但理論上應考量老年人的心肺功能和肌力較衰退，平衡功能和協調度較差，運動時不宜從事速度較快或碰撞運動，以防止跌倒和骨折，若合併其他疾病時更應謹慎。

以下是推薦給高齡者預防肌少跟骨鬆的運動建議：

❶ 有氧運動（快走或超慢跑）

一秒兩步的速度，走到微喘無法輕鬆說話或唱歌，一天 20 ～ 30 分鐘，每週累積超過 150 分鐘足矣。若年輕起即已從事某項運動，如網球或爬山，則可適量進行，但應隨時注意運動安全。

❷ 阻力（肌力）訓練 10-10-10 口訣

下肢肌群的肌力訓練跟功能最相關，常見的有抬臀運動（bridge exercise）、膝蓋微蹲運動及抬腿運動等，每個運動約持續 10 秒，做 10 次再休息 10 秒，可根據最後三次是否覺得「吃力」作為參考，習慣後增加次數或阻力。推薦「弓箭步深蹲搭配雙手引體伸展」，能夠在蹲下時穩定身體。頻率做一休二，一週兩次。其他研究證實，在進行阻力運動訓練後攝取營養補充劑，有助於增加老年人的肌肉量。此外，維持血中足量維生素 D，亦有助於改善肌力和體能。

❸ 柔軟度——伸展跟平衡可以每天做

例如：剪腳指甲的姿勢、單腳輪流懸空之張眼閉眼平衡訓練，伸展到有點緊的程度即可，每個關節至少 30 ～ 60 秒。複合式的像太極拳或瑜伽也非常推薦，它們融合了肌力跟平衡，還可以增加柔軟度、協調性跟心血管適能。

而老化幾乎是所有與年齡相關疾病的主要危險因子，腸道菌叢隨著衰老的變化與年齡相關慢性病的致病機轉有關。目前最有效的非藥物抗老方法仍是飲食介入、運動治療跟愉快的心靈，包括吃對腸道健康有益的飲食避免營養不良、適度運動、不飲酒不吸菸、充足的睡眠，以及保持積極的生活方式。

本章參考資料

1　Muthukumar, Janani, et al. "Food and food products associated with food allergy and food intolerance–An overview." Food Research International 138（2020）: 109780.

2　Idris, Faten Sid, et al. "Maternal Diet and Infant Risk of Eczema and Food Allergy: A Systematic Review." Cureus 15.9（2023）.

3　Muraro, Antonella, et al. "Managing food allergy: GA（2）LEN guideline 2022."（2022）.

4　Lasekan, John B., and Geraldine E. Baggs. "Efficacy of soy-based formulas in alleviating gastrointestinal symptoms in infants with milk-based formula intolerance: A randomized clinical trial." Clinical Pediatrics 60.3（2021）: 184-192.

5　Lerner, Aaron, and Carina Benzvi. ""Let Food Be Thy Medicine": gluten and potential role in neurodegeneration." Cells 10.4（2021）: 756.

6　Bartel, Detlef, et al. "Allergen-specific immunotherapy and evidence: A European regulatory perspective." Allergologie Select 7（2023）: 198.

7　Zingone, Fabiana, et al. "Myths and Facts about Food Intolerance: A Narrative Review." Nutrients 15.23（2023）: 4969.

8　Jansson-Knodell, Claire L., and Alberto Rubio-Tapia. "Gluten-Related Disorders from Bench to Bedside." Clinical Gastroenterology and Hepatology（2023）.

9　Hrubisko, Martin, et al. "Histamine Intolerance—The More We Know the Less We Know. A Review." Nutrients 13.7（2021）: 2228.

10　Kunasegaran, Thubasni, et al. "Diet Gut Microbiota Axis in Pregnancy: A Systematic Review of Recent Evidence." Current nutrition reports 12.1（2023）: 203-214.

11　Ponzo, Valentina, et al. "Diet-gut microbiota interactions and gestational diabetes mellitus（GDM）." Nutrients 11.2（2019）: 330.

12　Goldstein RF, Abell SK, Ranasinha S, et al. Association of gestational weight gain with maternal and infant outcomes: a systematic review and meta-analysis. JAMA. 2017;317（21）:2207-2225.

13 Huang, Jing, et al. "Weight Management during Pregnancy and the Postpartum Period in Women with Gestational Diabetes Mellitus: A Systematic Review and Summary of Current Evidence and Recommendations." Nutrients 15.24（2023）: 5022.

14 Langley Evans, Simon C., Jo Pearce, and Sarah Ellis. "Overweight, obesity and excessive weight gain in pregnancy as risk factors for adverse pregnancy outcomes: a narrative review." Journal of Human Nutrition and Dietetics 35.2（2022）: 250-264.

15 Harrison, Cheryce L., et al. "Weight management across preconception, pregnancy, and postpartum: A systematic review and quality appraisal of international clinical practice guidelines." Obesity Reviews 22.10（2021）: e13310.

16 KIM, Sangdoo, et al. Maternal gut bacteria promote neurodevelopmental abnormalities in mouse offspring. Nature, 2017, 549.7673: 528.

17 Peretti, S., et al. "Diet: the keystone of autism spectrum disorder?." Nutritional neuroscience 22.12（2019）: 825-839.

18 MACPHERSON, Andrew J.; DE AGÜERO, Mercedes Gomez; GANAL-VONARBURG, Stephanie C. How nutrition and the maternal microbiota shape the neonatal immune system. Nature Reviews Immunology, 2017, 17.8: 508.

19 Idris, Faten Sid, et al. "Maternal Diet and Infant Risk of Eczema and Food Allergy: A Systematic Review." Cureus 15.9（2023）.

20 Fabozzi, Gemma, et al. "Personalized nutrition in the management of female infertility: new insights on chronic low-grade inflammation." Nutrients 14.9（2022）: 1918.

21 Wirawan, Fadila, Desak Gede Arie Yudhantari, and Aghnaa Gayatri. "Pre-pregnancy Diet to Maternal and Child Health Outcome: A Scoping Review of Current Evidence." Journal of Preventive Medicine and Public Health 56.2（2023）: 111.

22 Miele, Maria J., et al. "Maternal diet and interactions with nutritional evaluation during pregnancy." International Journal of Gynecology & Obstetrics 163.3（2023）: 782-789.

23 Hughes, Riley L., and Hannah D. Holscher. "Fueling gut microbes: a review of the interaction between diet, exercise, and the gut microbiota in athletes." Advances in Nutrition 12.6（2021）: 2190-2215.

24 Liu, Yan, et al. "Gut microbiome fermentation determines the efficacy of exercise for diabetes prevention." Cell Metabolism 31.1 （2020）: 77-91.

25 Donati Zeppa S, Agostini D, Gervasi M, Annibalini G, Amatori S, Ferrini F, Sisti D, Piccoli G, Barbieri E, Sestili P. Mutual interactions among exercise, sport supplements and microbiota. Nutrients 2020;12（1）:17.

26 Close, G.L.; Hamilton, D.L.; Philp, A.; Burke, L.M.; Morton, J.P. New strategies in sport nutrition to increase exercise performance. Free Radic. Biol. Med. 2016, 98, 144–158.

27 Moreno-Pérez D, Bressa C, Bailén M, Hamed-Bousdar S, Naclerio F, Carmona M, Pérez M, González-Soltero R, Montalvo-Lominchar MG, Carabaña C. Effect of a protein supplement on the gut microbiota of endurance athletes: a randomized, controlled, double-blind pilot study. Nutrients 2018;10（3）:337.

28 Fritz, Péter, et al. "Gut microbiome composition: link between sports performance and protein absorption?." Journal of the International Society of Sports Nutrition 21.1 （2024）: 2297992.

29 Shaw, Keely A., et al. "Benefits of a plant-based diet and considerations for the athlete." European journal of applied physiology 122.5 （2022）: 1163-1178.

30 Volkert, Dorothee, et al. "ESPEN practical guideline: Clinical nutrition and hydration in geriatrics." Clinical Nutrition 41.4 （2022）: 958-989.

31 Strasser, Barbara, et al. "The effects of lifestyle and diet on gut microbiota composition, inflammation and muscle performance in our aging society." Nutrients 13.6 （2021）: 2045.

32 Du, Yanjiao, et al. "Effects of anti-aging interventions on intestinal microbiota." Gut Microbes 13.1 （2021）: 1994835.

33 Ghosh, Tarini Shankar, et al. "Mediterranean diet intervention alters the gut microbiome in older people reducing frailty and improving health status: the NU-AGE 1-year dietary intervention across five European countries." Gut 69.7 （2020）: 1218-1228.

34 Gates, Ellen J., Anna K. Bernath, and Andis Klegeris. "Modifying the diet and gut microbiota to prevent and manage neurodegenerative diseases." Reviews in the Neurosciences 33.7 （2022）: 767-787.

35 Kim, Chong-Su, et al. "Probiotic supplementation improves cognitive function and mood with changes in gut microbiota in community-dwelling older adults: a randomized, double-blind, placebo-controlled, multicenter trial." The Journals of Gerontology: Series A 76.1 （2021） : 32-40.

36 Mangano, Kelsey M., Shivani Sahni, and Jane E. Kerstetter. "Dietary protein is beneficial to bone health under conditions of adequate calcium intake: an update on clinical research." Current opinion in clinical nutrition and metabolic care 17.1 （2014） : 69.

37 Lim, Wee Shiong, et al. "Singapore clinical practice guidelines for sarcopenia: screening, diagnosis, management and prevention." The Journal of frailty & aging 11.4 （2022） : 348-369.

BO0352

腸胃營養學全書

作　　　　者 /	王姿允醫師	
內 文 校 對 /	吳琇娟	
責 任 編 輯 /	劉羽芩	
版　　　　權 /	吳亭儀、林易萱、顏慧儀	
行 銷 業 務 /	周佑潔、林秀津、林詩富、吳藝佳	
總 編 輯 /	陳美靜	
總 經 理 /	彭之琬	
事 業 群 總 經 理 /	黃淑貞	
發 行 人 /	何飛鵬	
法 律 顧 問 /	元禾法律事務所　王子文律師	

出　　　　版 / 商周出版
　　　　　　　台北市南港區昆陽街 16 號 4 樓
　　　　　　　電話：(02) 2500-7008　傳眞：(02) 2500-7579
　　　　　　　E-mail: bwp.service @ cite.com.tw

發　　　　行 / 英屬蓋曼群島商家庭傳媒股份有限公司　城邦分公司
　　　　　　　台北市南港區昆陽街 16 號 8 樓
　　　　　　　讀者服務專線：0800-020-299　24 小時傳眞服務：(02) 2517-0999
　　　　　　　讀者服務信箱 E-mail: cs@cite.com.tw
　　　　　　　劃撥帳號：19833503　戶名：英屬蓋曼群島商家庭傳媒股份有限公司城邦分公司

訂 購 服 務 / 書虫股份有限公司客服專線：(02) 2500-7718；2500-7719
　　　　　　　服務時間：週一至週五上午 09:30-12:00；下午 13:30-17:00
　　　　　　　24 小時傳眞專線：(02) 2500-1990；2500-1991
　　　　　　　劃撥帳號：19863813　戶名：書虫股份有限公司
　　　　　　　E-mail: service@readingclub.com.tw

香 港 發 行 所 / 城邦（香港）出版集團有限公司
　　　　　　　香港九龍土瓜灣土瓜灣道 86 號順聯工業大廈 6 樓 A 室
　　　　　　　E-mail: hkcite@biznetvigator.com
　　　　　　　電話：(852) 2508-6231　傳眞：(852) 2578-9337

馬 新 發 行 所 / 城邦（馬新）出版集團
　　　　　　　Cite (M) Sdn. Bhd.
　　　　　　　41, Jalan Radin Anum, Bandar Baru Sri Petaling, 57000 Kuala Lumpur, Malaysia
　　　　　　　電話：(603) 9056-3833　傳眞：(603) 9057-6622　E-mail: services@cite.my

封 面 設 計 / 黃宏穎
內 頁 美 編 / 張芷瑄
印　　　　刷 / 鴻霖印刷傳媒股份有限公司
總 經 銷 / 聯合發行股份有限公司
　　　　　　　新北市 231 新店區寶橋路 235 巷 6 弄 6 號 2 樓
　　　　　　　電話：(02) 2917-8022　傳眞：(02) 2911-0053

■ 2024 年 4 月 18 日初版 1 刷
■ 2024 年 7 月 25 日初版 3.8 刷

Printed in Taiwan

定價 580 元　　版權所有，翻印必究
ISBN：978-626-390-100-1（紙本）　ISBN：9786263900974（EPUB）

國家圖書館出版品預行編目 (CIP) 資料

腸胃營養學全書 / 王姿允著 . -- 初版 . -- 臺北市：商
周出版：英屬蓋曼群島商家庭傳媒股份有限公司城
邦分公司發行 , 2024.04
　面；　公分
ISBN 978-626-390-100-1(平裝)

1.CST: 消化系統疾病 2.CST: 胃腸疾病 3.CST: 保健
常識

415.5　　　　　　　　　　　　　113004148

城邦讀書花園
www.cite.com.tw